Werner Bamberger

1 x 1 der EKG-Interpretation

lehmanns media

Bibliografische Information der Deutschen Nationalbibliothek
Die Deutsche Nationalbibliothek verzeichnet diese Publikation in der Deutschen Nationalbibliografie; detaillierte bibliografische Angaben sind im Internet unter www.dnb.de abrufbar.

Bildnachweis
sämtliche EKG-Darstellungen Charité Campus Rudolf-Virchow-Klinikum;
Abb. 1.3-1, 1.12-1, 1.12-2, 1.12-3, 1.12-4, 1.12-5, 3.6-1, 3.9-1, 6.1-4, 6.1-5, 6.2-1 gezeichnet von Jasmin Plawicki; Abb. 1.1-3, 2.7-3, 3.1-2, 3.7-3, 4.4-10, 6.3-5, 7.4-1, 7.4-2, 7.4-3 gezeichnet von Samira Bielß
sämtliche weitere Abbildungen modifiziert nach Unterrichtsmaterialien des Autors.

3., überarbeitete und erweiterte Auflage

Helmholtzstraße 2-9
10587 Berlin

Layout, Satz und Umschlaggestaltung: Jasmin Plawicki
Druck und Bindung: Flyeralarm Würzburg

ISBN 978-3-96543-492-9

www.lehmanns.de

Vorwort

Dieses EKG-Konzept ist entstanden durch meine Arbeit als Krankenpfleger in der Rettungsstelle der Charité Campus-Rudolf-Virchow Klinikum.

Das Pflegepersonal sieht die Patienten lange vor den Ärzten und sollte gefährliche Herzrhythmusstörungen und die EKG-Veränderungen bei einem Herzinfarkt erkennen können, um dann rasch entsprechend zu handeln.
Durch meine Erfahrung als Rettungsstellen-Pfleger habe ich die Notwendigkeit erkannt, mich mit den „Geheimnissen" der EKG-Interpretation auseinanderzusetzen.

Meine internen Fortbildungskurse für jüngere Kollegen/-innen haben mein Konzept erweitert und stets aktualisiert. Die Zielgruppe, die mit diesem Buch angesprochen werden soll, ist das Pflegepersonal der Rettungsstellen, die Erste-Hilfe-Abteilungen und Notaufnahmen, der Rettungsdienst, die PJ-ler und Medizinstudenten sowie das Personal auf den Intensivstationen.

Danksagung

Dankbar für Anregung und fachlichen Rat bei der Umsetzung meiner Buchidee bin ich vor allem Prof. Dr. Martin Möckel, Leiter der Notfallmedizin der Charité-Standorte Virchowklinikum und Mitte, sowie OA Dr. Lutz Nibbe, ebenfalls Virchowklinikum.

Ebenfalls danken möchte ich ferner Bessen M'Barrek und Sebastian Rockmann, ohne deren Computerkenntnisse mein Konzept nicht hätte verwirklicht werden können – nicht zu vergessen Samira Bielß für ihre Grafiken.

Anmerkung des Verlages

Werner Bamberger greift – wie in seinen Kursen – auch in seinem Buch auf EKG-Aufzeichnungen zurück, wie sie der Arzt in Händen hält. Das hat zum einen den Vorteil der Authentizität, zum anderen entsprechen diese Abbildungen nicht der Prägnanz nachgezeichneter EKG-Bilder, wie sie in den entsprechenden Lehrbüchern zu finden sind. Das bitten wir zu berücksichtigen. Wichtig war dem Autor die praxisrelevante Darstellung der entsprechenden EKGs, wie sie Rettungssanitäter/-assistenten und das Pflegepersonal vor Augen haben.

AAI	Kurzbezeichnung für einen Herzschrittmacher mit Sonde im rechten Herzvorhof (Atrium), der von dort sowohl stimuliert (engl. *a*trial pacing) als auch Signale wahrnimmt (*a*trial sensing); der dritte Buchstabe der Abk. bezeichnet den Funktionsmodus (*i*nhibited mode = inhibieren, kardiale Impulse erkennen und SM-Stimulation unterdrücken)
Abl.	Ableitung
AV	Atrioventrikulär
AVNRT	AV-Knoten-Reentry-Tachykardie
AVRT	AV-Reentry-Tachykardie (Tachykardie bei akzessorischer Leitungsbahn)
aVR, aVL, aVF	Ableitungen nach Goldberger
DDD	Schrittmachermodus
EAT	Ektope Atriale Tachykardie
EKG	Elektrokardiogramm
ERST	Erregungsrückbildungsstörung
HF	Herzfrequenz
HI	Herzinfarkt
I, II, III	Ableitungen nach Einthoven
ICD	Implantierbarer Cardioverter Defibrillator
J-Punkt	Ende des QRS-Komplexes und Beginn der ST-Strecke
KA	Kammer (Ventrikel)
KHK	Koronare Herzkrankheit
LAE	Lungenarterienembolie
LAH	Linksanteriorer Hemiblock
LPH	Linksposteriorer Hemiblock
LSB	Linksschenkelblock
LT	Linkstyp
min	Minute
mm	Millimeter
mmol	Millimol
ms	Millisekunde
mV	Millivolt
NSTEMI	Non-ST-Elevations-Myokardinfarkt
PP-Intervall	Zeit zwischen zwei P-Wellen
P-Welle	Welle im EKG = Vorhoferregung
QRS-Komplex	Komplex im EKG = Erregung der Ventrikel
QT-Zeit	Zeitspanne vom Beginn der Q-Zacke bis zum Ende der T-Welle im EKG
Q-Zacke	die erste Zacke des Kammerkomplexes im EKG
RIVA	Ramus Interventricularis Anterior
RR-Intervall	Zeit zwischen zwei R-Zacken
RSB	Rechtsschenkelblock
R-Zacke	positive Zacke im QRS-Komplex
RT	Rechtstyp
SA	sinuatrial
sec	Sekunde
SM	(Herz)Schrittmacher
SR	Sinusrhythmus
ST	Steiltyp
ST-Strecke	Strecke im EKG nach Ende des QRS-Komplexes bis zum Beginn der T-Welle
SVES	Supraventrikuläre Extrasystole
SVT	Supraventrikuläre Tachykardie
S-Zacke	negative Zacke im QRS-Komplex
T-Welle	Welle im EKG = Repolarisation der Ventrikel
U-Welle	Welle im EKG nach der T-Welle
V_1 bis V_6	Ableitungen nach Wilson
VES	Ventrikuläre Extrasystole
VH	Vorhof (Atrium)
VHF	Vorhofflimmern
VHFl	Vorhofflattern
VT	Ventrikuläre Tachykardie
VVI	Schrittmachermodus
WPW-Syndrom	Wolff-Parkinson-White-Syndrom

Grundlagen

Interpretation

Grundlagen

1 Einleitung

Das EKG ist die grafische Darstellung der elektro-mechanischen Vorgänge während einer Herzmuskelaktion.

Oder:

Im EKG werden die elektrischen Signale während der Herztätigkeit registriert. Es zeichnet die elektrischen Veränderungen auf, die durch die Erregungsausbreitung, nicht durch die Kontraktion der Herzmuskeln selbst entstehen.

Es repräsentiert die intrakardiale Ausbreitung und Rückbildung elektrischer Impulse.

Das eigentliche Reizleitungssystem

- Sinusknoten
- AV-Knoten
- His-Bündel
- Tawara-Schenkel
- Purkinje-Fasern

wird im Oberflächen-EKG nicht dargestellt.

Das EKG erlaubt das **Erkennen koronarer Herzerkrankungen**, gibt **Hinweise** auf **Hypertrophien** der Ventrikel, ermöglicht eine **Analyse** von **Herzrhythmusstörungen** und von **Schenkelblockierungen** und **AV-Blockierungen**.

1.1 Polarisation und Depolarisation

Herzzellen in der Repolarisations- bzw. Ruhephase

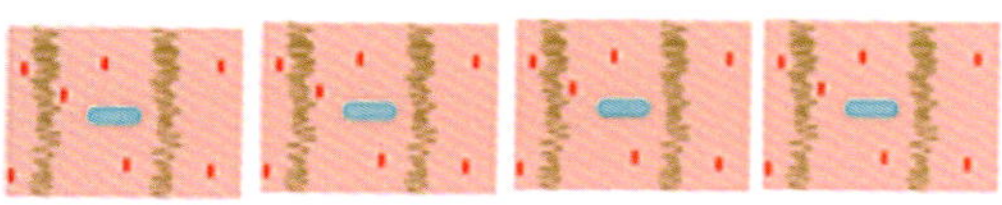

Herzzellen in der Depolarisations- bzw. Kontraktionsphase

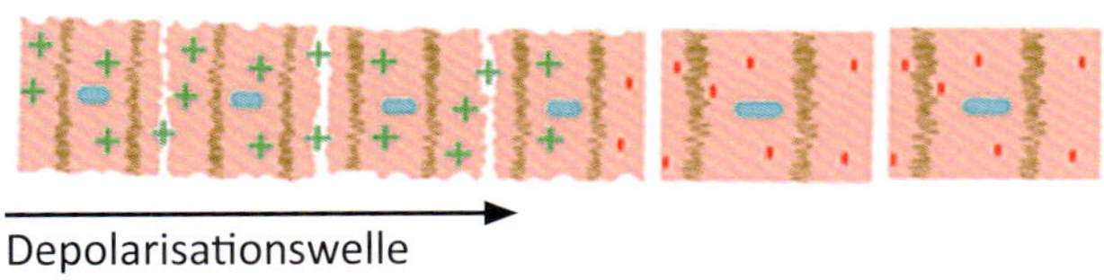

Depolarisationswelle

Abb. 1.1-1

Herzmuskeln im Ruhestand sind negativ geladen, oder polarisiert, bei elektrischer Reizung depolarisieren sie und kontrahieren. (Abb. 1.1-1)

Depolarisation bedeutet hier, dass die Zellen eine positive Ladung erhalten.
In jeder Herzmuskelzelle herrscht eine elektrische Spannung (Potenzialdifferenz) zwischen dem Intra- und Extrazellulärraum.

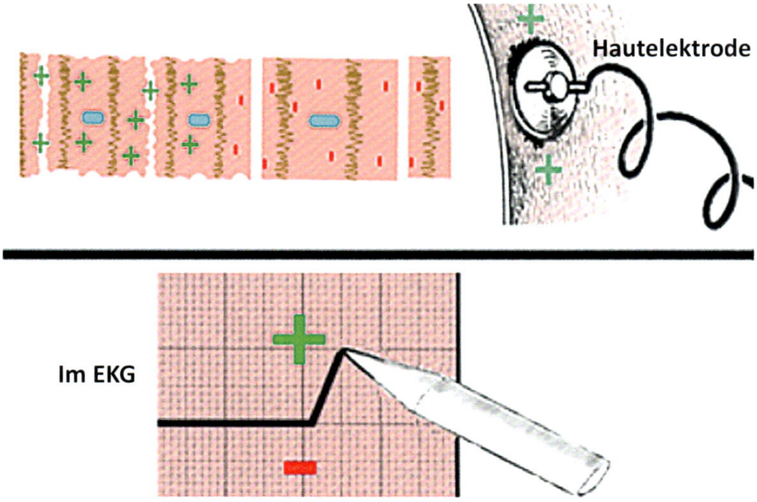

Abb. 1.1-2

Eine positive Polarisationswelle im Herzen, die auf eine positive Hautelektrode zuläuft, bewirkt einen positiven (nach oben gerichteten) grafischen Ausschlag des EKG. (Abb. 1.1-2)

Jede depolarisierte Zelle reizt elektrisch die benachbarte Zelle, sodass eine Welle der Erregung entsteht.

- Depolarisation: Erregungsausbreitung (Kontraktion)
- Repolarisation: Erregungsrückbildung (Erschlaffung)

Die Phase, in der eine Zelle nicht erneut depolarisiert werden kann, weil die Spannung nicht vollständig zum Ruhepotenzial zurückgekehrt ist, nennt man Refraktärzeit.

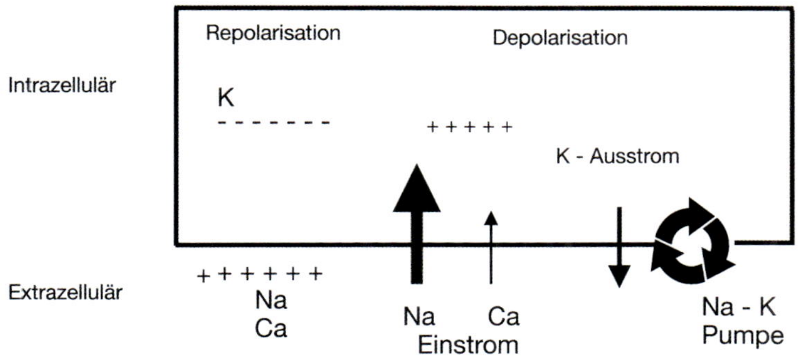

Abb. 1.1-3

- Ein rascher Na-Einstrom führt zur Depolarisation der Ventrikel-QRS-Komplex.
- Der langsame Ca-Einstrom entspricht der Plateau-Phase-ST-Strecke.
- Der K-Ausstrom führt zur Repolarisationswelle – T-Welle.
- Die Na-K-Pumpe befördert die eingeströmten Na-Ionen im Austausch gegen K-Ionen wieder in den extrazellulären Raum und hält so das Membranruhepotenzial stabil.

Herzmuskelzellen

Die Wände des Herzens bestehen hauptsächlich aus erregbaren Muskelzellen, die, den Erregungszustand weiterleitend, miteinander verbunden sind. Die Erregung breitet sich von Zelle zu Zelle aus. Da das Herz ein funktionelles Synzytium ist, d. h. Erregung an einer Stelle führt zur Erregung des ganzen Herzens, antwortet auf Reize nach dem „Alles-oder-Nichts“ Prinzip.

1.2 Erregungsleitungssystem

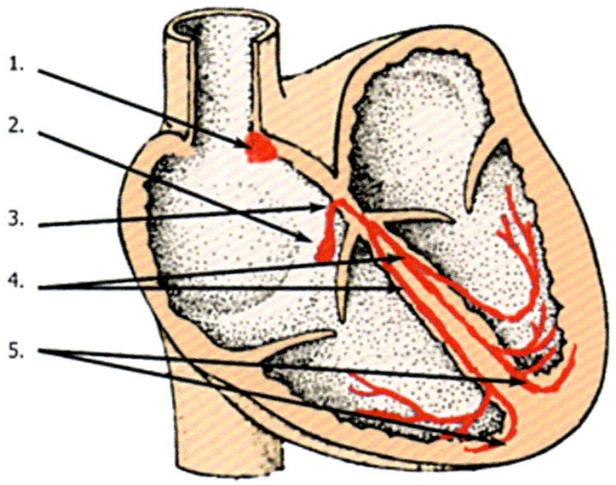

1. Sinusknoten (Sinu-Atrial)

2. AV-Knoten (Atrio-Ventrikular)

3. His'sches Bündel

4. linker und rechter Tawara-Schenkel

5. Purkinje-Fasern

Abb. 1.2-1

Sinusknoten:
Im Sinusknoten beginnt die elektrische Erregung. Diese breitet sich wellenförmig über beide Vorhöfe aus (als eine Welle positiver fortschreitender Ladungen). Woher der Sinusknoten die Fähigkeit der Erregungsbildung nimmt, ist unbekannt.

AV-Knoten:
Hier wird die Erregung aus den Vorhöfen in die Ventrikel übergeleitet. Der AV-Knoten hat auch die Funktion, die Erregungsleitung zu verzögern.
Mechanisch:
In dieser Zeit strömt das Blut aus den Vorhöfen in die Kammern → elektromechanisches Phänomen.

His'sches Bündel:
Die Depolarisation läuft weiter über das His'sche Bündel.

Tawara-Schenkel:
Verzweigt sich in den linken und rechten Tawara-Schenkel.

Purkinje-Fasern:
Ein Fasernetz aus Reizleitungzellen
Über die Purkinje-Fasern wird der elektrische Impuls auf die Herzmuskelzellen übergeleitet und bewirkt die simultane Kontraktion beider Ventrikel.

Refraktionärphase:
Die Phase, in der der Herzmuskel nicht erregbar ist.

Das Erregungsleitungssystem

Das Erregungsleitungssystem des Herzens hat die Fähigkeit, selbstständig Aktionspotenziale zu erzeugen (Automatie) und fungiert somit als Schrittmacher. Es kann Erregungen schneller weiterleiten (ca. 2-4m/sec.) als gewöhnliche Myokardzellen, deren Leitungsgeschwindigkeit etwa 1m/sec. beträgt.
Der AV-Knoten hat eine wesentliche Funktion bei der Verzögerung der Erregungsübertragung auf die Ventrikel und gewährleistet so das hämodynamische Nacheinander von Vorhof- und Kammererregung.

Der Herzmuskel hat folgende Grundeigenschaften:

- Automatie: Fähigkeit der selbsttätigen Erregung
- Synzytium: Erregungsausbreitung von Zelle zu Zelle
- Alles-oder-Nichts-Antwort: Erregung einer Zelle führt binnen Kurzem zur vollständigen Erregung des Herzens.

1.3 Sinusrhythmus

Der normale Herzzyklus besteht aus P-QRS-T und wird Sinusrhythmus genannt.

Sinusrhythmus:

- regelmäßige P-Wellen
- konstantes PP-Intervall
- Beantwortung jeder P-Welle durch einen QRS-Komplex
- halbrund geformte P-Welle (in V_1 kann die P-Welle negativ sein)

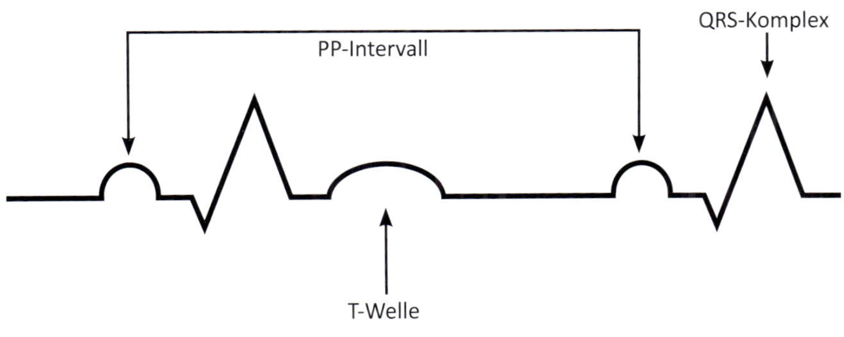

Abb. 1.3-1

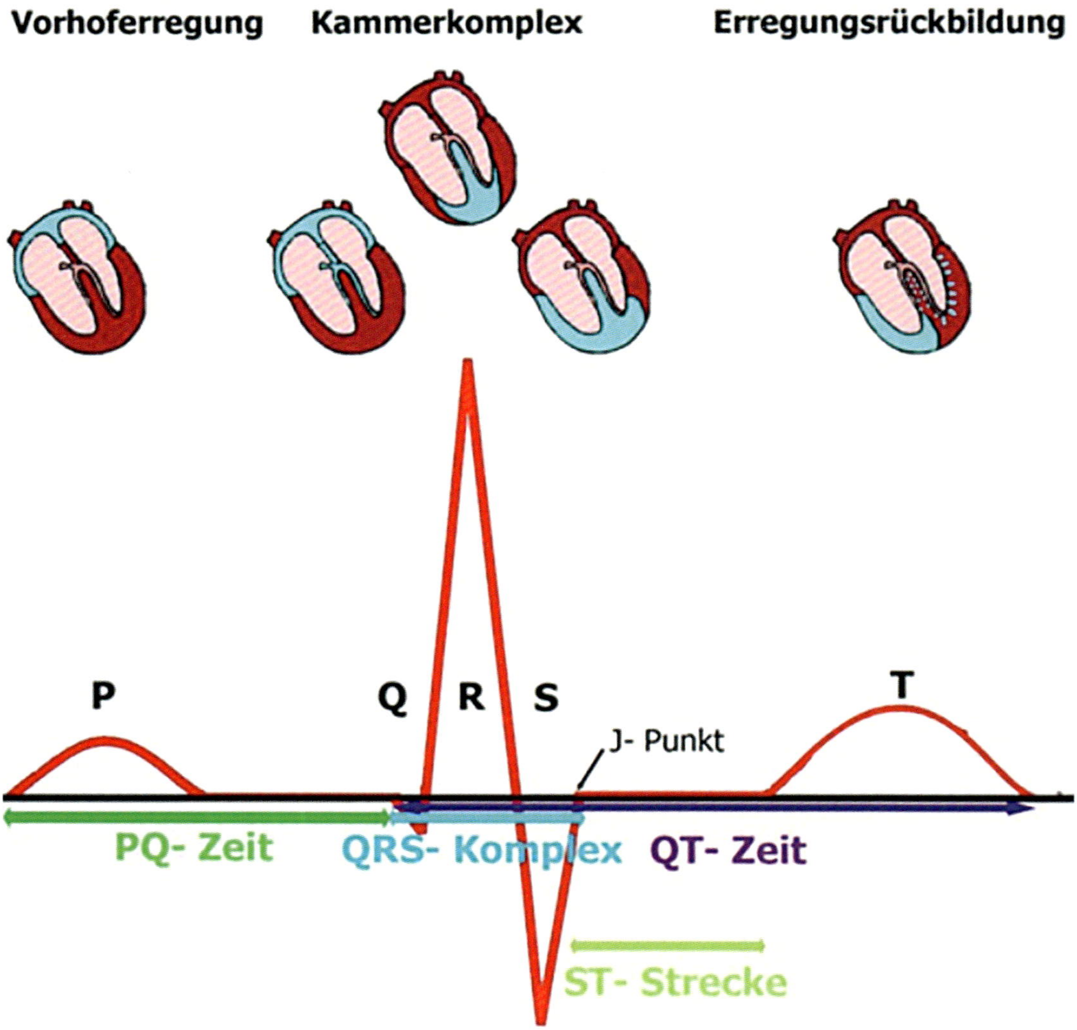

Abb. 1.3-2

P und T sind Wellen, weil ihre Ausbreitung bzw. Rückbildung – relativ – langsam geschieht. Die Erregungsausbreitung in den Kammern ist sehr schnell, deshalb haben Q-R-S Zacken.

Der erste Anteil der R-Zacke, der aufsteigende Ast, repräsentiert die Erregung des linken Ventrikels.

Der zweite, der absteigende Ast, die Erregung des rechten Ventrikels.

1.4 EKG-Kurve

Erläuterungen zu Abbildung 1.3-2

- Die P-Welle, die erste positive Welle, entsteht durch die Erregungsausbreitung in den Vorhöfen. Erregt werden zunächst der rechte und dann der linke Vorhof. Die monophasische Bogenform, außer in aVR, ist positiv. In V_1 darf sie negativ sein. Ist sie in I negativ, ist das EKG verpolt. Ihre Breite darf bis 0,10 sec. betragen.

- Die Q-Zacke ist nur in vereinzelten Ableitungen vorhanden und nur physiologisch, wenn ihre Tiefe < als 1/4 der R-Zacke und ihre Breite < 0,03 sec. beträgt. In V_5 und V_6 darf eine kleine Q-Zacke vorhanden sein, wie auch in I und aVL.

- Die PQ-Zeit (PR-Zeit) ist die Zeit, die vom Beginn der Erregung in den Vorhöfen bis zum Erreichen der Ventrikel vergeht. Die Dauer beträgt 0,12 bis 0,21 sec., was allerdings abhängig von der Herzfrequenz ist.

- Die R-Zacke, die erste positive Zacke nach der P-Welle, beginnt von der Nulllinie, endet in einem absteigenden Schenkel und geht in die S-Zacke über.

- Die S-Zacke ist der negative Ausschlag im EKG nach der R-Zacke.

- Der QRS-Komplex ist Ausdruck der Erregungsausbreitung in den Ventrikeln. Die QRS-Dauer beträgt 0,06-0,10 sec.

- Der J-Punkt bezeichnet das Ende des QRS-Komplexes.

- Die ST-Strecke beginnt am J-Punkt und endet an der T-Welle.

- Die T-Welle, der letzte Ausschlag, entsteht durch die Erregungsrückbildung der Kammern. Danach ist das Herz für kurze Zeit elektrisch inaktiv (Diastole). Die T-Welle ist in allen Ableitungen positiv, in denen der QRS-Komplex positiv ist.
- Die U-Welle kommt äußerst selten vor und wenn, dann nur im direkten Anschluss an die T-Welle.

- Die QT-Zeit/Dauer wird vom Beginn des QRS-Komplexes bis zum Ende der T-Welle gemessen. Zwischen der R- und S-Zacke besteht eine enge Beziehung. Der linke Ventrikel hat deutlich mehr Muskelmasse als der rechte. Deshalb läuft der Großteil aller Erregung in Richtung linker Ventrikel LV-RV: ca. 5:1. Der größte Ausschlag im QRS-Komplex wird daher durch die Erregungsausbreitung im linken Ventrikel bestimmt. In V_1 ist die R-Zacke sehr klein und die S-Zacke tief. In V_6 ist es umgekehrt. Die Amplitude der R-Zacke nimmt zwischen V_2 und V_3 zu. In der Gegend der Herzspitze (V_3/ V_4) erfolgt der sogenannte R/S-Umschlag, das ist der Punkt, an dem R > als S wird.

In den Ableitungen V_1/V_2, oft auch in V_3, darf die ST-Strecke leicht angehoben sein, ca. 0,20mV≥, und entspricht zwei kleinen Kästchen.

1.5 Standard EKG

Extremitätenableitung

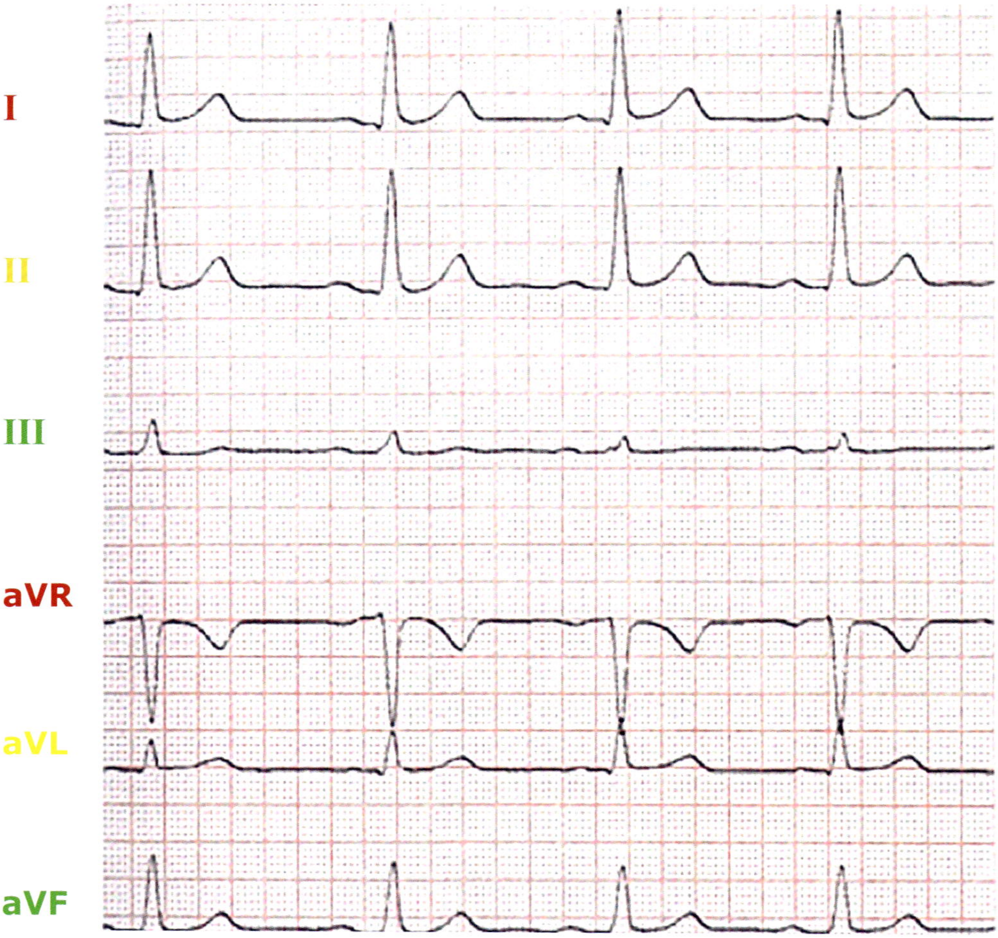

Abb. 1.5-1/EKG 1

Brustwandableitungen

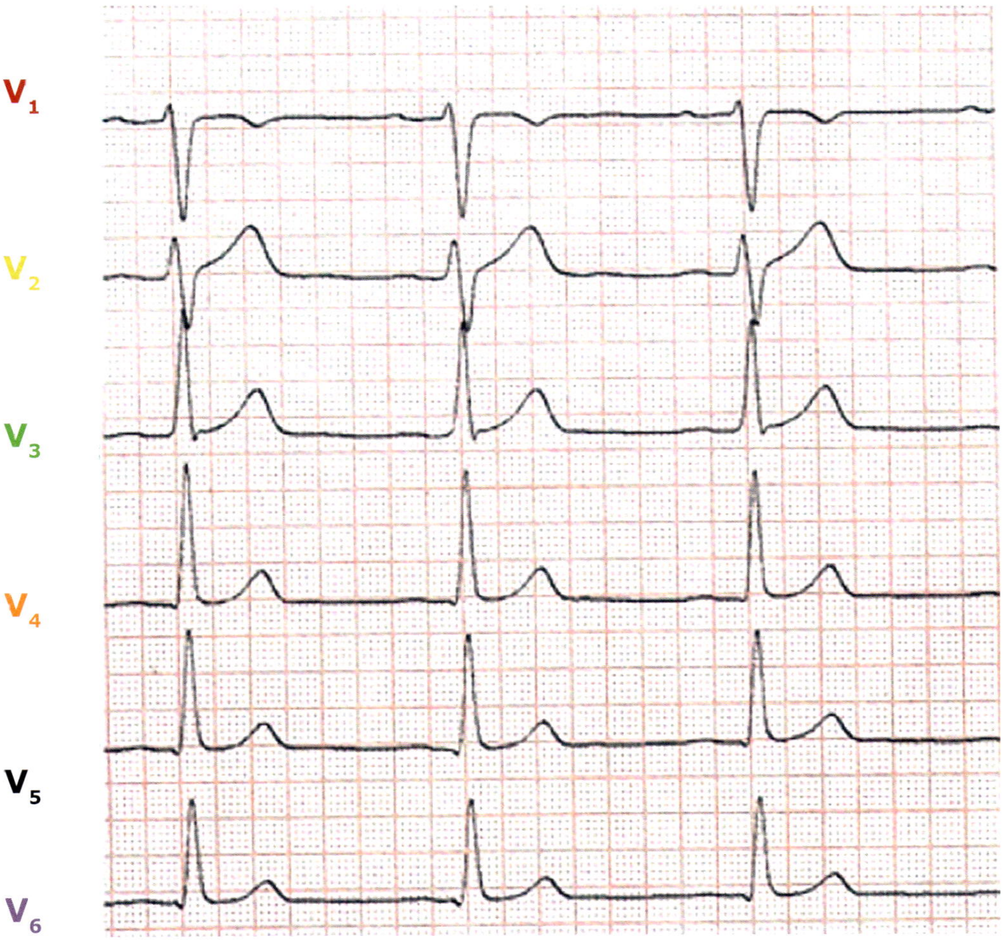

Abb. 1.5-2/EKG 2

- Indifferenztyp
- Normalfrequenter Sinusrhythmus
- Keine Auffälligkeit der P-Welle
- Regelrechter R-Zuwachs in den BW-Abl.
- R/S Umschlag in V_2/V_3
- Keine pathl. Q-Zacken. In I, aVL, V_5, V_6 können kleine Q-Zacken vorkommen.
- Normaler Verlauf der ST-Strecke und der T-Welle

1.6 Zeitmaße

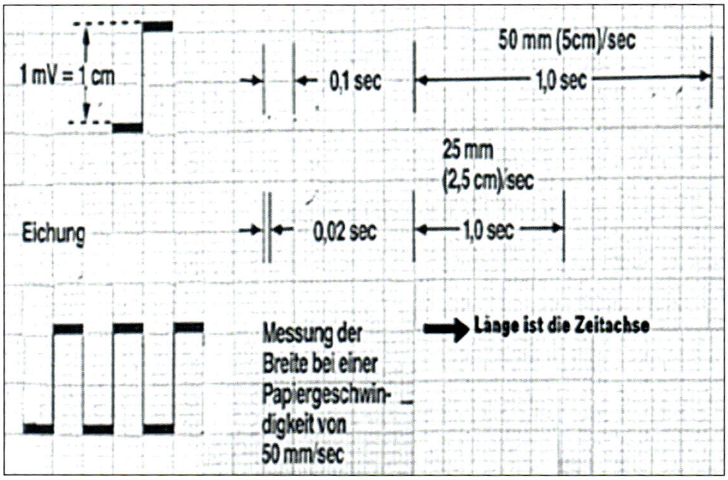

Abb. 1.6-1

Das EKG wird auf Millimeterpapier registriert:

- Die Höhe- oder Tiefe einer Zacke ist die Amplitude und das Maß für die Spannung
- Vor der Registrierung stehen die Eichzacken 10 mm = 1mV (siehe Abb. 1.6-1)

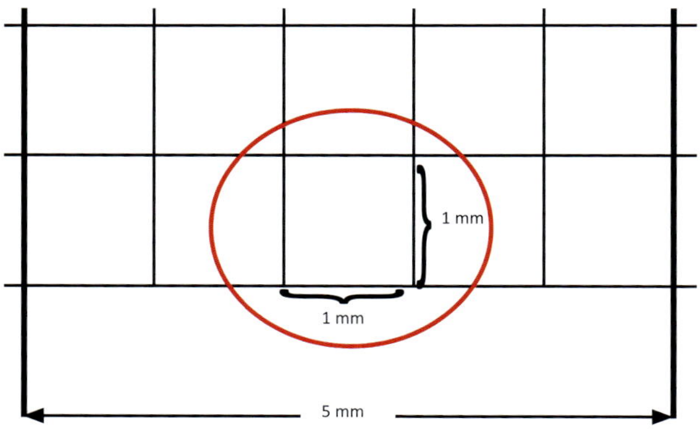

Abb. 1.6-2

- Das kleinste Kästchen ist 1 mm x 1 mm
- Ein großes Kästchen ist 5 mm x 5 mm (siehe Abb. 1.6-2)
- Die Länge ist gleich die Zeitachse

Zeitbestimmung bei 50 mm/sec.:
Das EKG wird auf 300 mm langem Papierstreifen registriert. Bei einer Schreibgeschwindigkeit von 50 mm/sec. rechnet man wie folgt:

300 mm = 6 sec.
3 mm = 0,06 sec.
1 mm = 0,02 sec.

Beispiel: Die Pause zwischen 2 Impulsen ist 83 mm lang. (83 x 0,02 = 1,66 sec.)
Zwei große Kästchen ≙ 10 mm

10 mm ≙ 300/min. - 60:0,2
20 mm ≙ 150/min. - 60:0,4
30 mm ≙ 100/min. - 60:0,6
40 mm ≙ 75/min. - 60:0,8
50 mm ≙ 60/min. - 60:1,0
60 mm ≙ 50/min. - 60:1,2
70 mm ≙ 42,8/min. - 60:1,4
80 mm ≙ 37,5/min. - 60:1,6

1.7 EKG-Ableitungen

Es gibt: 12 Standardableitungen
6 Extremitätenableitungen

I
II
III
} 3 **bi**polare (nach Einthoven)

aVR
aVL
aVF
} 3 **uni**polare (nach Goldberger)

6 Brustwandableitungen:

V_1
V_2
V_3
V_4
V_5
V_6
} 6 **uni**polare (Thoraxableitung nach Wilson)

Die Schaltung dieser Ableitung ist in den EKG-Schreibern vorprogrammiert. Die Extremitätenableitungen ergänzen sich so, dass die elektromotorischen Kräfte des Herzens in der **frontalen** Ebene registriert werden, das heißt, man „**betrachtet**" das Herz von oben nach unten.

Bipolar: Ableitung zwischen einer differenten und einer indifferenten Elektrode

Unipolar: Ableitung zwischen einer differenten Elektrode und einer als Referenz dienenden Zusammenschaltung mehrerer Elektroden

Mithilfe der Thoraxableitungen werden die elektromechanischen Kräfte in der **horizontalen** Ebene von vorn nach hinten dargestellt.

1.8 Extremitätenableitungen

Bipolare Ableitungen nach Einthoven

I II III

Diese Ableitungen sind in einem Dreieck angeordnet (Einthoven-Dreieck).

Sie haben jeweils zwei gleichwertige Pole, zwischen die das Messinstrument geschaltet ist, und erfassen so die Spannungsunterschiede zwischen zwei Elektroden.

Der Stromfluss läuft von der negativen Elektrode zur positiven Elektrode. Es wird der Spannungsunterschied zwischen den jeweils verbundenen Elektrodenpaaren gemessen, so entsteht auch eine ausreichend große Amplitude auf dem Registrierpapier.

Die EKG-Ableitungskabel sind in Farben unterteilt:

I	**rechter Arm**
II	**linker Arm**
III	**linker Fuß**
Erdung	**rechter Fuß**

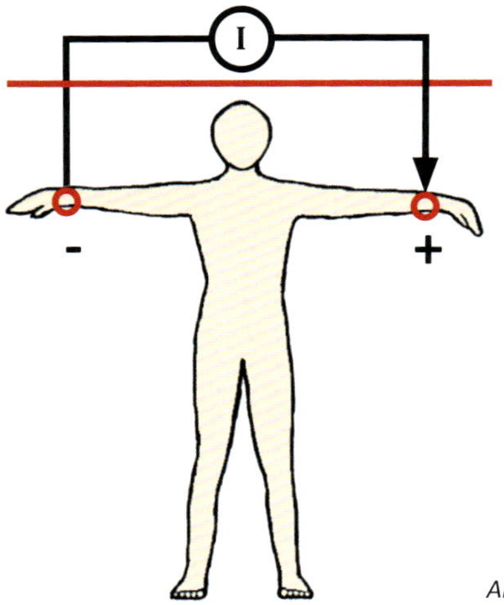

Abb. 1.8-1

- Rechte und linke Armelektrode werden verbunden.
- Negative Elektrode rechter Arm.
- Positive Elektrode linker Arm. Stromfluss von negativ zu positiv. (Abb. 1.8-1)

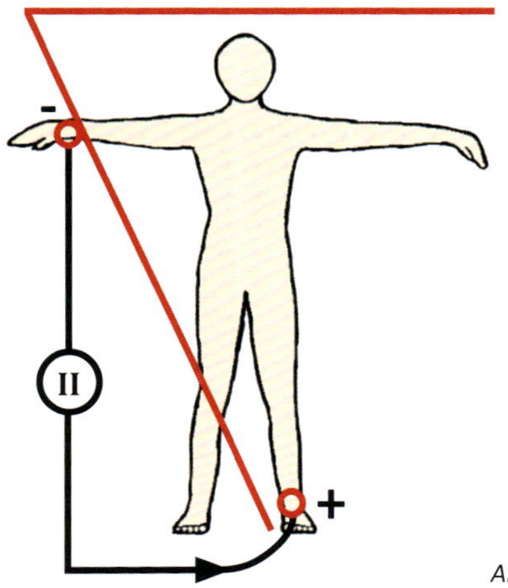

Abb. 1.8-2

- Rechte Armelektrode und linke Fußelektrode werden verbunden.
- Die Achse (Erregung) geht vom rechten Arm zum linken Fuß. (Abb. 1.8-2)

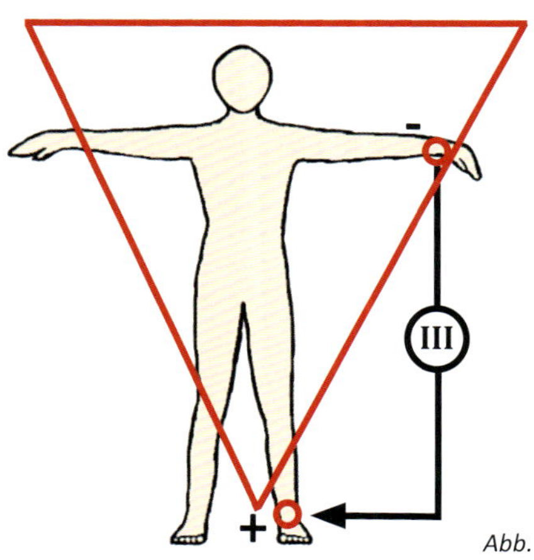

Abb. 1.8-3

- Linke Armelektrode und linke Fußelektrode werden verbunden.
- Die Achse bilden linker Arm und linker Fuß. (Abb. 1.8-3)

1.9 Verstärkte unipolare Ableitungen nach Goldberger

aVR aVL **aVF**

Man kann diese Ableitungen als Ergänzung zu den bipolaren Ableitungen (**I**, II und **III**) sehen. Die Frontal- oder auch Vertikalebene wird durch sie noch weiter unterteilt (**aVR**, aVL und **aVF**).

Diese Ableitungen registrieren jeweils die Potenzialschwankungen einer Extremität (dort liegt die positive Elektrode), indem das andere Elektrodenpaar zu einer neutralen (indifferenten) Elektrode zusammengeschaltet ist.

Die hierbei ursprünglich erhaltenen Spannungen waren sehr gering. Goldberger entwickelte diese Ableitungsart weiter.

Die Buchstaben:

„**a**" steht für „ **augmented**" (verstärkt).
„**V**" steht für ,, **Voltage**" (‚Spannung)
„**R**" steht für **rechten Arm**
„**L**" steht für **linken Arm**
„**F**" steht für **linken Fuß**

Die Positionierung der Elektroden erfolgt an den Extremitäten. Wobei es egal ist, ob an Handgelenk, Schulter, Knöchel oder Leiste. Nur die richtige Polung ist entscheidend.

Schwarz	rechts unten (Erdung)	
Rot	rechts oben	„Ampel"
Gelb	links oben	
Grün	links unten	

1.10 Unipolare Thoraxableitungen nach Wilson

Diese werden bezeichnet als:

V_1 V_2 V_3 V_4 V_5 V_6 (V = Voltage)

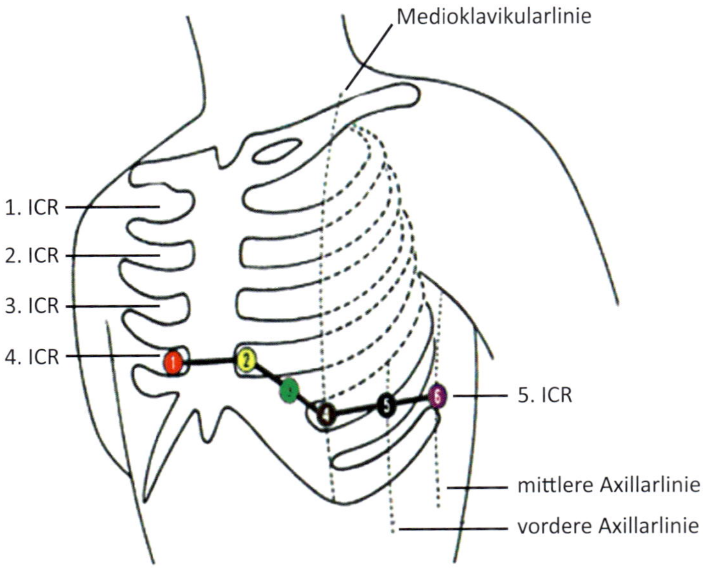

Abb. 1.10-1

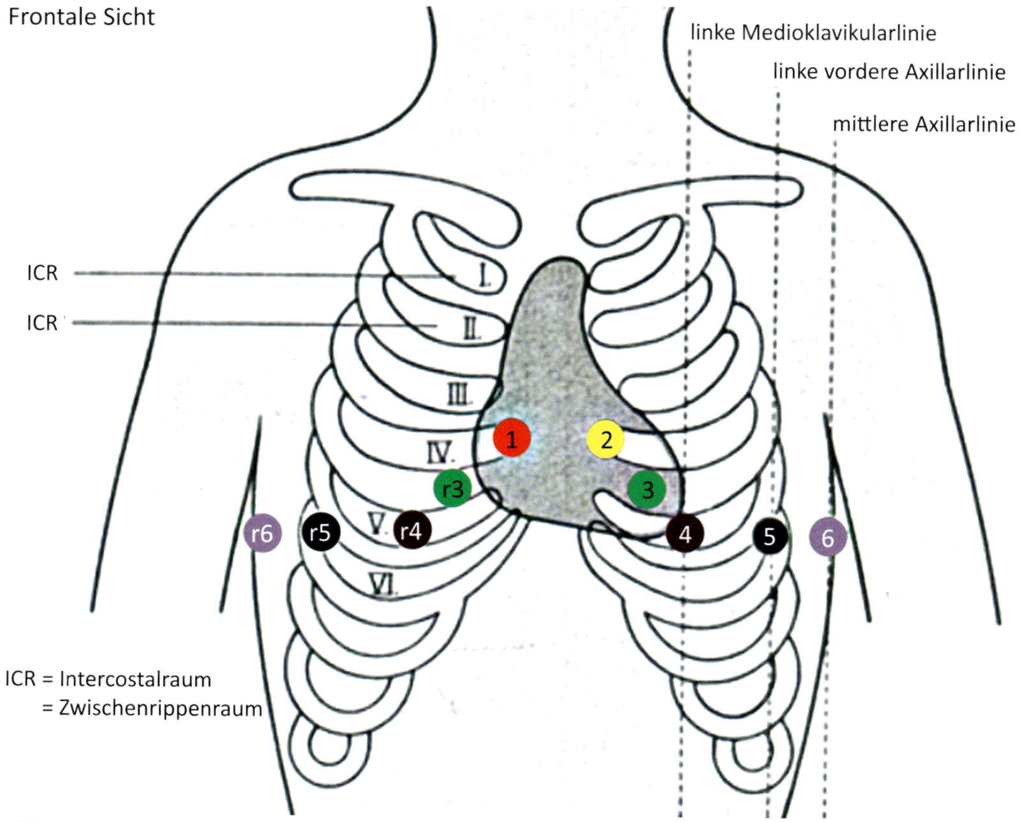

Abb. 1.10-2

Die Elektroden werden wie folgt auf der Brustwand angelegt (die richtige Positionierung ist hier sehr wichtig):

V_1	4. ICR rechts parasternal
V_2	4. ICR links parasternal
V_3	in einer gedachten Linie zwischen V_2 und V_4 in Höhe der 5. Rippe
V_4	5. ICR in der Medioclavicularlinie links
V_5	in Höhe von V_4 nach links in der vorderen Axillarlinie
V_6	in Höhe von V_4 in der mittleren Axillarlinie links

Aufgrund dieser Elektrodenanordnung ergibt sich folgende Lokalisation:

- V_1 /.V_2 rechts praecordial
- V_3 / V_4 über dem intraventrikulären Septum
- V_5 / V_6 links praecordial

Zusätzlich zu den Standardableitungen gibt es weitere Ableitungen:

- linkspraecordial V_7, V_8 und V_9
- rechtspraecordial rV_3 bis rV_6

Diese zusätzlichen Ableitungen können bei einem inferioren Infarkt Informationen über eine rechtsventrikuläre Beteiligung geben.

Anlegen dieser Zusatzableitung:

- V_7 in Höhe von V_4 in der hinteren Axillarlinie
- V_8 in Höhe von V_4 in der äußeren Skapularlinie links
- V_9 in Höhe von V_4 in der mittleren Skapularlinie

Um V_7 bis V_9 ableiten zu können, werden die Ableitungskabel V_1 bis V_3 oder V_4 bis V_6 wie oben beschrieben neu angelegt.

Durch Elektrodenvertauschung oder falsche Positionierung kommt es zu Fehlableitungen. Wenn die EKG-Konfiguration in kein bekanntes Schema passt oder unlogisch erscheint, sollte an eine fehlerhafte Elektrodenanlage gedacht werden. Bei EKG-Kontrollen zum Infarktverlauf können jeweils unterschiedlich angelegte BW-Elektroden eine Beurteilung schwer oder unmöglich machen.

Bei den rechtskordialen Ableitungen werden die Elektroden von V_1 und V_2 **nicht** verändert! Die Elektroden werden von V_3 bis V_6 spiegelbildlich zu den linksthorakalen Ableitungen V_3 bis V_6 angelegt (siehe Abb. 1.10-2) und werden als rV_3 bis rV_6 bezeichnet. (Abb. 1.10-2)

Eine Registrierung der Thoraxableitung ist nur möglich, wenn die 3 Extreminitätenelektroden angelegt sind, da diese zur Nullelektrode (oder auch Sammelelektrode) zusammengeschlossen werden.

Regionen des linken Ventrikels und ihre Erfassung im EKG:

- Herzvorderwand (anterior)
  V_1 -V_3
- Herzspitze und Ventrikelseptum (supraapikal, anteroseptal)
  V_3-V_4
- Herzseitenwand (lateral)
  I, aVL und V_5-V_6
- Herzunterwand (inferior, diaphragmal)
  II, III und aVF
- Herzhinterwand (posterior)
  V_7 -V_9

1.11 Einthoven-Dreieck mit Cabrera-Kreis

Zum besseren Verständnis der elektrischen Herzachsenbestimmung wird auf den folgenden Seiten das Einthov'sche Dreieck mit Cabrera-Kreis konstruiert.
Wie schon erwähnt, erhält man die Extremitätenableitungen durch Elektroden am rechten und am linken Arm sowie am linken Fuß. Diese Anordnung der Elektroden bildet ein Dreieck – das Einthoven-Dreieck. (Abb. 1.11-1)

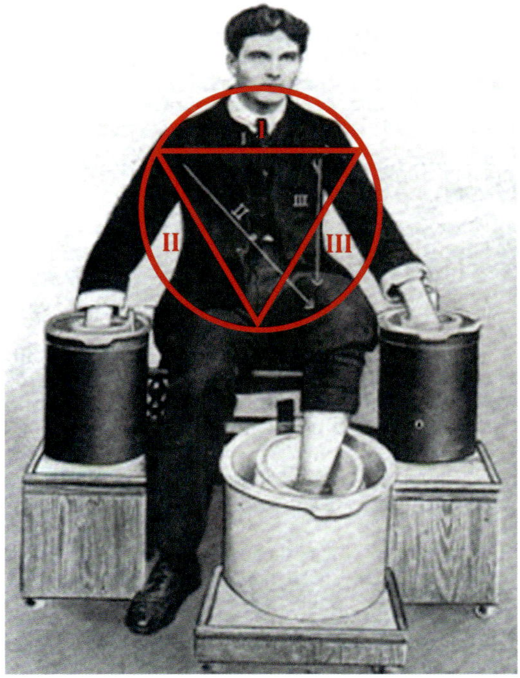

Abb. 1.11-1
Einthoven-Dreieck mit Cabrera-Kreis

Jede Seite dieses Dreiecks entspricht einer Ableitung (I, II und III) und aus diesem Dreieck kann man die sogenannten „Ableitungslinien" konstruieren, indem man die Seiten des Dreiecks parallel in Richtung Mittelpunkt verschiebt. Diese Ableitungslinien schneiden sich somit in einem Winkel von 60°. Der gedachte Mittelpunkt ist der AV-Knoten. (Abb. 1.11-2)

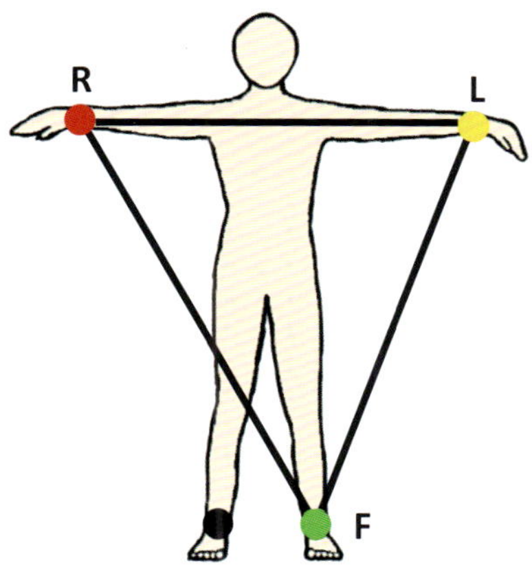

Abb. 1.11-2

1.12 Konstruktion des Cabrera-Kreises

Beschreibung der Abbildungen
1.12-1 bis 1.12-4:

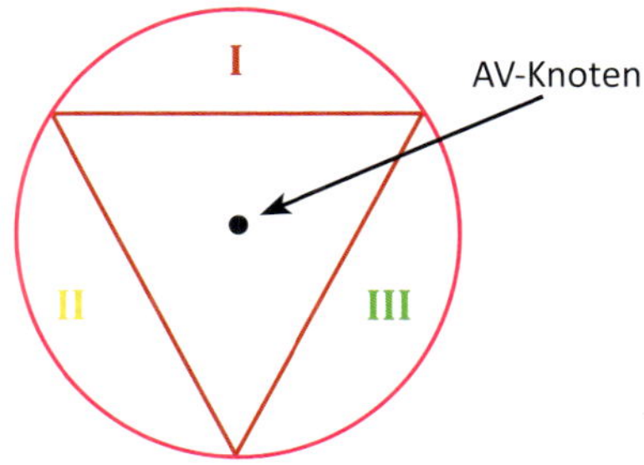

Abb. 1.12-1

Die Seiten des Dreiecks werden parallel zum gedachten Mittelpunkt (AV-Knoten) hin verschoben.

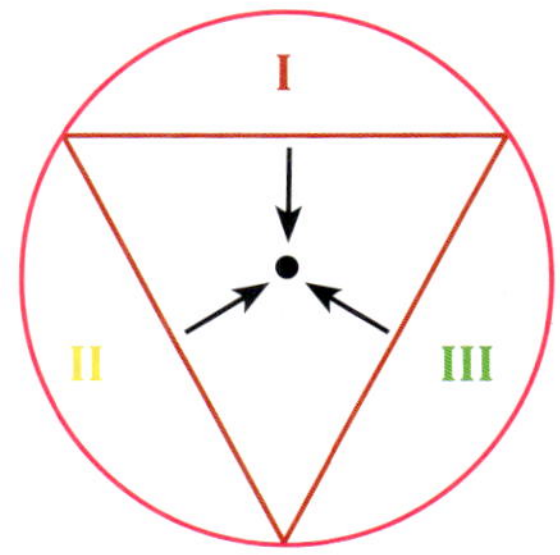

Abb. 1.12-2

So entsteht ein Kreis mit sechs 60°-Winkeln.

Ähnlich wie für die Ableitungen I, II und III kann man auch für die Ableitungen aVR, aVL und aVF Ableitungslinien konstruieren, die sich auch unter einem Winkel von 60° schneiden, aber zwischen den Ableitungen I, II und III liegen.

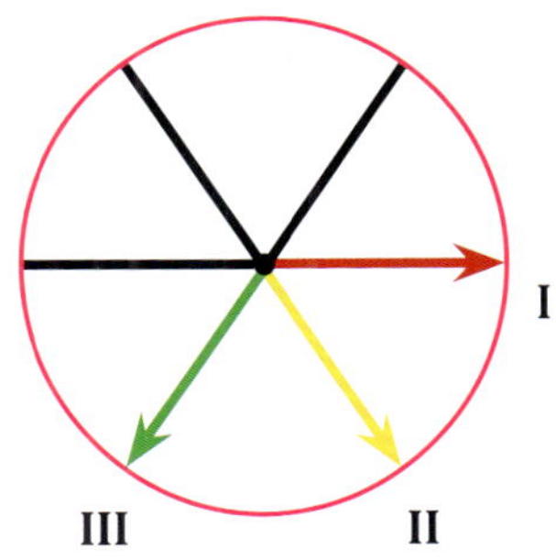

Abb. 1.12-3

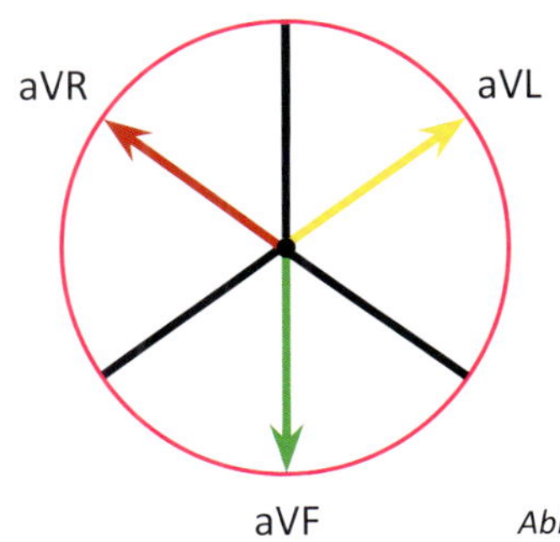

Abb. 1.12-4

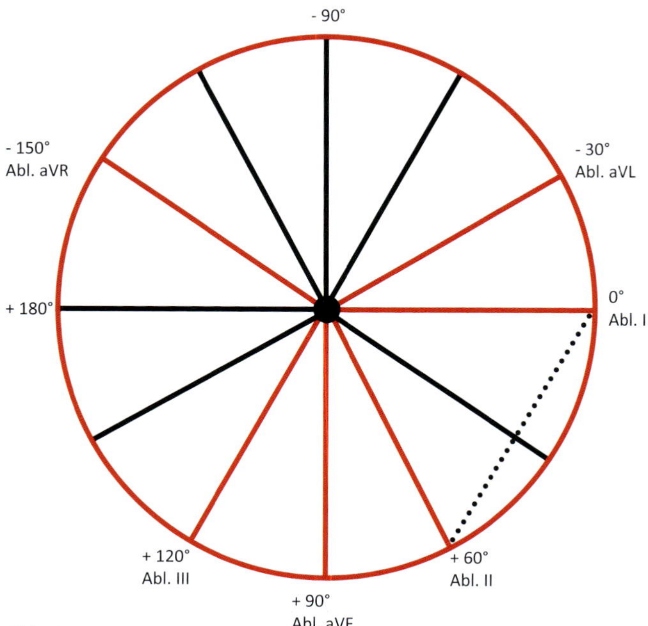

Abb. 1.12-5

So entsteht ein Kreis (Cabrera-Kreis) mit zwölf 30°-Winkeln. (Abb. 1.12-5)

Jede der sechs Extremitätenableitungen registriert die gleiche elektrische Aktivität des Herzens, jedoch jede aus einem anderen „Blick“-Winkel. (Abb. 1.12-5)

Anmerkung zu aVR:
Die Depolarisation ist eine fortschreitende Welle positiver Ladungen und wird beim Auftreffen auf eine positive Hautelektrode als positive Zacke registriert. AVR liegt entgegen der fortschreitenden positiven Welle. Deswegen finden sich hier überwiegend negative Zacken. Aus diesem Grund ist die richtige Anordnung der Extremitätenelektroden wichtig.

1.13 Überwachung mit Monitor-EKG (Monitoring)

Ein EKG-Monitoring dient der ständigen Überwachung von Herzfrequenz und Herzrhythmus. Die Überwachung erfolgt über drei Klebeelektroden, meist am Thorax befestigt, die das EKG mittels eines Einkanalschreibers auf einem Monitorschirm darstellt. Diese Einkanalmonitorableitung entspricht in aller Regel **nicht** einer der zwölf definierten Ableitungen des Standard-EKGs.

Sie wird vielmehr nach den Bedürfnissen von Pflege und Behandlung angelegt.
Die Elektroden werden so angelegt, dass:

- P-Welle
- QRS-Komplex
- ST-Strecke

gut dargestellt sind.

Die Bedeutung des Monitor-EKGs liegt in der Erkennung und Überwachung von:

- Herzfrequenz
- Herzrhythmus
- Erregungsausbreitungsstörung der Ventrikel

Interpretation

Bei der Beurteilung eines EKGs müssen folgende Punkte beachtet werden:

Lagetyp: Ist er normal oder überdreht? Sind die Extremitätenelektroden nicht vertauscht worden?

Rhythmus: Ist er regelmäßig oder arrhythmisch, tachykard oder bradykard? Wird jedes P von einem QRS-Komplex beantwortet? Wie ist die PQ-Zeit?

P-Welle: Wie ist die Form?

Q-Zacken: Sind pathologische Q-Zacken signifikant und in welchen Ableitungen?

QRS-Komplex: Ist er schlank oder verbreitert bzw. deformiert? Wie ist die Form in V_1? Existieren hohe R-Zacken bzw. tiefe S-Zacken, in welchen Ableitungen?

ST-Strecke Ist sie isoelektrisch, hebt oder senkt sie, in welchen Ableitungen?

T-Welle Ist sie konkordant zum QRS-Komplex?

QT-Zeit: Ist sie verlängert?

2 Elektrische Herzachse

2.1 Herzachse (Vector)

Die Achse der Erregungsausbreitung in den Kammern wird elektrische Herzachse (Vector) genannt. Sie wird auf die Frontalebene projiziert und mithilfe der Extremitätenableitung dargestellt. Der Herzmuskel enthält Millionen von Muskelfasern. Bei jeder Erregung entsteht eine Spannungsänderung. Daraus ergibt sich der Elementarvector. Alle zu ein und denselben Zeitpunkt ablaufenden Erregungen werden zu einem einzigen Vector, dem sogenannten Summationsvector, und dieser wird im EKG dargestellt. Der Vector zeigt immer von erregter in Richtung unerregter Muskelmasse, immer von Minus nach Plus.

Summe der gesamten Einzelpotenziale der Herzzellen während der Erregung (Systole). Er weist in die Richtung der meisten Reizimpulse, d. h., der Lagetyp gibt somit die Hauptrichtung der Erregungsausbreitung in den Ventrikel an.

Lagetyp heißt nichts anderes als die Richtung zu bestimmen, in die der ventrikuläre Aktionsstrom fließt.

Bei einer Hypertrophie eines Ventrikels nimmt die elektrische Aktivität auf dieser Seite zu (Zuwachs von Herzmuskelzellen), und die Herzachse verlagert sich auf den hypertrophierten Ventrikel. Bei einem Herzinfarkt ist das von der Blutversorgung abgeschnittene Myokardgewebe elektrisch inaktiv, deswegen zeigt der Vector von dem betroffenen Areal weg.

- Eine große R-Zacke bei kleiner S-Zacke bedeutet, die Erregung läuft hauptsächlich auf diese Ableitung zu.
- Wenn die S-Zacke relativ tief zur Höhe der R-Zacke ist, bedeutet dies, die Erregung läuft von der Ableitung weg.

Die Begrenzung der normalen Lagetypen stellen die Ableitungen aVL (bis -30°) und die Ableitung III (bis + 120) dar. Alles, was darüber hinausgeht, gilt als überdreht. In vielen Fällen ist der Lagetyp von untergeordneter Bedeutung. Auffällig sind Sagittal-, Rechts- und überdrehte Lagetypen sowie eine LT-Veränderung im Vergleich zum Vor-EKG

Bei der Bestimmung der elektrischen Herzachse orientiert man sich an den positiven bzw. an den negativen Ausschlägen in den Extremitätenableitungen.

aVR wird dabei nicht berücksichtigt.

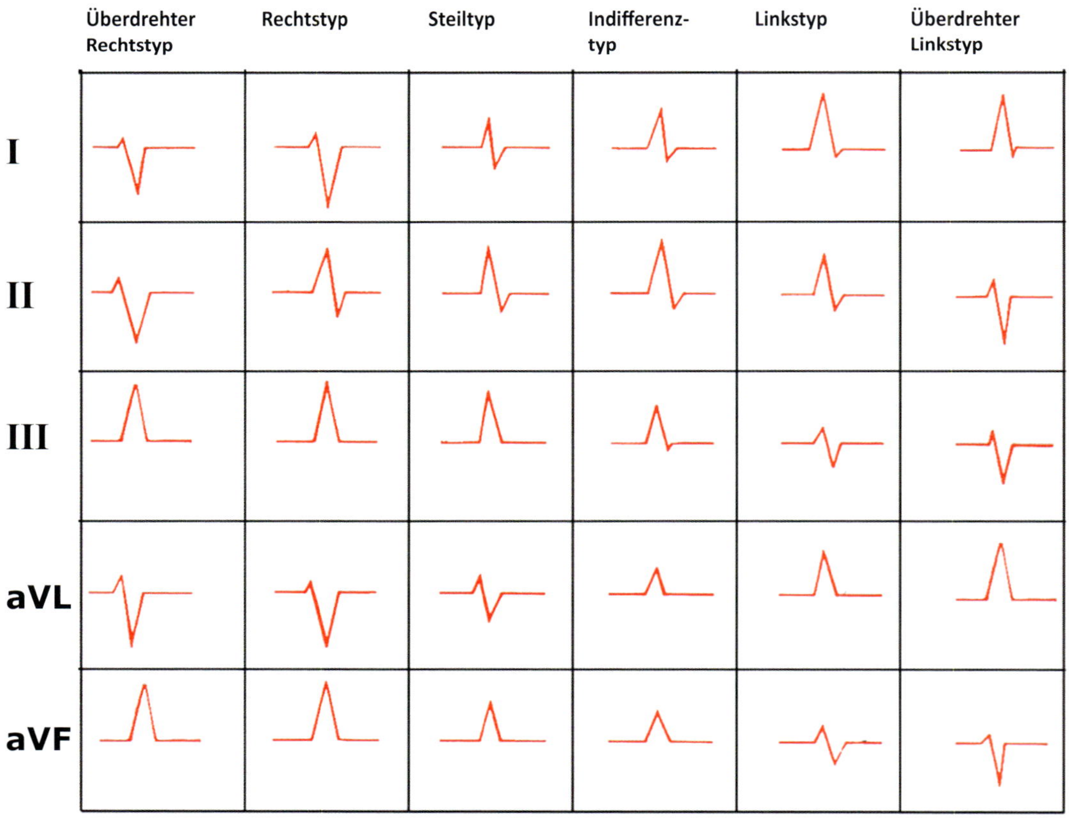

Abb. 2.1-1

Positiv bedeutet: die R-Zacke ist höher als die S-Zacke tief ist.

- Bei zwei Typen sind alle Ableitungen positiv Steiltyp und Indifferenztyp.
- Bei zwei Typen sind drei Ableitungen positiv Rechts- und Linkstyp.
- Bei zwei Typen sind zwei Ableitungen positiv überdrehter Rechts- und überdrehter Linkstyp. (Abb. 2.1-1)

Negativ bedeutet: die S-Zacke ist tiefer als die R-Zacke hoch ist.

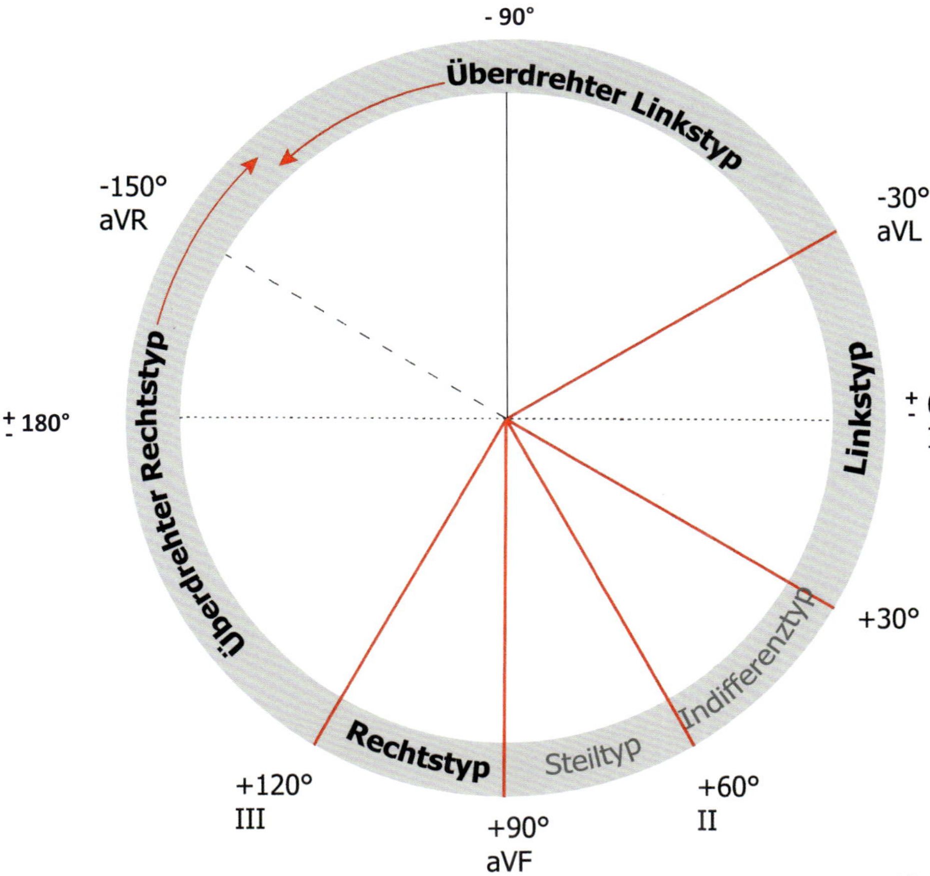

Abb. 2.1-2

- Jeder Hauptvector, der innerhalb der Gradzahl +90°und -90° liegt, erzeugt einen positiven Ausschlag in I.
- Wenn die Erregung entgegengesetzt zu I läuft, ist der Ausschlag in I negativ.
- Ist III positiv, kann ein Linkstyp ausgeschlossen werden.
- Ist I positiv, ist ein Rechtstyp ausgeschlossen.
- Ist II positiv (zwischen +30° und +90°), kann ein überdrehter Lagetyp ausgeschlossen werden.
- Sind die Ableitungen I, II, III und aVF positiv, kommt ein Steil- oder Indifferenztyp infrage. R in I > III: Indifferenztyp; R in III > I: Steiltyp.
- Ist II positiv, eine andere Ableitung aber negativ, liegt ein Rechts- oder Linkstyp vor. aVL negativ: Rechtstyp; aVF negativ: Linkstyp.
- Ist II negativ, ist der Lagetyp überdreht; aVL positiv: überdrehter Linkstyp; aVL negativ: überdrehter Rechtstyp.

2.2 Mittel- bzw. Indifferenztyp

- Die Herzachse ist nach links unten gerichtet (siehe Abb. 2.2-1 und Abb. 2.2-2/EKG 3)
- QRS-Winkel (oder Achse) von +30° bis +60°
- Höchstes R in II
- R in I > III

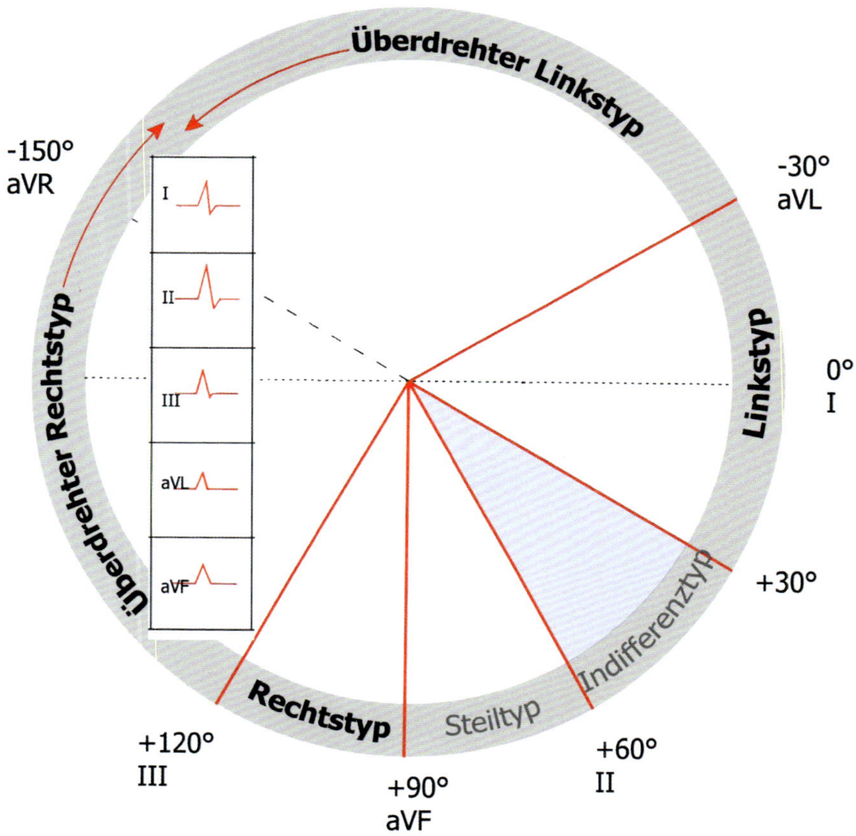

Abb.2.2-1

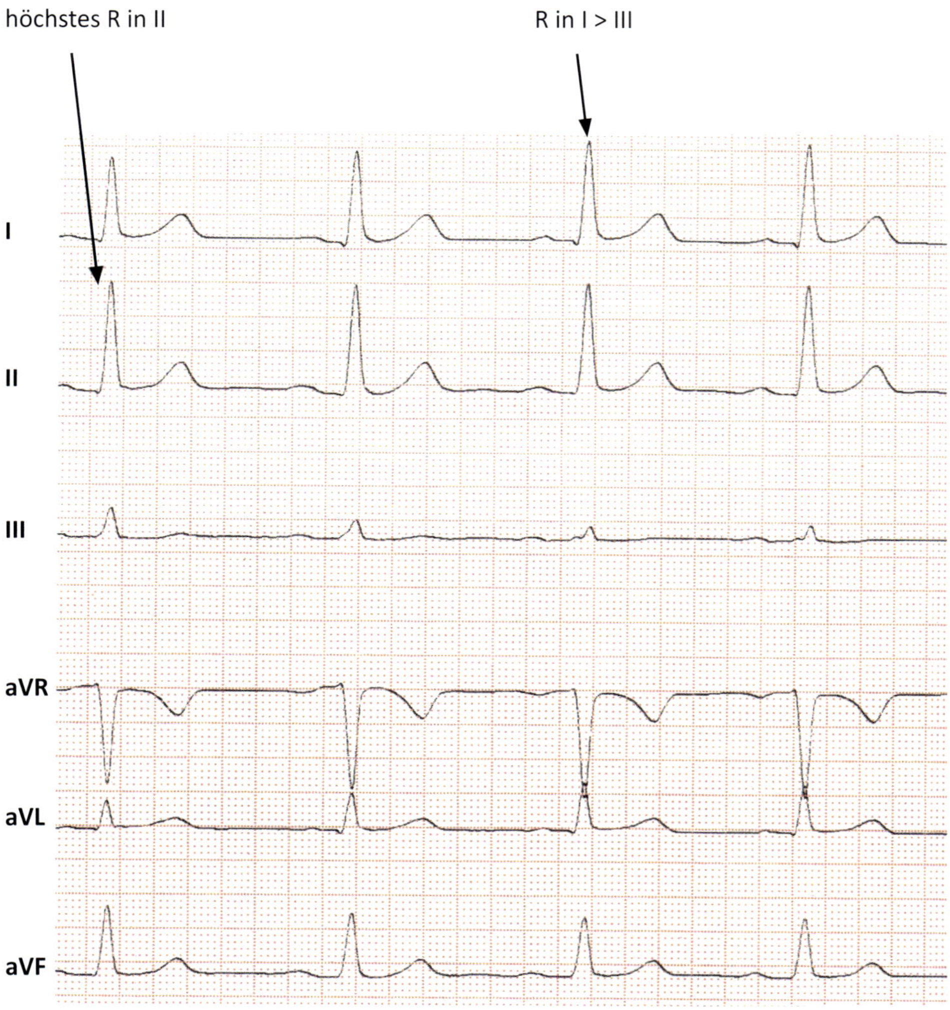

Abb. 2.2-2/EKG 3

2.3 Steiltyp

- Die Herzachse ist deutlich nach unten gerichtet (siehe Abb.2.3-1 und Abb. 2.3-2/EKG 4)
- QRS-Winkel von +60° bis + 90°
- Hohes R in II
- R in III > I
- Hohes R in aVF

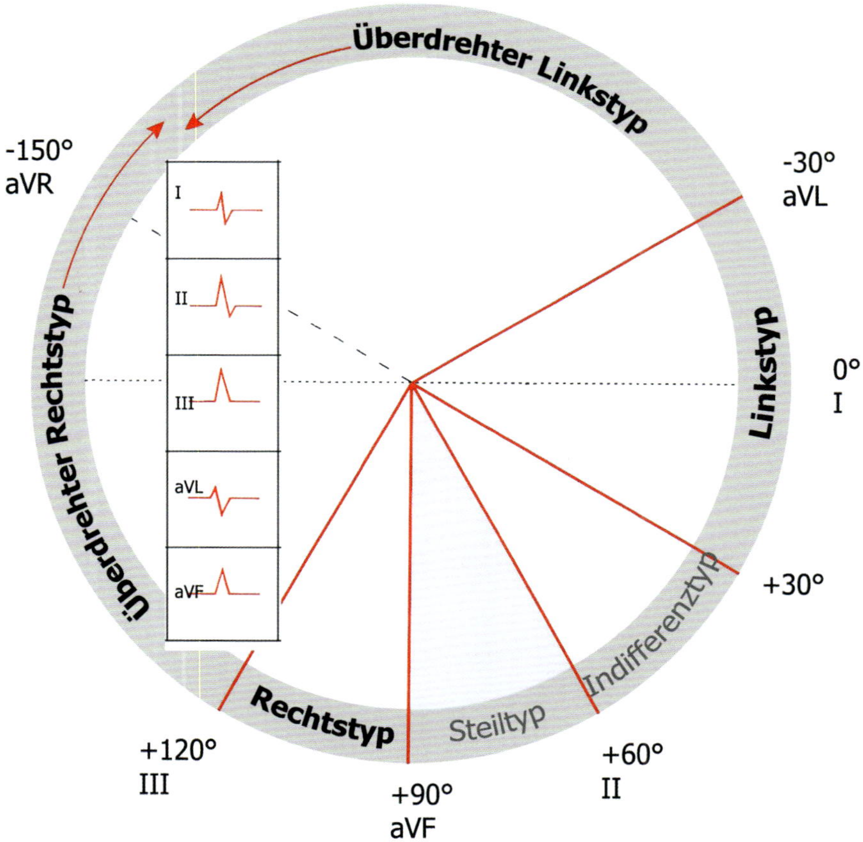

Abb. 2.3-1

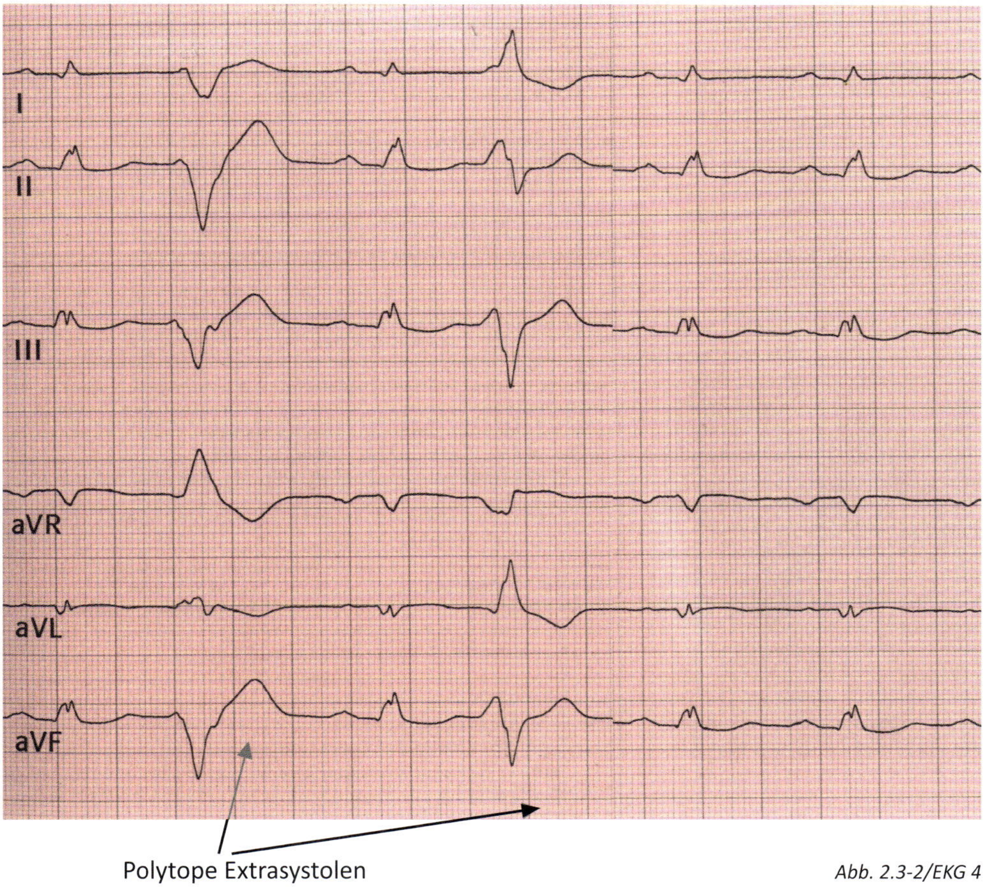

Abb. 2.3-2/EKG 4

2.4 Linkstyp

- Die Herzachse ist deutlich nach links gerichtet (siehe Abb. 2.4-1 und Abb. 2.4-2/EKG 5)
- QRS-Winkel von +30° bis -30°
- Höchstes R in I
- R in II > III (bzw. III negativ)
- R in aVL > II (oder gleich groß)

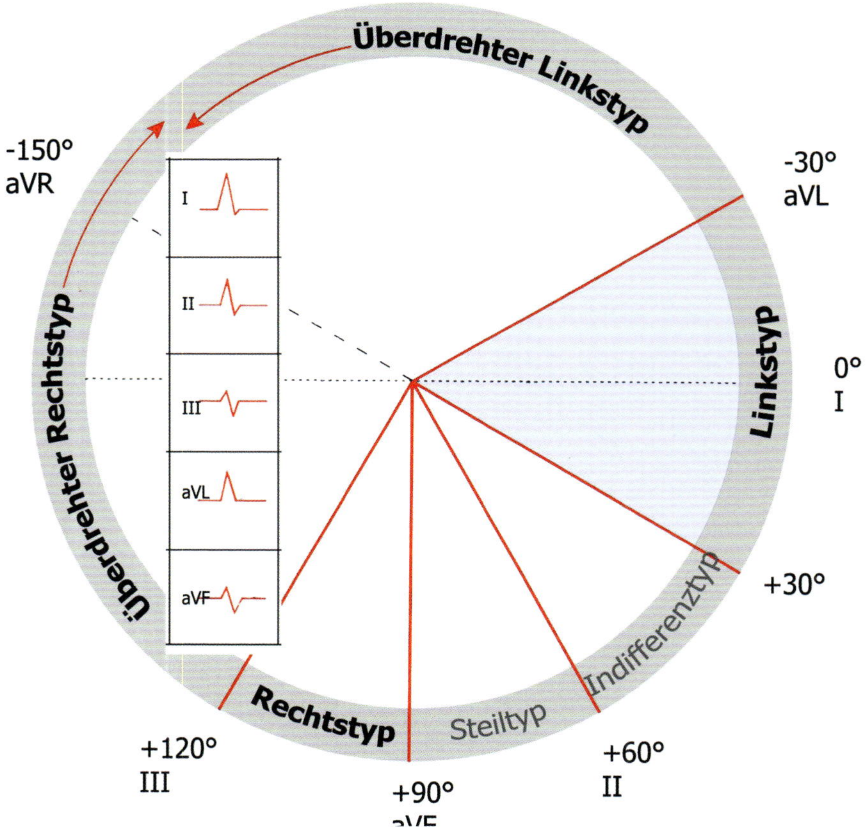

Abb. 2.4-1

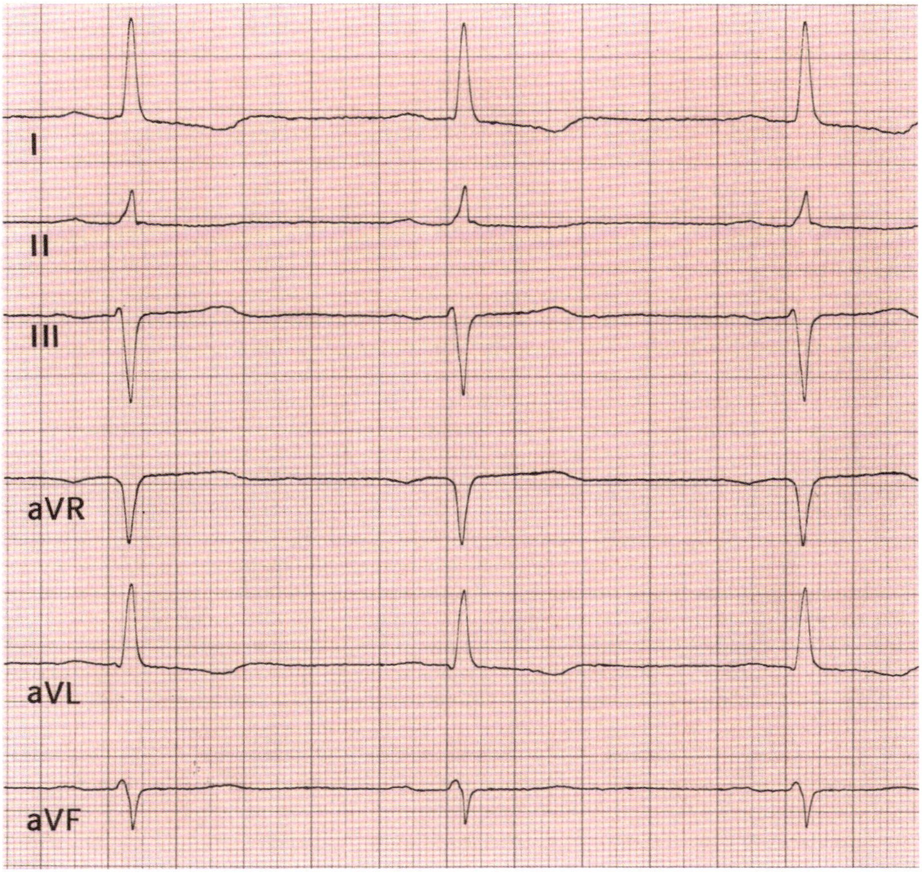

Abb. 2.4-2/EKG 5

2.5 Rechtstyp

- Die Herzachse ist nach rechts unten gerichtet (siehe Abb. 2.5-1 und Abb. 2.5-2/EKG 6)
- QRS-Winkel von +90° bis +120°
- Höchstes R in III
- R in II > I (bzw. I negativ)
- R in aVF > II (oder gleich groß)
- aVL negativ

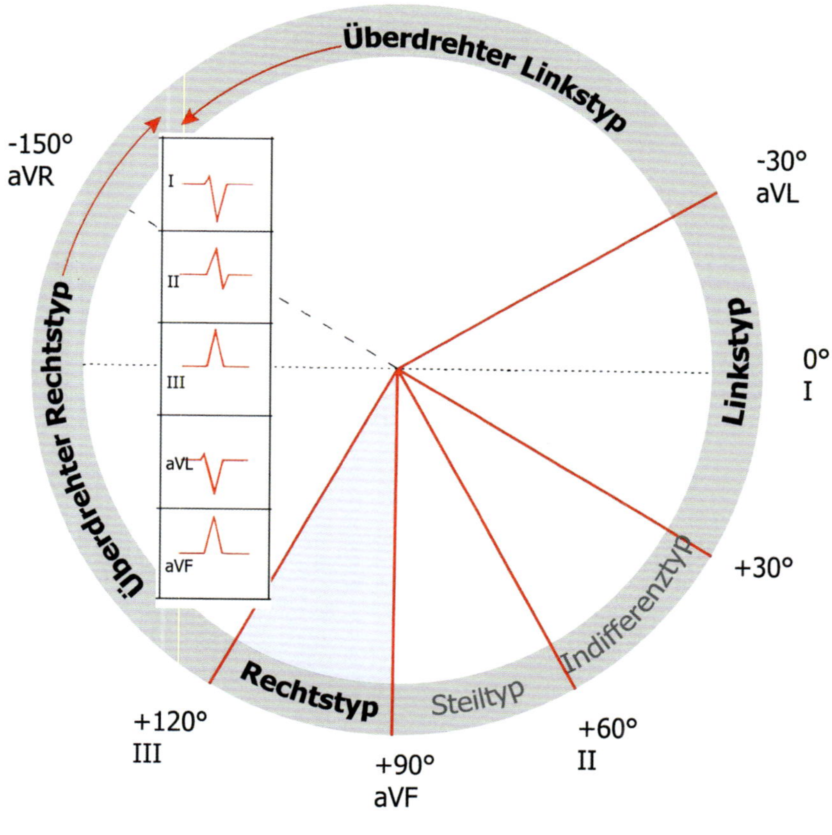

Abb.2.5-1

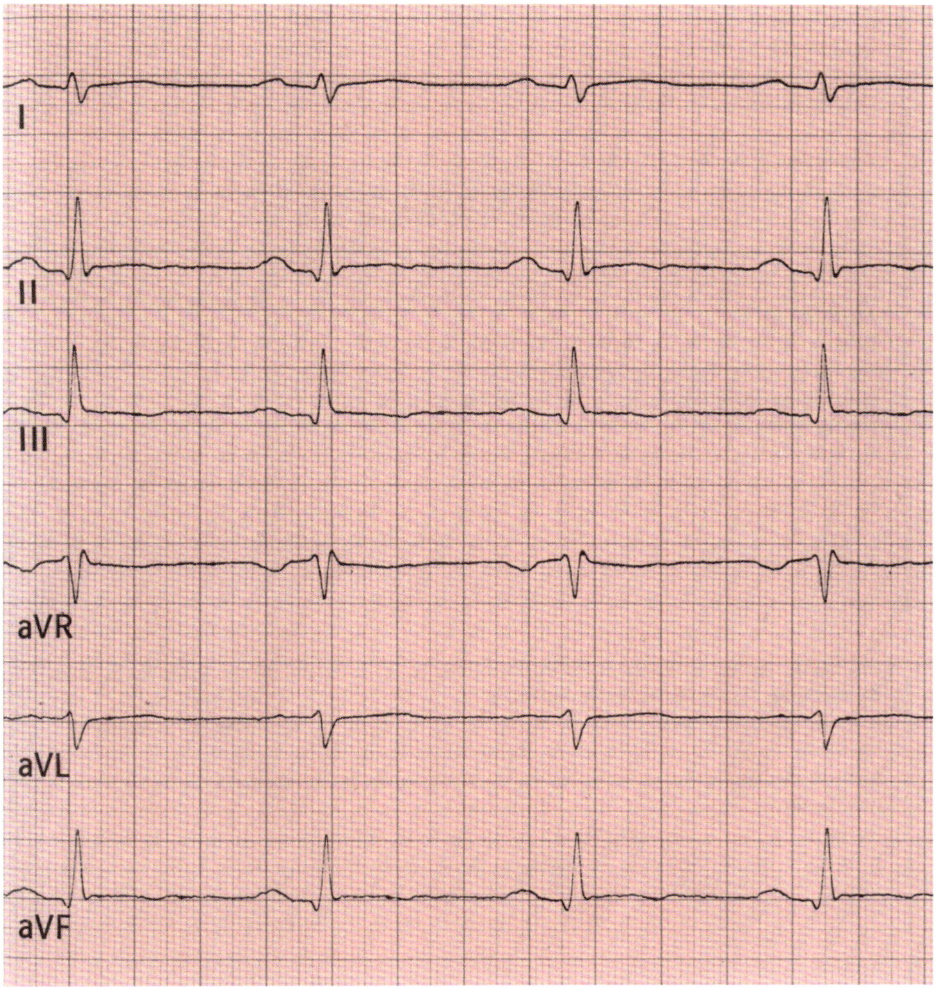

Abb. 2.5-2/EKG 6

2.6 Überdrehter Linkstyp

- Die Herzachse ist weit nach links oben gerichtet (siehe Abb. 2.6-1 und Abb. 2.6-2/EKG 7)
- QRS-Winkel von -30°
- II negativ
- aVL positiv
- Großes R in aVL und I
- Tiefes S in aVF, II, III
- Oft langsamer R-Zuwachs von V1-V6

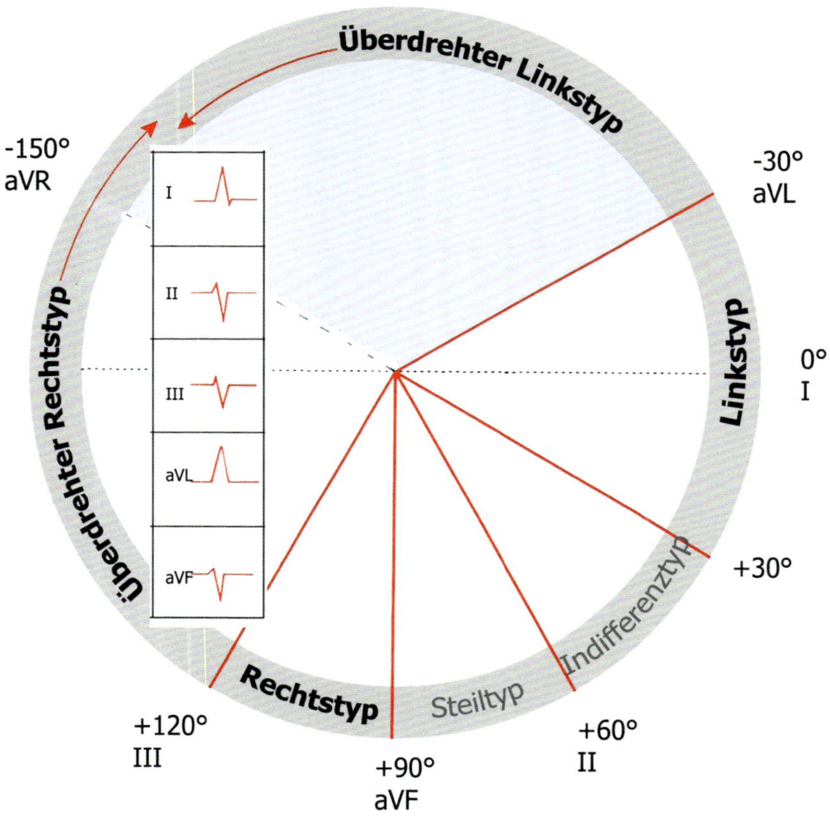

Abb. 2.6-1

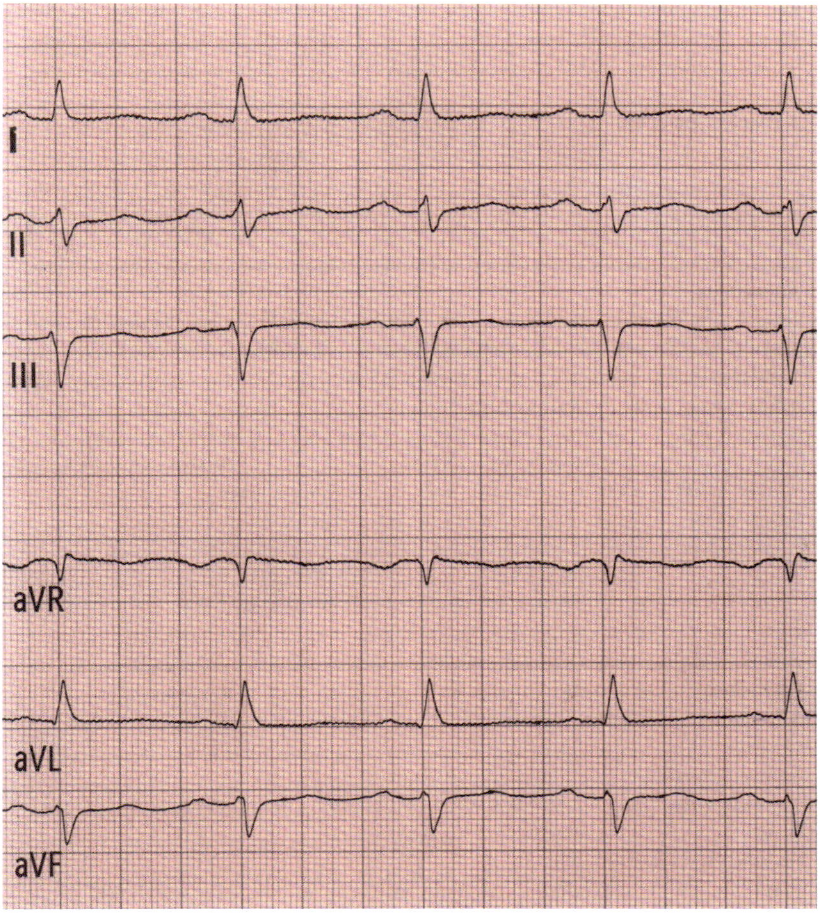

Abb. 2.6-2/EKG 7

2.7 Überdrehter Rechtstyp

- Die Herzachse ist weit nach rechts gerichtet (siehe Abb. 2.7-1 und Abb. 2.7-2/EKG 8)
- QRS-Winkel von +120°
- II negativ
- aVL negativ
- Hohes R in III und aVF
- Tiefes S in I, II und aVL

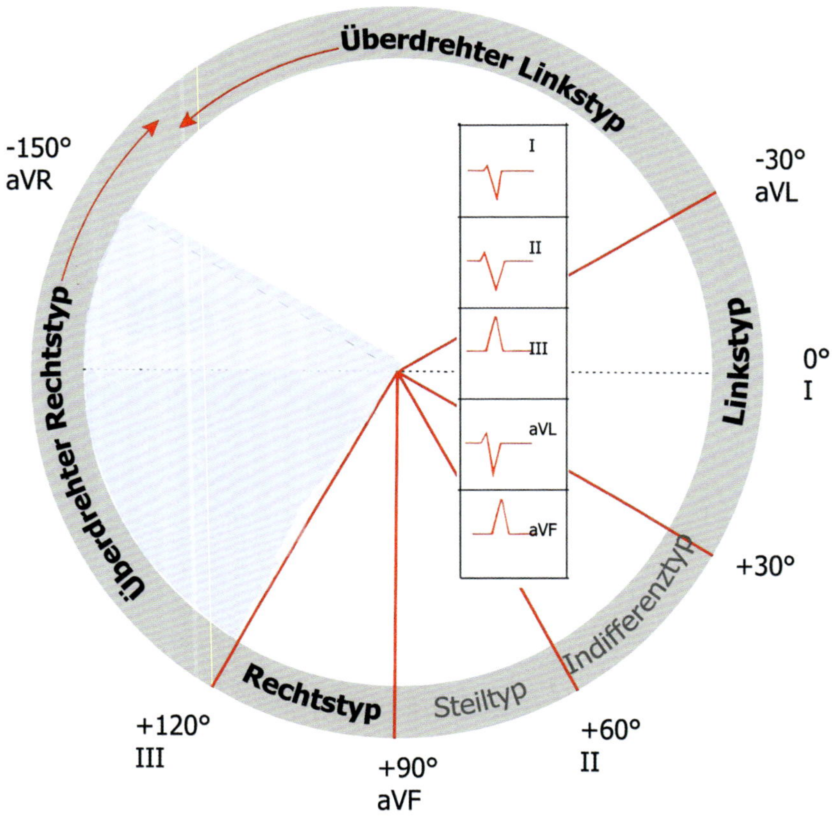

Abb. 2.7-1

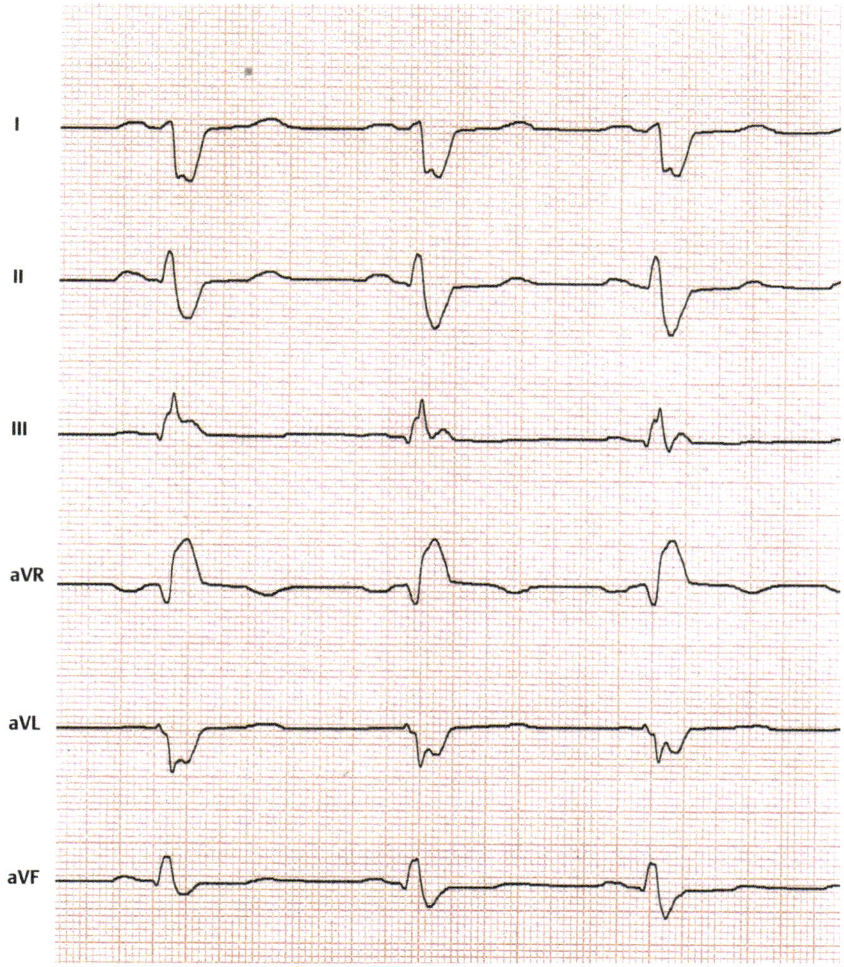

Abb. 2.7-2/EKG 8

Bei einem überdrehten Rechtstyp muss überprüft werden, ob die linke mit der rechten oberen Extremitätenableitung (aVL + aVR) vertauscht worden ist.

Lagetyp-Bestimmung

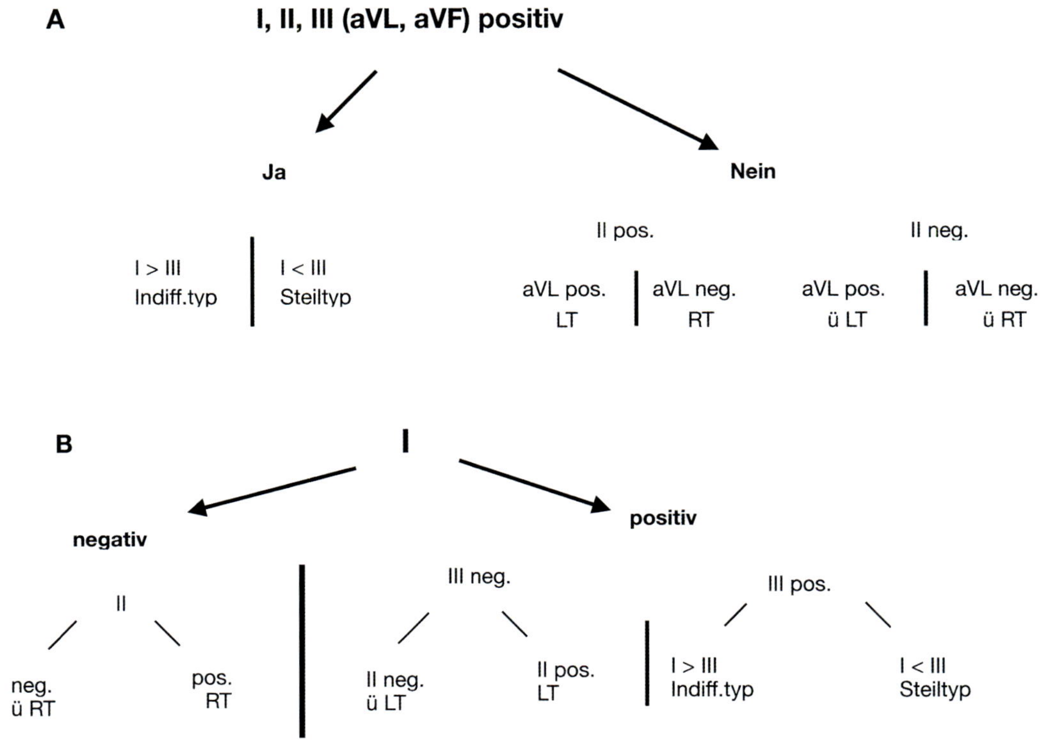

Abb. 2.7-3

2.8 Sagittaltyp (SI–QIII–Typ)

Die Achse dreht sich aus der Vertikalebene (Cabrera-Kreis) in die Horizontalebene nach hinten ab. Der Sagittaltyp ist verstärkter bei Rechtsherzbelastung (LAE).

(siehe Abb. 2.8-1/EKG 9 und Abb. 2.8-2)
Kann allerdings auch als physiologische Normvariante auftreten!

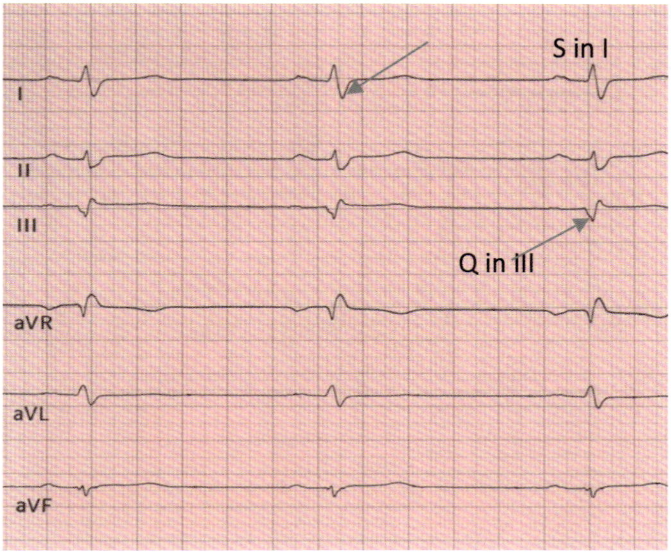

Abb. 2.8-1/EKG 9

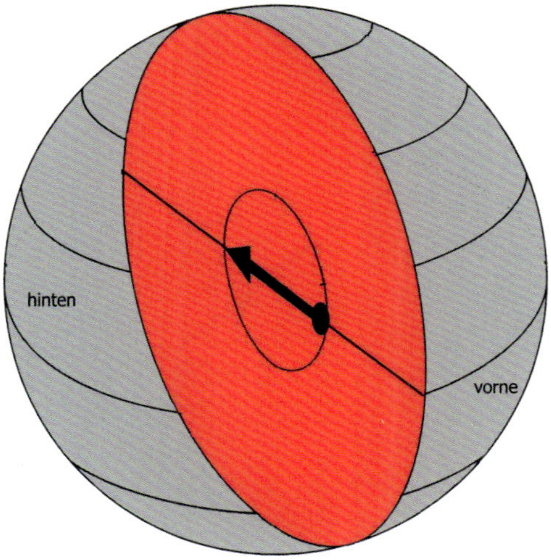

Abb. 2.8-2

2.9 Sagittaltyp (SI–SII–SIII-Typ)

Die Herzspitze kommt näher an das Sternum heran. Die Achse dreht sich aus der Vertikalebene nach vorne. (siehe Abb. 2.9-1/EKG 10 und Abb. 2.9-2).

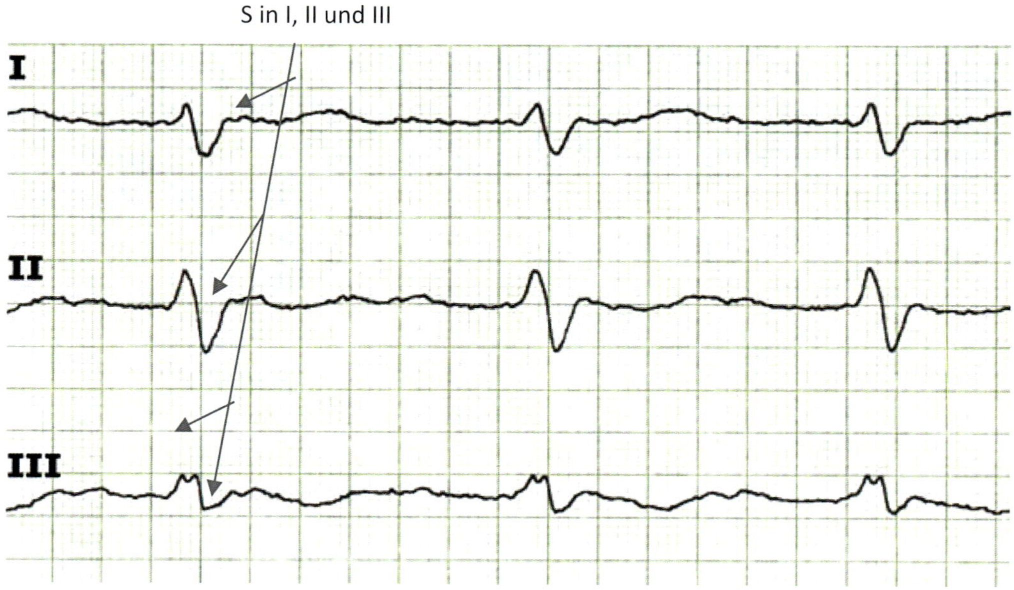

Abb. 2.9-1/EKG 10

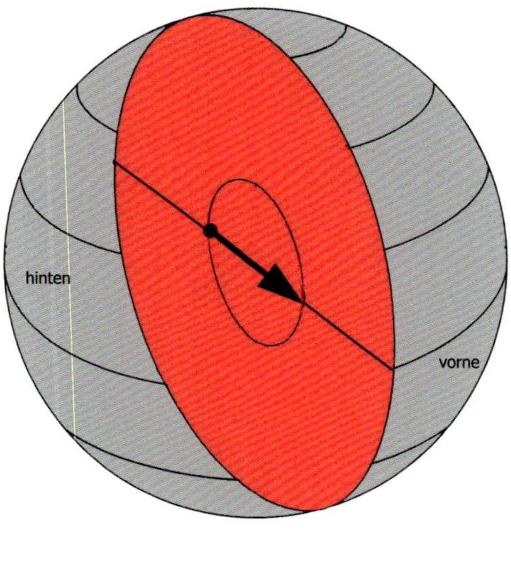

Abb. 2.9-2

3 Rhythmus

Normales EKG (siehe Abb. 3-1/EKG 11)

- normfrequenter Sinusrhythmus (jedes P wird von einem QRS-Komplex beantwortet)
- PQ-Zeit 0,16 sec.
- schlanker QRS-Komplex
- Regelrechter R-Zuwachs in den Brustwandableitungen
- R/S-Umschlag in V_2 / V_3
- regelrechter Verlauf von R- und S-Zacken
- Keine Auffälligkeiten der ST-Strecke und der T-Welle

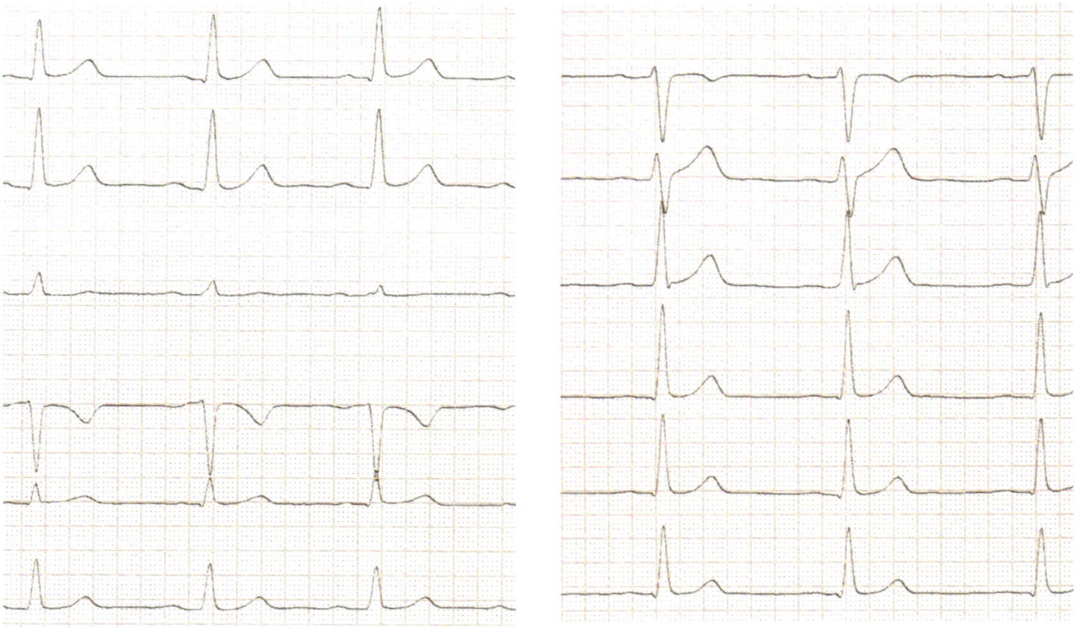

Abb. 3-1/EKG 11

Veränderung der P-Welle

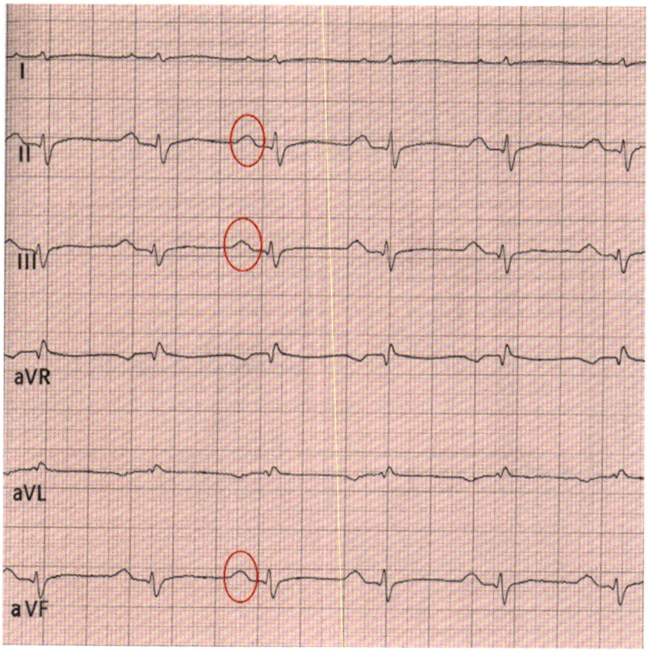

Abb. 3-2/EKG 75

P-Dextro-artriale (P-pulmonale) = Vergrößerung des rechten Vorhofs. Die P-Welle ist spitz und hochgipflig, oft deutlich zu sehen in I, II, III & aVF (siehe Abb. 3-2/EKG 75).

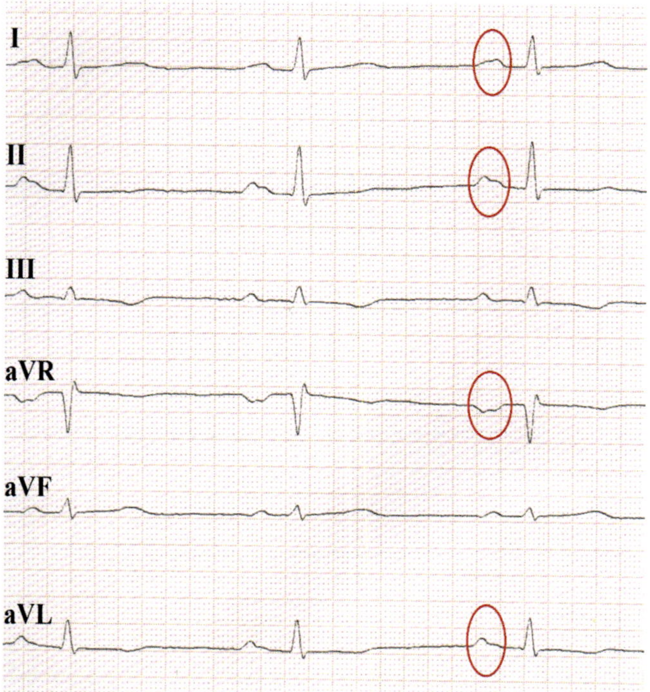

Abb. 3-3/EKG 76

P-Sinistro-artiale (P-mitrale) = Vergrößerung des linken Vorhofs. Die P-Welle ist nicht erhöht, aber meist doppelgipflig und verbreitert. Gut zu sehen in den Extremitätenableitungen, vereinzelt auch in den Brustwandableitungen. In V_1 ist die P-Welle biphasisch (siehe Abb. 3-3/EKG 76).

Veränderungen der einzelnen Abschnitte des QRS-Komplexes

Veränderung der T-Welle

Abschnitt, der die Erregungsrückbildung der Ventrikel kennzeichnet.

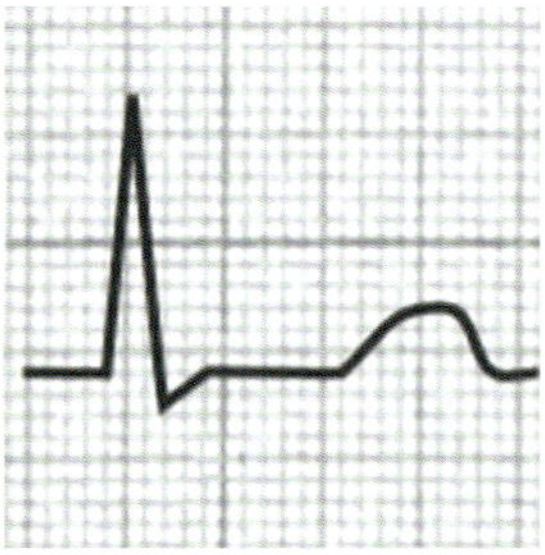

Das normale T steigt langsam an und fällt schnell ab. Der Gipfel ist gerundet und positiv.

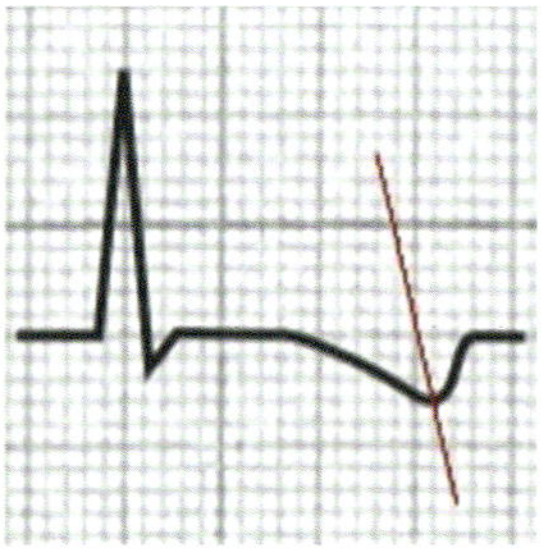

Beim präterminalen negativen T zeigt die Winkelhalbierende in Richtung R-Zacke. Oft anzutreffen bei Hypertrophie und Koronarinsuffizienz. Ein eher unspezifisches Zeichen (im Gegensatz zum terminal neg. T). Ausdruck einer chronischen Belastung.

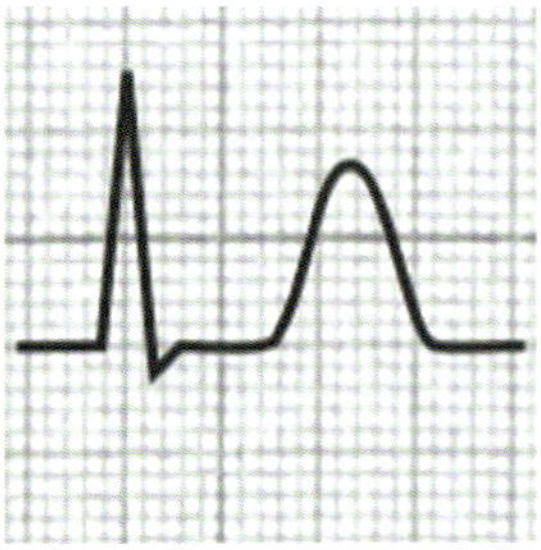

Das Erstickungs-T ist hoch und gleichschenklig, anzutreffen bei K^+-Werten ab etwa 6 mmol/l und beim HI Stadium 0. Die K^+-Leitfähigkeit ist erhöht. Bei Hypokaliämie verringert sich die K^+-Leitfähigkeit, die T-Welle flacht ab mit direkt anschließender U-Welle (TU-Verschmelzungswelle)

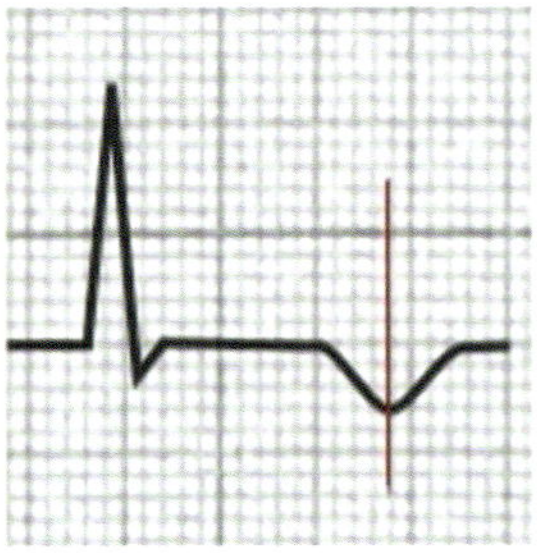

Beim terminal neg. T zeigt die Winkelhalbierende senkrecht nach oben. Oft zu sehen bei Myo- oder Perikarditis. Kann allerdings auch Ausdruck einer akuten Ischämie sein. Zeichen einer akuten Belastung.

Abb. 3-4 bis 3-7

Beim Linkslagetyp kann die T-Welle in II, wie auch in V_1, neg. sein.

Veränderung an der ST-Strecke – ST Strecken-Hebungen

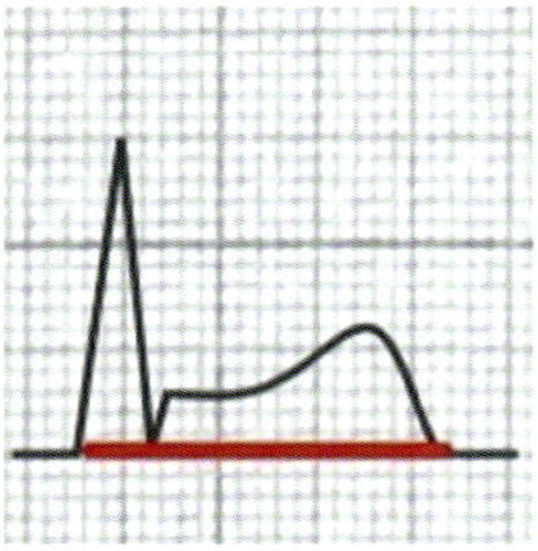

Diskrete ST-Hebungen aus dem aufsteigenden Ast der S-Zacke. Oft zu sehen bei akuter Peri-Myokarditis.

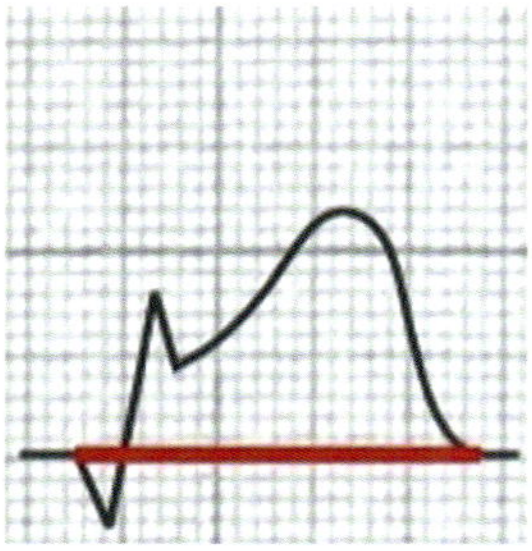

ST-Hebung aus dem absteigenden Ast der R-Zacke mit tiefer Q-Zacke. Zu sehen bei persistierendem Herzwandaneurysma.

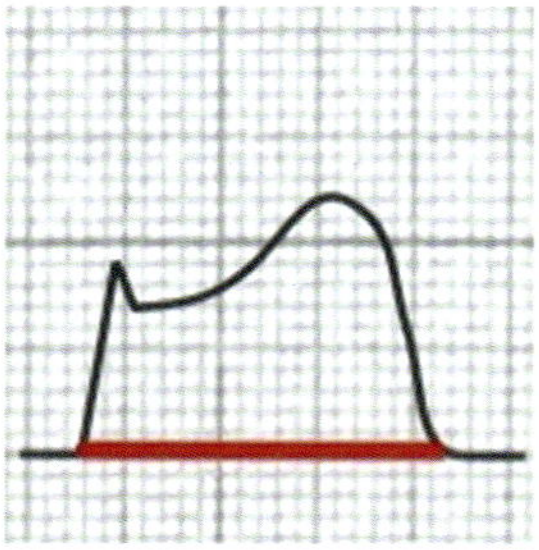

Deutliche ST-Strecken-Hebungen aus dem absteigenden Ast der R-Zacke bei akutem Herzinfarkt.

Abb. 3-8 bis 3-10

ST-Streckensenkungen

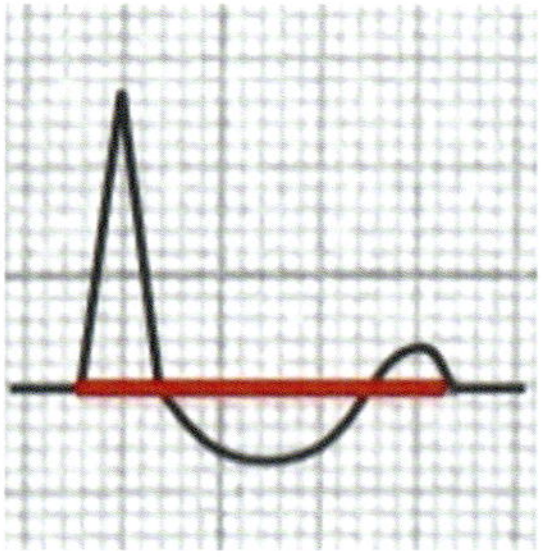

Muldenförmige ST-Senkungen (Dali‘s Bart). Bei Digitalisierung möglich.

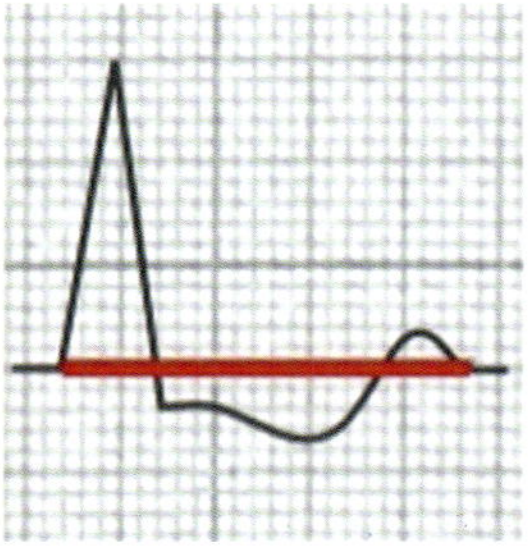

Deszendierende ST-Senkungen bei Koronarinsuffizienz.

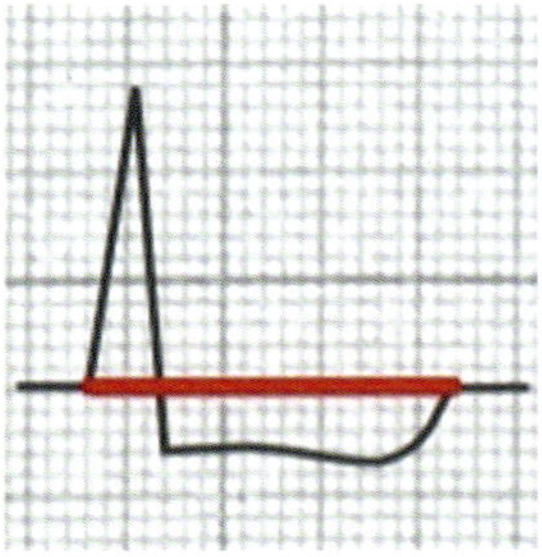

Horizontale ST-Senkungen. Oft bei Koronarinsuffizienz.

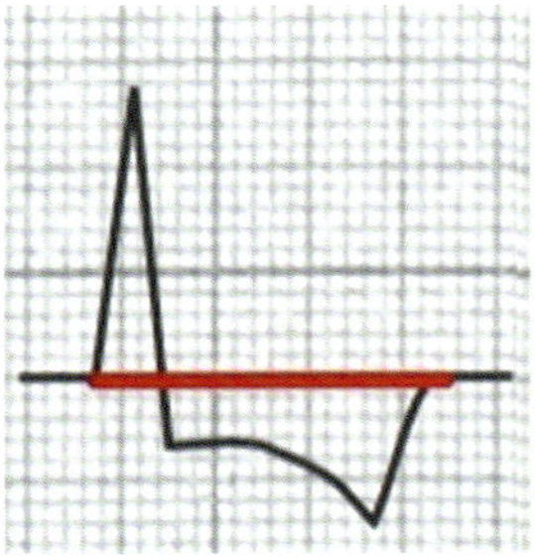

Deszendierende ST-Senkungen mit spitz neg. T, bei Infarkt und Perikarditis.

Abb. 3-11 bis 3-14

3.1 Einleitung Rhythmus

Der Sinusknoten ist der natürliche Schrittmacher mit einer Frequenz von ca. 60-80 Schlägen pro Minute. Auch andere Teile des Herzens können die Schrittmacherfunktion übernehmen. Man spricht vom potenziellen, ektopen Schrittmacher.

Als ektop werden alle Orte außerhalb des Sinusknotens bezeichnet, in denen spontan eine rasche Depolarisation erfolgen kann. Von einem ektopen Schrittmacher kann ein Impuls oder können eine Serie von Impulsen ausgehen.

Ein ektoper Schrittmacher oder Herd kann in allen Teilen des Herzens vorkommen:

- In den Vorhöfen
- Im AV-Knoten (AV-junktionales-Gebiet)
- In den Ventrikeln

Ein ektoper Schrittmacher kann zustande kommen:

- Bei Sinusknotenausfall
- Bei AV-Überleitungsstörung
- Fällt ein Sinusimpuls lange oder völlig aus, spricht man von **Ersatzrhythmus**.
  Wird nur ein ausfallender Sinusimpuls durch einen ektopen Impuls ersetzt, so spricht man von einer **Ersatzextrasystole**.

Eigenfrequenzen der ektopen Schrittmacher:

- Vorhöfe: hier haben die ektopen Schrittmacher eine Eigenfrequenz von 75/min.
- AV-Knoten: entwickelt eine Frequenz von 40-60/min.
- Ventrikel: hier beträgt die Eigenfrequenz nur 20-40/min.
- Je tiefer der ektope SM liegt, um so geringer ist die Frequenz.

(siehe Abb. 3.1-1)

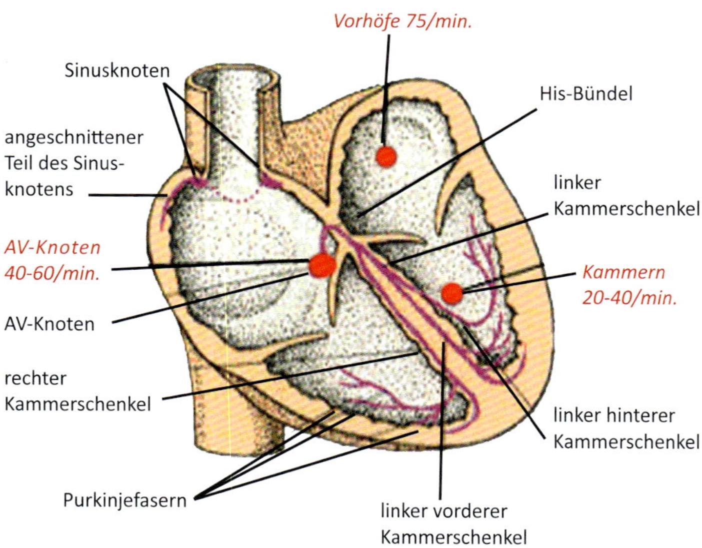

Abb. 3.1-1

Ektop: ungewöhnlich abnorme Lage. Jeder Impuls, der nicht vom Sinusknoten ausgeht.

Ektope Herde können mit ihren jeweiligen Eigenfrequenzen als Schrittmacherzentren arbeiten, wenn die normale Schrittmacherfunktion ausfällt. Alle ektopen Rhythmen können sehr schnell werden mit **Frequenzen von 150-350/min**.

Kommen die ektopen Impulse aus dem:

Vorhof → Supraventrikuläre Tachykardie
AV-Knoten → Knotentachykardie
Ventrikel → Kammertachykardie (ventrikuläre Tachykardie)

Tachykardie > 100/min.
Bradykardie < 60/min.

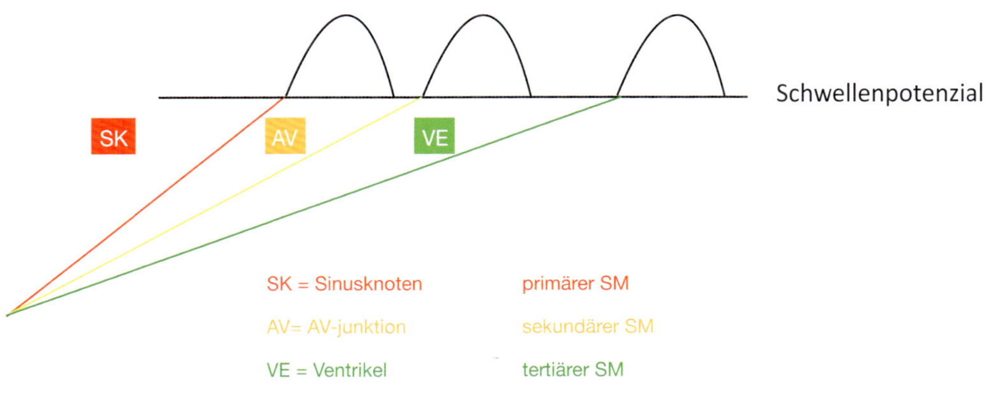

Abb. 3.1-2

Der SK ist der primäre Schrittmacher, er hat eine steile spontane diastolische Depolarisation und erreicht das Schwellenpotenzial schneller als ein Impuls aus der AV-Junktion oder der Ventrikel, deren spontane diastolische Depolarisation weniger steil verläuft, wodurch das Schwellenpotenzial später erreicht wird.

Während Rhythmen aus dem Vorhofbereich durch das vegetative Nervensystem beeinflusst werden können, weisen die AV-junktionalen und ventrikulären Ersatzrhythmen durch die fehlende vegetative Innervation starre Eigenfrequenzen auf.

3.2 Sinusarrhythmie

Die Sinusarrhythmie ist eine Herzrhythmusstörung, die oft durch pathologische Veränderungen der Herzkranzgefäße hervorgerufen wird. Die Impulse entstehen im Sinusknoten, P–QRS-T sind normal, PQ-Zeit immer gleich, aber die Zyklen sind unregelmäßig. Jedes P wird von einem QRS-Komplex beantwortet. Eine leichte Sinusarrhythmie ist nicht pathologisch.
Bei den respiratorischen Arrhythmien kommt es in Abhängigkeit von In- und Exspiration zur Beschleunigung und Verlangsamung der Herzfrequenz.

Inspiration > HF
Exspiration < HF

Vor jedem QRS-Komplex ist eine P-Welle zu erkennen; jedes P wird von einem QRS-Komplex beantwortet.

P´s sind identisch. PQ-Zeit normal mit 0,16 sec. und immer gleich.
(siehe hierzu Abb. 3.2-1/EKG 12)

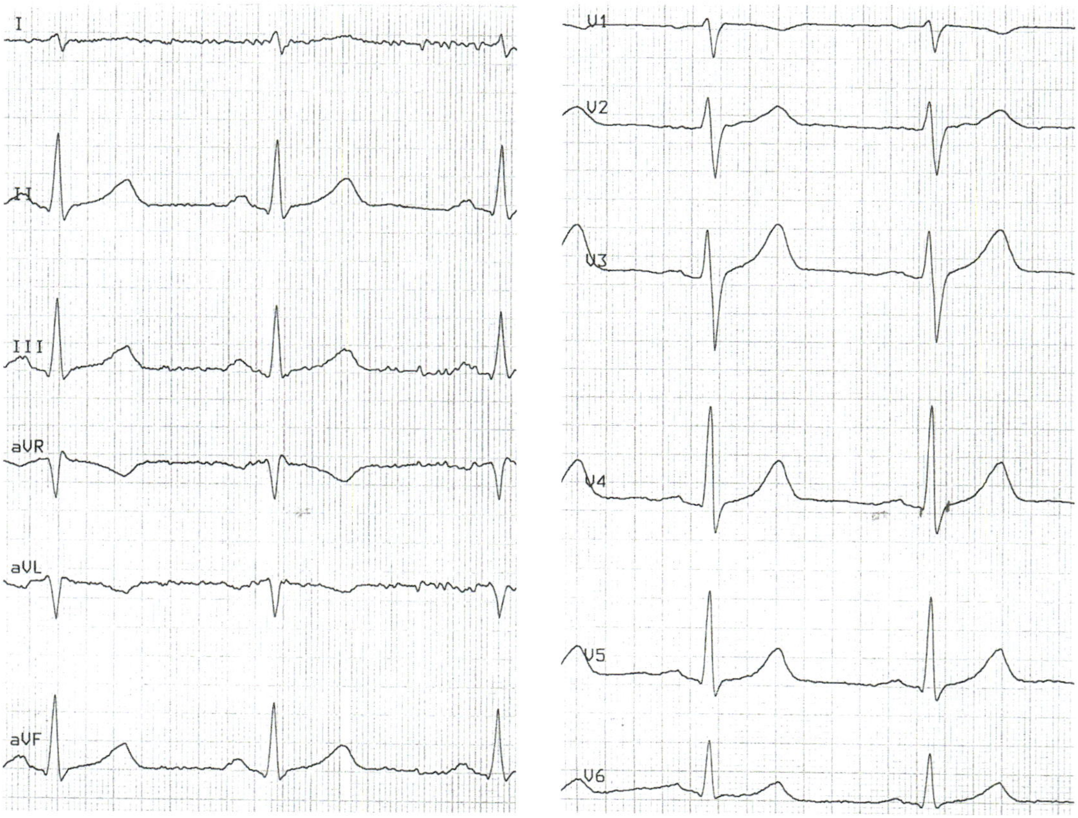

Abb. 3.2-1/EKG 12

3.3 Vorhofflimmern (VHF)

Vorhofflimmern ist die häufigste supraventrikuläre Rhythmusstörung. Hier werden von vielen kreisenden Bewegungen (Reentry) in den Vorhöfen Impulse abgegeben. Der Vorhof wird dabei durch keinen Impuls vollständig depolarisiert, nur gelegentlich wird ein Impuls über den AV-Knoten weitergeleitet.

Der Rhythmus ist dabei absolut unregelmäßig. Deswegen spricht man auch von einer absoluten Arrhythmie. Eine regelmäßige Überleitung ist nicht möglich. Wenn die QRS-Komplexe regelmäßig sind, liegt ein AV-Block III° vor.

- Wechselrhythmus
- Keine P-Wellen, sondern Flimmerlinien
- QRS-Komplex normal, hat aber unregelmäßige Abstände
- Impulse von multiplen kreisenden Erregungen in den Vorhöfen
- Keine vollständige Depolarisation der Vorhöfe

Der AV-Knoten hat hier eine wichtige Schutzfunktion. Durch seine relativ langsame Leitungsgeschwindigkeit gelangen nur wenige Impulse von den Vorhöfen in den Bereich der Ventrikel.

Die Ausbreitung der Impulse über die Vorhöfe bei normalem Sinusrhythmus lässt sich mit den Wellen eines ins Wasser geworfenen Steines vergleichen. Die Wellenbildung der Erregungsausbreitung beim VHF entspricht vielen gleichzeitig ins Wasser geworfenen Steinen. (D. Dubin – Schnellinterpretation des EKG)

Für eine gute Ventrikelfüllung ist eine geordnete Kontraktion der Vorhöfe erforderlich, die bei VHF fehlt, und ist somit hämodynamisch ungünstig. Die VH-Frequenz ist sehr hoch: 360-600/min.

Formen des VHF:

- mit tachykarder Überleitung (HF > 100/min.)
- mit bradykarder Überleitung (HF < 60/min.)
- normfrequentes VHF

Vorhofflimmern wird eingeteilt in:

- paroxysmales VHF, wird als Arrhythmie-Episode bezeichnet
- persistierendes VHF, hält länger als sieben Tage an und bedarf einer Kardioversion
- permanentes VHF, kann nicht durch eine Kardioversion beendet werden, oder tritt innerhalb von 24 Stunden wieder auf

VHF kann in feines (hauptsächlich) und grobes unterteilt werden.
(siehe Abb. 3.3-1/EKG 13)

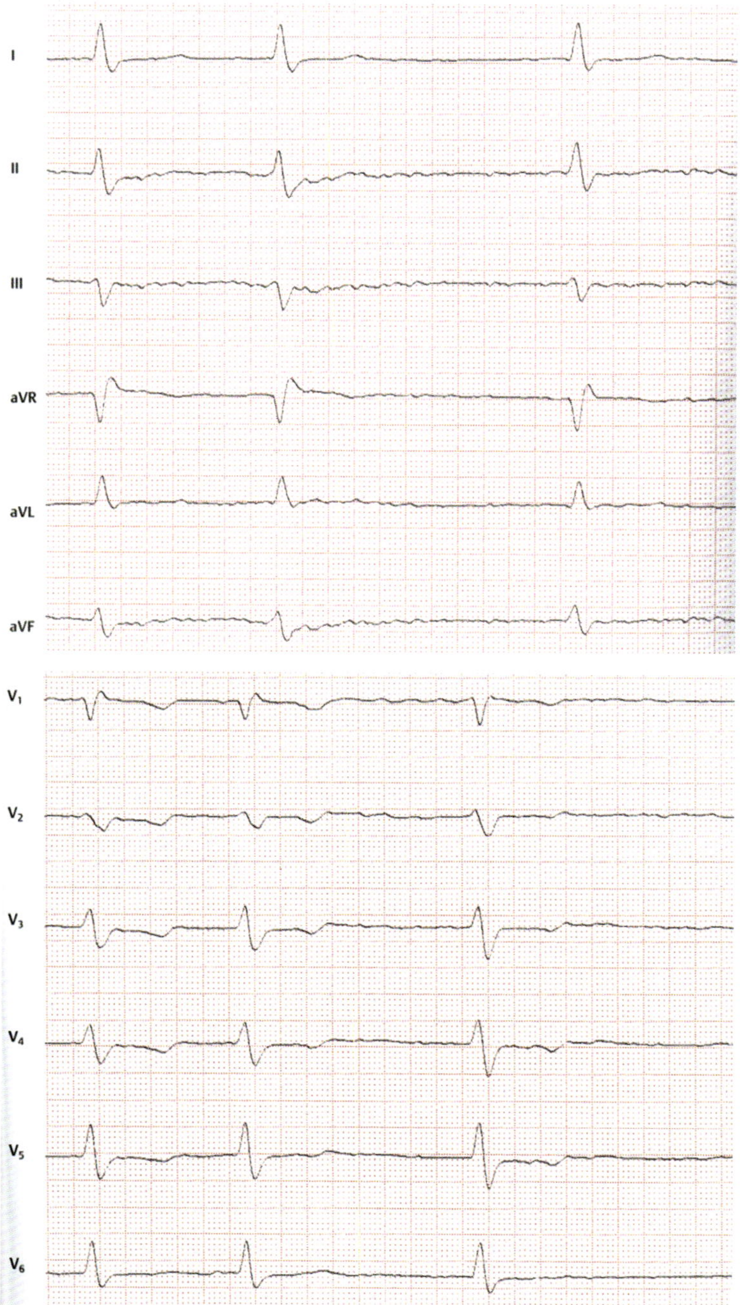

Kammerfrequenz 65 / min.

Abb. 3.3-1/EKG 13

Flimmerwellen

III

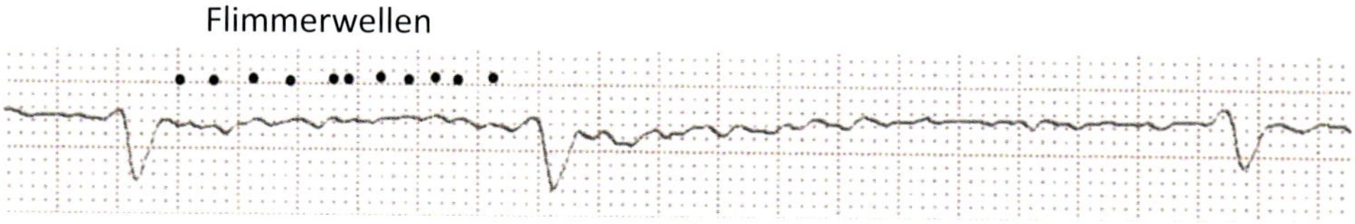

Tachykardes Vorhofflimmern
(Tachyarrhytmie absoluta)

Kammerfrequenz ca. 164/min
(Abb. 3.3-2/EKG 14)

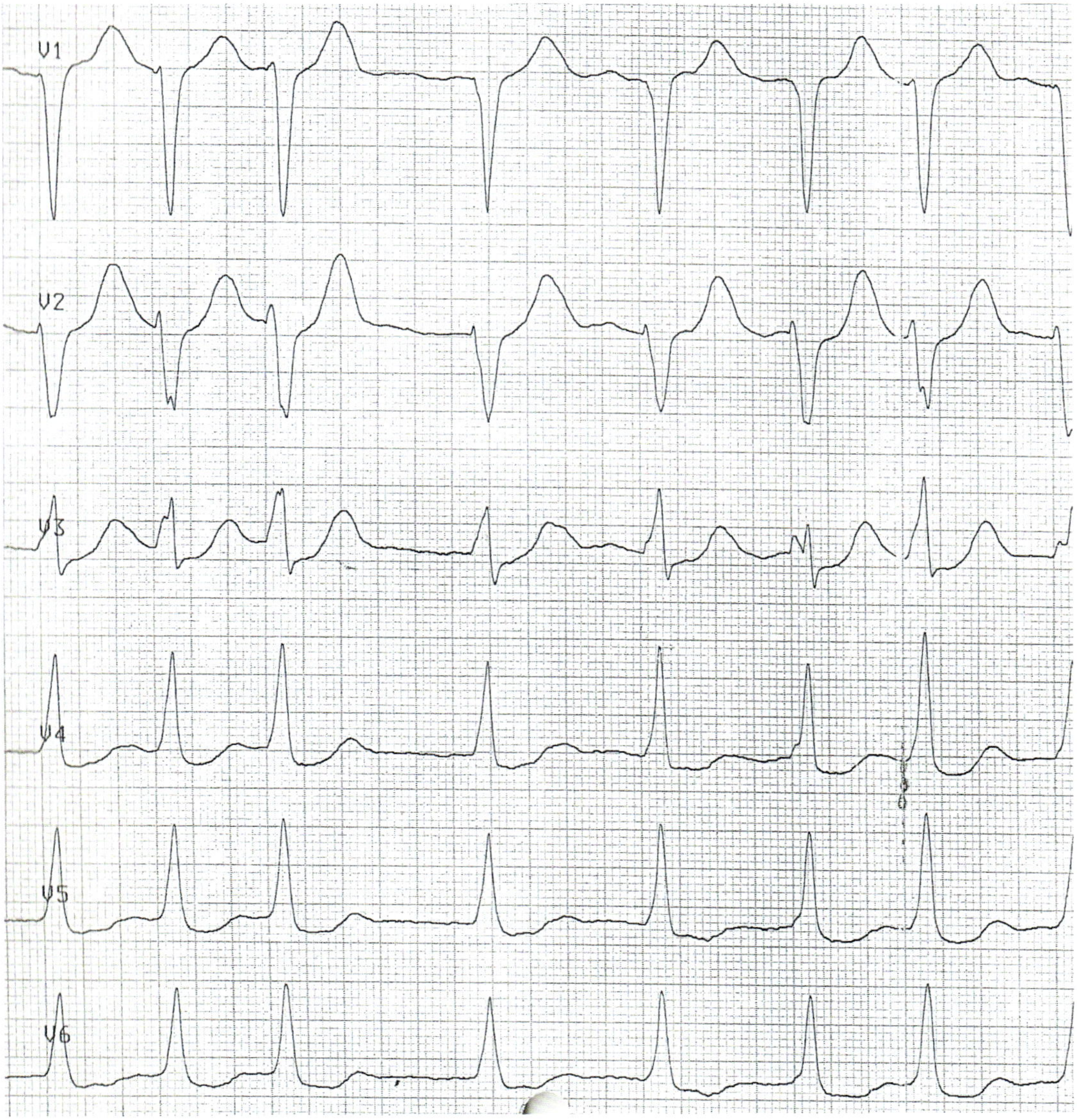

Abb. 3.3-2/EKG 14

Bradykardes Vorhofflimmern
(Bradyarrhythmie absoluta)

Kammerfrequenz ca. 42/min.
(siehe Abb. 3.3-3/EKG 15)
feines Vorhofflimmern

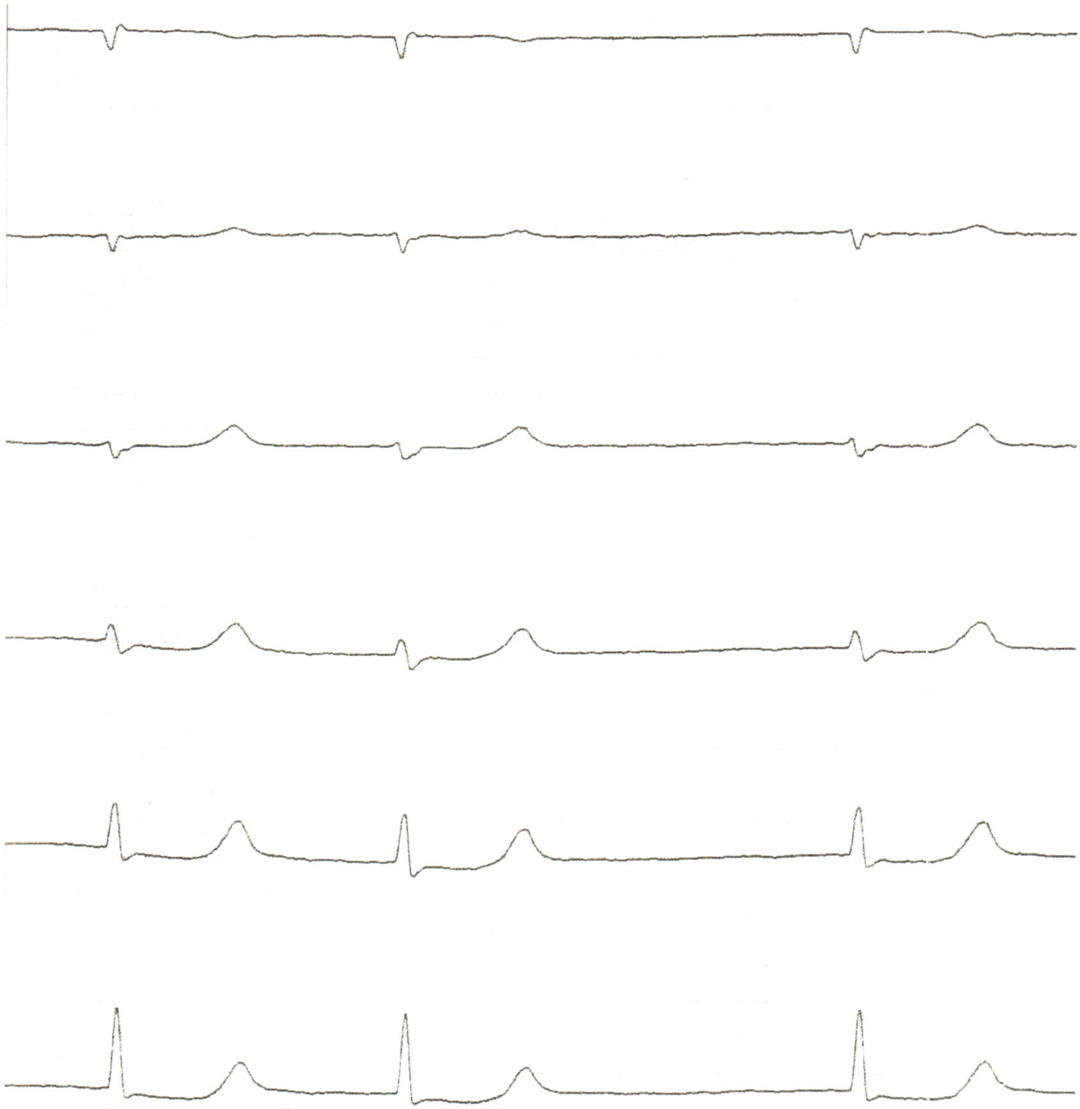

Abb. 3.3-3/EKG 15

Während der EKG-Ableitung spontaner Wechsel von Vorhofflimmern in Sinusrhythmus

(siehe Abb. 3.3-4/EKG 16)

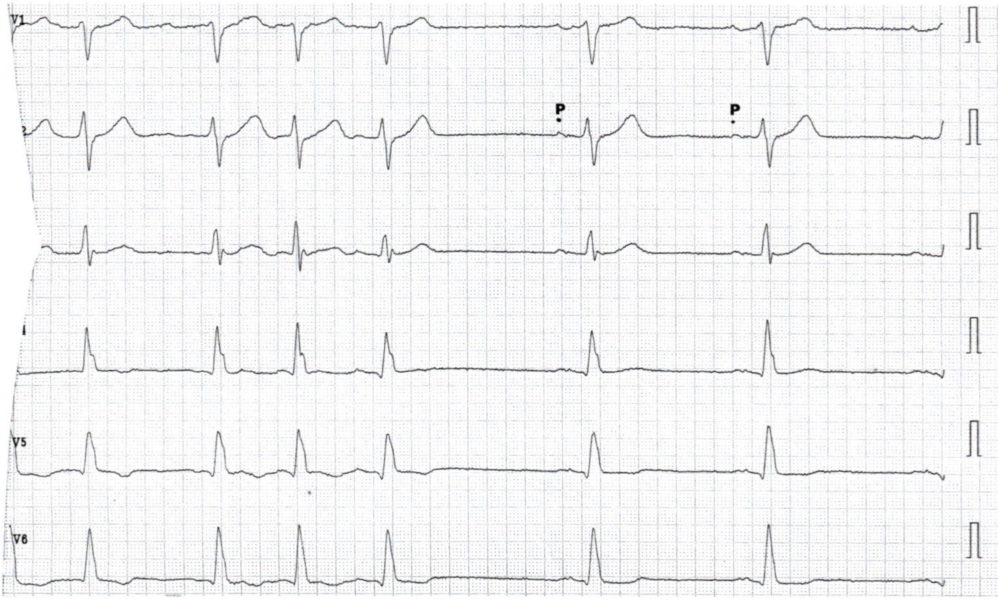

Abb. 3.3-4/EKG 16

3.4 Vorhofflattern

Auch hier ist das Schrittmacherzentrum nicht der Sinusknoten, sondern eine kreisende Erregung im rechten Vorhof, die ununterbrochen durchlaufen wird. Damit liegt eine kontinuierliche atriale elektrische Aktivität vor. Somit fehlt die isoelektrische Linie.

Im Gegensatz zum Vorhofflimmern wird (in aller Regel) gleichmäßig zu den Kammern übergeleitet. Die Refraktärphase (die Phase, in der die Zelle nicht erneut depolarisiert werden kann) verhindert allerdings, dass Impulse die > 230/ min. sind, übergeleitet werden. Meist wird jede 2., 3. oder 4. Flatterwelle zu den Ventrikeln übergeleitet.

Man spricht bei Vorhofflattern von einer:

2:1, 3:1 oder 4:1-Überleitung.

Nicht zu verwechseln mit dem AV-Block II°. Der gesunde AV-Knoten schützt durch seine Siebwirkung die Ventrikel vor zu schneller Erregung. Bei AV-Blöcken II° und III° werden durch den kranken AV-Knoten zu wenige oder keine Erregungen von den Vorhöfen auf die Kammern übergeleitet.

Das EKG zeigt ein typisches Bild mit regelmäßigen, sägezahnähnlichen Vorhofflatterwellen.

Bei VH-Frequenzen > 360/min liegt eine VHF vor. Der Übergang von einem schnellen VH-Flattern zu einem groben VHF ist fließend. Bei ungewöhnlichen Formen einer 2:1 Überleitung können auch die VH-Frequenzen > 400/min sein!

Es gibt allerdings Vorhofflattern mit unregelmäßiger Überleitung, das mit Vorhofflimmern verwechselt werden kann.

Durch die kreisende Erregung ist die Vorhoffrequenz sehr schnell 250-350/min.

2:1 Vorhöfe 300/min: Kammern 150/min.
3:1 Vorhöfe 300/min: Kammern 100/min.
4:1 Vorhöfe 300/min: Kammern 75/min.

2:1, 3:1 oder 4:1-Überleitung heißt:
Jede 2., 3. oder 4. Vorhoferregung (P-Welle) wird auf die Kammern (QRS-Komplex) übergeleitet.

Bsp.: 3:1 Überleitung bei einer Kammerfrequenz 100/min. Jedes 3. P wird auf die Kammern übergeleitet, das bedeutet: Vorhoffrequenz 300/ min. Kammerfrequenz 100/min.

Bei Vorhofflattern besteht die Gefahr einer 1:1-Überleitung. Das bedeutet: Bei einer Kammerfrequenz von 100/min. und einer 3:1-Überleitung, käme es zu einer Kammerfrequenz von 300/min.!

Zwischen diesen Flatterwellen ist keine isoelektrische Linie (= Nulllinie) zu erkennen, da die P-Wellen bei hoher Frequenz zusätzlich noch relativ breit sind. Im EKG oft gut zu sehen:
II und III aVF, V_1 und V_2 (siehe EKG 17)

Hämodynamisch ist das Vorhofflattern günstiger als das Vorhofflimmern, da die Vorhoffkontraktionen noch geordnet sind und daher zu einer besseren Ventrikelfüllung führen.

Bei einer 2:1-Überleitung kann es große Schwierigkeiten geben, diese zu erkennen. Eine Flatterwelle wird durch den QRS-Komplex und die zweite durch die T-Welle überlagert.

Vorhofflattern mit 2:1-Überleitung

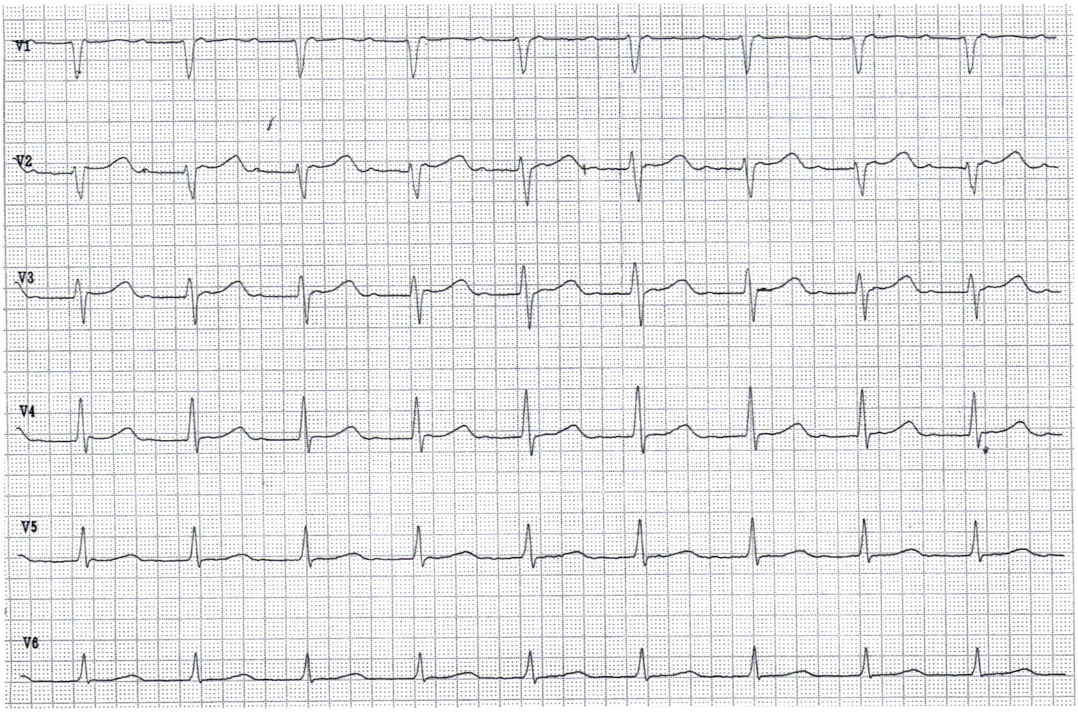

Abb. 3.4-1/EKG 17

Vorgehen:

Man sucht eine Ableitung, in der die P-Wellen besonders deutlich zu erkennen sind (meistens in II oder III und in V_1 und V_2 – bei unserem Beispiel V_2 Abb. 3.4-1/EKG 17, Detail).

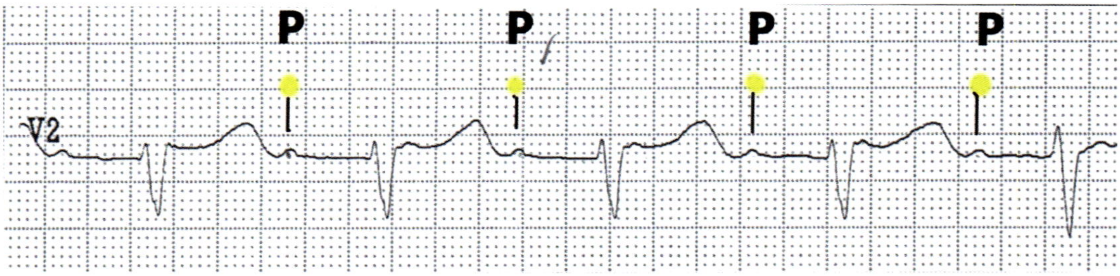

Detail von Abb. 3.4-1/EKG 17

Als Nächstes wird genau zwischen den P-Wellen nach weiteren P-Wellen gesucht.
(Abb. 3.4-1/EKG 17, Detail)

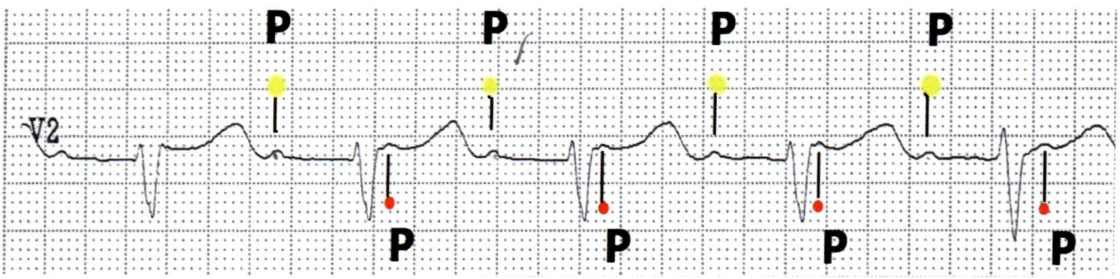

Detail von Abb. 3.4-1/EKG 17

In unserem Beispiel liegt ein Vorhofflattern mit einer 2:1-Überleitung vor.

Vorhofflattern mit einer 3:1-Überleitung. 3:1 bedeutet, dass von jeweils drei Flatterwellen eine als Erregung auf die Kammern übertragen wird. Meistens liegt eine 2:1- oder 3:1-Überleitung vor. An diesem Beispiel kann man aber besonders deutlich die typischen Vorhofflatterwellen (Sägezahnphänomen) erkennen. (Abb. 3.4-2/EKG 18)

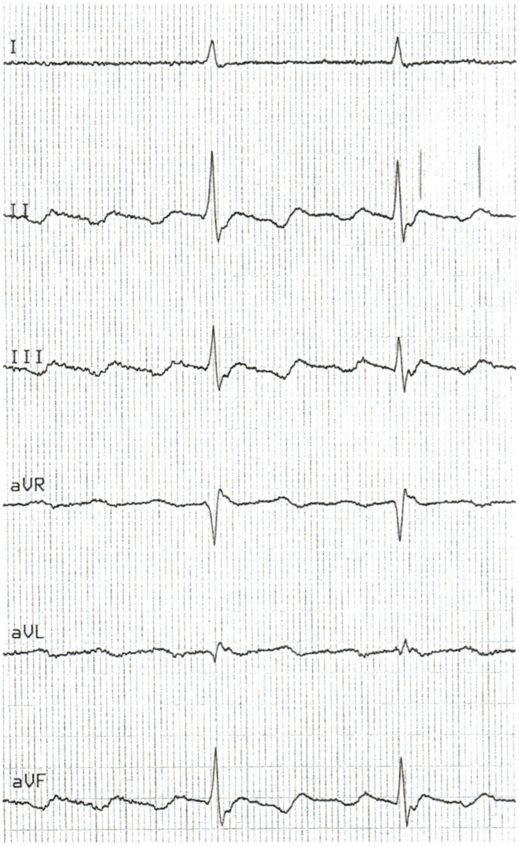

Abb. 3.4-2/EKG 18

Bei Unklarheit über den Rhythmus: VHF/VHFl oder SVT/VT kann man die sogenannten Lewis-Ableitungen anlegen. Man verändert die Extremitäten Abl. wie folgt:

rot - Manubrium sterni (Sternum)
gelb - re. parasternal 5. ICR (Medioklavikularlinie)
grün - re. Rippenbogen (mittlere Axilarlinie)
schwarz - unverändert

Damit lassen sich P-Wellen (wenn vorhanden) besser erkennen. Man ist in der Lage zwischen SR, VHF, VHFl, SVT oder VT zu unterscheiden.

Nicht selten sind die von den EKG-Geräten ausgedruckten Analysen fehlerhaft. In diesem Beispiel liegt kein Sinusrhythmus, sondern ein Vorhofflattern mit einer 2:1-Überleitung vor. (Abb. 3.4-3/EKG 19)

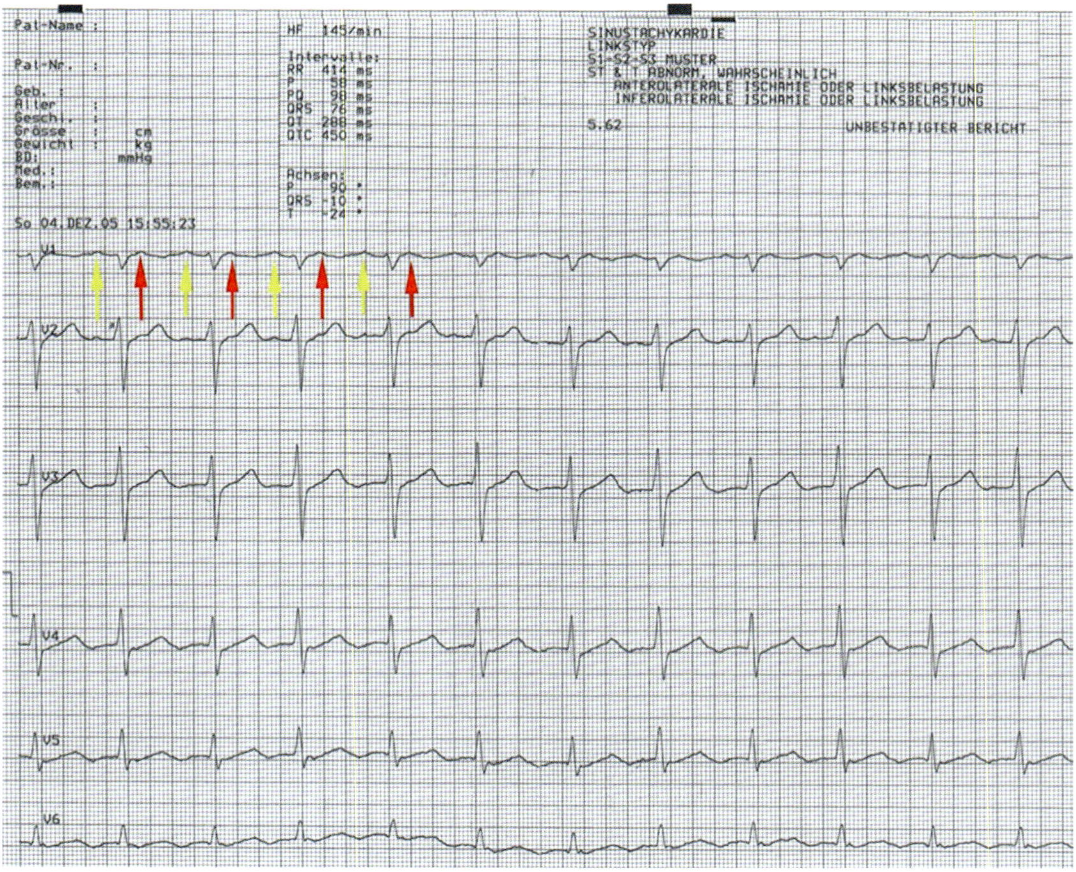

Abb. 3.4-3/EKG 19

3.5 Ektope atriale Tachykardie (EAT)

Die EAT ist eine supraventrikuläre Tachykardie, deren ektoper Herd im linken oder auch rechten Vorhof liegt, mit Frequenzen deutlich höher als die Sinusfrequenz. Die EAT übernimmt damit die Schrittmacherfunktion.

Manche Autoren sprechen auch von einem Vorhofflattern Typ II.

Im Gegensatz zum bekannten Vorhofflattern ist die Vorhoffrequenz bei EAT < 250/min mit deutlich sichtbarer isoelektrischer Linie (beim Vorhofflattern sieht man Flatterwellen mit Sägezahnmuster bei Frequenzen > 250/mm). Bei EAT sind schmale, spitze P-Wellen gut sichtbar. Diese können negativ sein, mit oft leicht verkürzter PQ-Zeit. Die Überleitung kann wechselnd und dadurch unregelmäßig sein (z. B.: 2:1/3:1-Überleitung).

Es entsteht eine „regelmäßige Unregelmäßigkeit“. (siehe Abb. 3.4-3/EKG 20, Detail)

- regelmäßige Schmal-Komplex-Tachykardie
  - Kammerfrequenz: 112/min
  - Vorhoffrequenz: 224/min
- ektope atriale Tachykardie mit 2:1-Überleitung
  - isoelektrische Linie erkennbar
  - schmale, spitze P`s

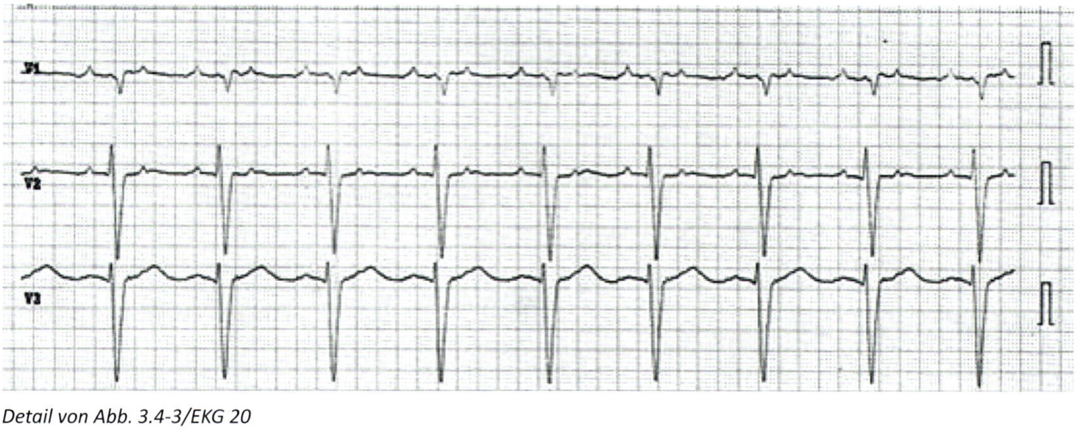

Detail von Abb. 3.4-3/EKG 20

In seltenen Fällen kann die EAT bei relativ langsamer Tachykardie 1:1 übergeleitet werden, was dann schwer von einer Sinustachykardie zu unterscheiden ist.

Eine Sonderform ist die multifokale atriale Tachykardie. Hier liegen mehrere ektope Foki vor, mit verschieden geformten P-Wellen und wechselnder P-Q-Zeit und mit unregelmäßigen QRS-Komplexen.
Kann mit VHF verwechselt werden.
(Abb. 3.5-1/EKG 21)

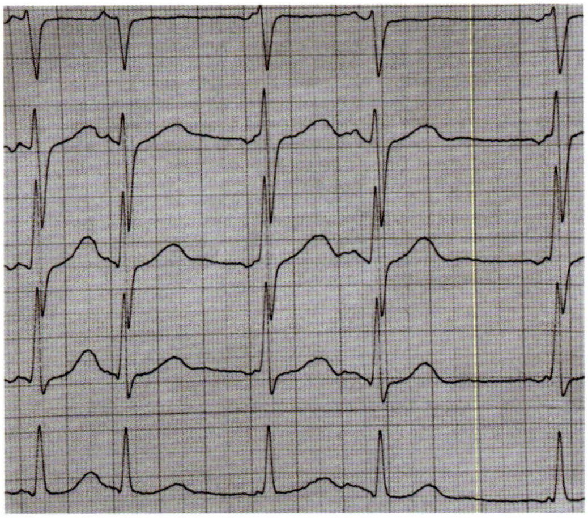

Abb. 3.5-1/EKG 21

3.6 Extrasystolen

Extrasystolen sind **Extra**schläge, die **vorzeitig** in einen Grundrhythmus einfallen, gefolgt von einer kompensatorischen Pause.

Wenn nach einer Extrasystole die normale Vorhoferregung die Kammern erreicht, befindet sie sich in der refraktären, d. h. unerregbaren Phase, sodass eine Pause entsteht.

Fehlt die kompensatorische Pause, spricht man von interponierten Extrasystolen.

3.6.1 Vorhofextrasystolen (SVES)

Auch Supraventrikuläre (oberhalb der Ventrikel) Extrasystolen genannt. Der ektope Herd befindet sich hier im Vorhof.

- Veränderte P -Welle, da der Impuls nicht vom Sinusknoten ausgeht.
- Normal konfigurierter QRS-Komplex, da der Impuls über den AV-Knoten geht.
- Kompensatorische Pause nicht obligat.
- Durch den normalen QRS-Komplex oft schwer zu erkennen (im Gegensatz zu VES).
- Bei Impulsen in Sinusknotennähe sind P und PQ-Zeit unverändert. Bei gehäuftem Auftreten schwer von einer Sinusarrhythmie zu unterscheiden.
- Entstehen die Impulse in Septumnähe, sind PQ-Zeit verkürzt und die P-Welle positiv / negativ in II und III sowie in aVF.
- Bei Impulsen aus dem AV-junktionalem Gebiet wird die P-Welle vom QRS-Komplex „verschluckt“ (mittleres AV-junktionales Gebiet) oder man sieht ein retrogrades P (nach dem QRS-Komplex) bei Impulsen, die aus dem unteren AV-junktionalem Bereich stammen.

Die SVES ist gekennzeichnet durch einen vorzeitigen Einfall der P-Welle gefolgt von einem normal breiten QRS-Komplex. Hier im Beispiel mit kompensatorischer Pause (Abb. 3.7-1/EKG 22).

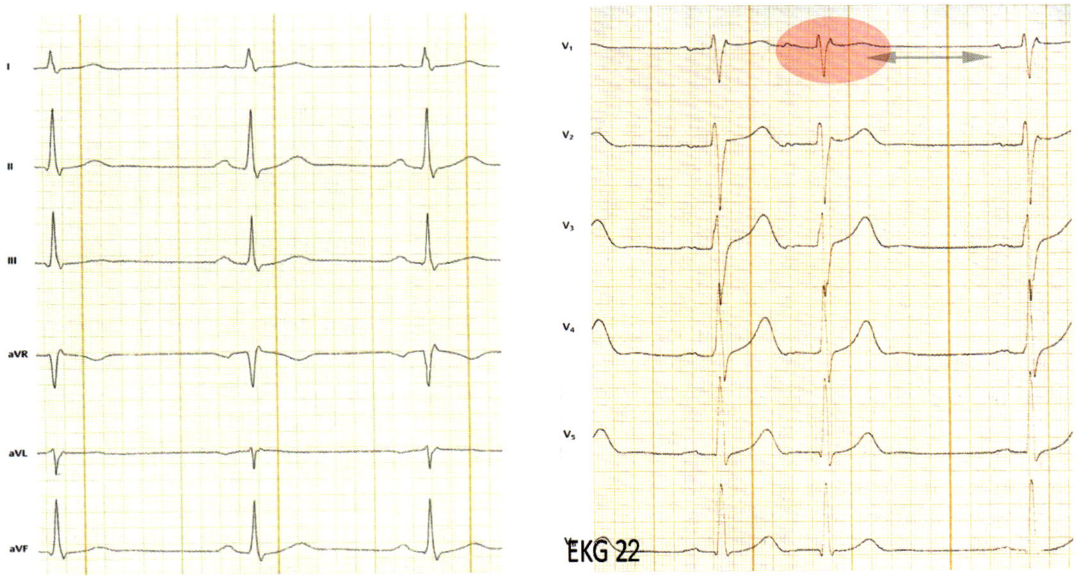

Abb. 3.6-1/EKG 22

Auch bei SVES können Salven vorkommen und können Vorboten von VHF sein.

3.6.2 Ventrikuläre Extrasystolen (VES)

Bei VES handelt es sich um vorzeitig einfallende Impulse durch einen oder mehrere ektope Herde in den Kammern.

- Der Sinusreiz und die Vorhoferregung sind dabei nicht gestört. Es handelt sich um einen verfrühten Impuls aus dem Kammerbereich.
- Man sieht keine Vorhofaktion. Kompensatorische Pausen sind obligat.
- Es gibt monotope und polytope Formen:
  - Bei polytopen VES kommen die Impulse aus verschiedenen ektopen Herden in den Ventrikeln.
  - Bei monotopen VES kommen die Impulse aus ein- und demselben ektopen Herd in einem der Ventrikel.
- Eine VES ist in der Peripherie als Puls tastbar, da die Kammern meist kontrahieren.

Im EKG lassen sich VES leicht erkennen an breiten deformierten QRS-Komplexen, da die Leitungsgeschwindigkeit der Herzmuskelzellen deutlich langsamer ist als die des Reizleitungssystems. Myokardgewebe leitet den Impuls mit nur 1 m/sec. weiter, das Reizleitungssystem dagegen mit 2-4 m/sec.

Bei einem langsamen Sinusrhythmus kann die kompensatorische Pause fehlen. Man spricht dann von einer interponierten VES.
Die Refraktärzeit ist abgeklungen, wenn der folgende reguläre Sinusimpuls eintrifft.

Die Pause zwischen zwei normalen QRS-Komplexen ist üblicherweise zwei RR-Intervalle lang.

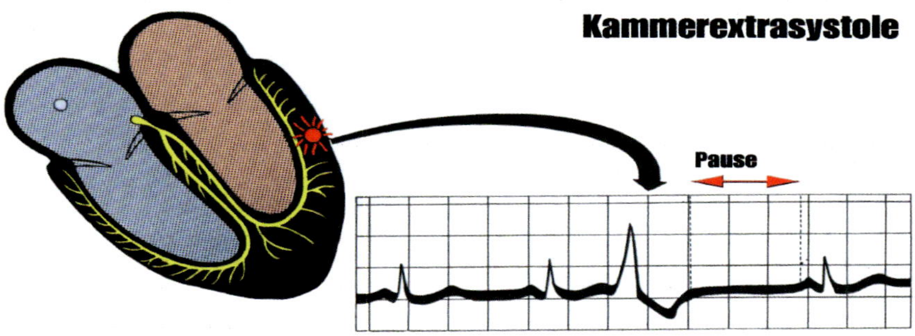

Abb. 3.6-2

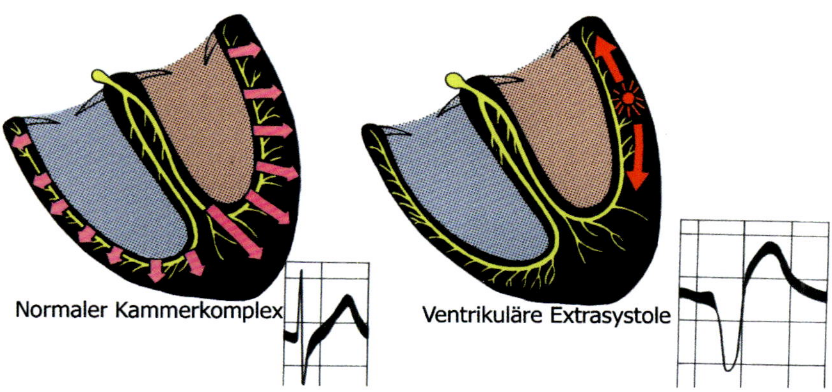

Abb. 3.6-3

Die VES wird nicht physiologisch über das Leitungssystem geleitet; deshalb ist die Bewegung der Ventrikel verzögert.

Der QRS-Komplex wird breiter (> als 0,12 sec.). Zeigt die VES das Bild eines Rechtsschenkelblocks, liegt der Ursprung im linken Ventrikel. Sieht die VES nach einem Linksschenkelblock aus, liegt der Ursprung im rechten Ventrikel. (siehe Abb. 3.6-2 und 3.6-3)

Gefahren der VES

- Wenn sie in die vulnerable (verletzliche) Phase einfallen, besteht die Gefahr von schweren Rhythmusstörungen wie Kammertachykardie, Kammerflattern und -flimmern.
- Wenn VES so frühzeitig auftreten, dass ihr Kammerkomplex in die Erregungsrückbildungswelle (T-Welle) der vorangegangenen Aktion einfällt. Dies nennt man auch R- auf T-Phänomen.

Bis zu sechs monotope VES/min. sind nicht pathologisch. Es muss keine organische Herzerkrankung vorliegen.

Bei regelmäßig auftretenden VES:

- Couplet: Zwei aufeinanderfolgende VES mit einem kurzen Intervall.
- Triplet: Drei aufeinanderfolgende VES mit einem kurzen Intervall.
- Salve: Mehr als drei aufeinanderfolgende VES. Treten mehr als sechs in Folge auf, spricht man von einer VT.

Wenn die VES durchgehend sind:

- 1:1 Extrasystolie(Bigemie): Nach jeder Normalaktion folgt eine VES.
- 2:1 Extrasystolie: Nach zwei normalen Aktionen folgt eine VES.
- 3:1 Extrasystolie: Nach drei Normalaktionen folgt eine VES.
- 1:2 Extrasystolie: Einer Normalaktion folgen zwei VES.
- 1:3 Extrasystolie: Einer Normalaktion folgen drei VES.

Man spricht von einer fixen Koppelung, die Extrasystolen sind fest an einen Normalschlag gekoppelt.

Ventrikuläre Extrasystolie

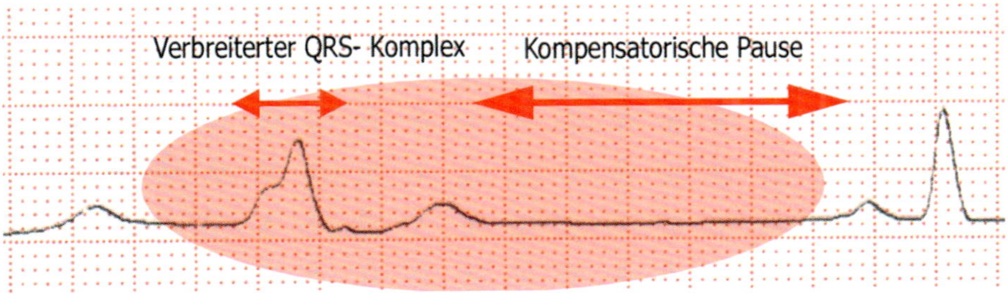

Abb. 3.6-4

Vorzeitig einfallender, verbreiterter und linksschenkelblockartig deformierter Kammerkomplex (QRS-Dauer 0,16 sec.) gefolgt von einer kompensatorischen Pause. (Abb. 3.6-4)

Ventrikuläre – und Supraventrikuläre Extrasystolie

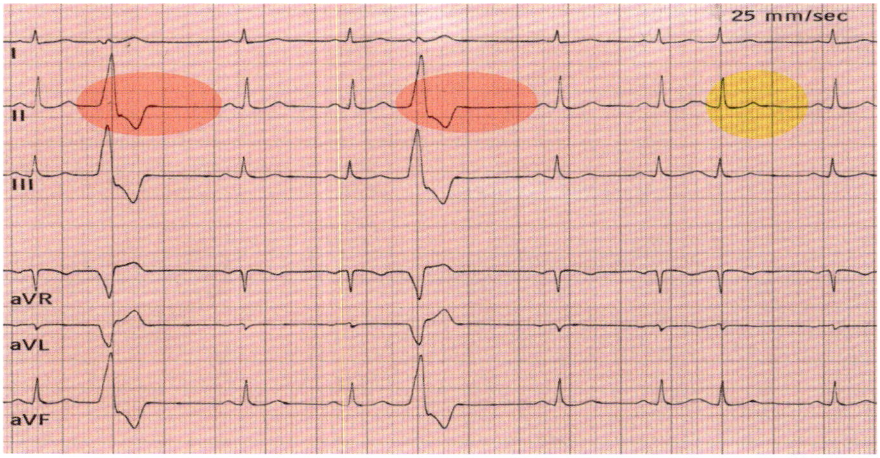

Abb. 3.6-5/EKG 23

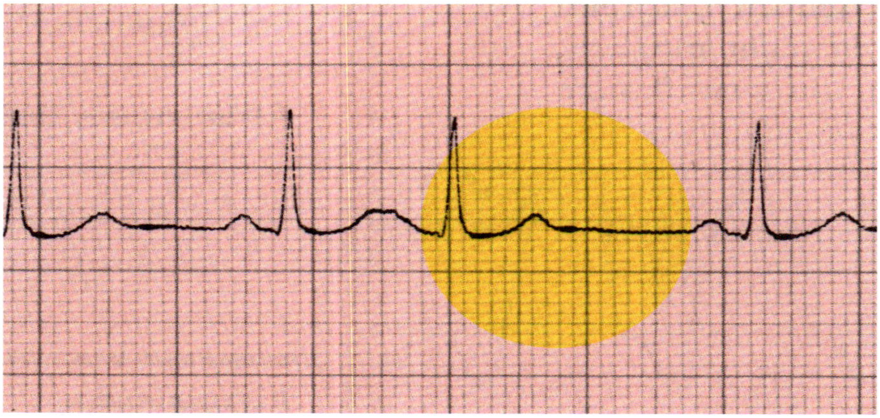

Detail von Abb. 3.6-5/EKG 23

Die VES sind relativ leicht zu erkennen:

- Schenkelblockartig verbreiterter QRS-Komplex, während die SVES häufig übersehen werden.

In der Vergrößerung ist aber deutlich zu erkennen:

- Verfrühter Einfall
- Kompensatorische Pause

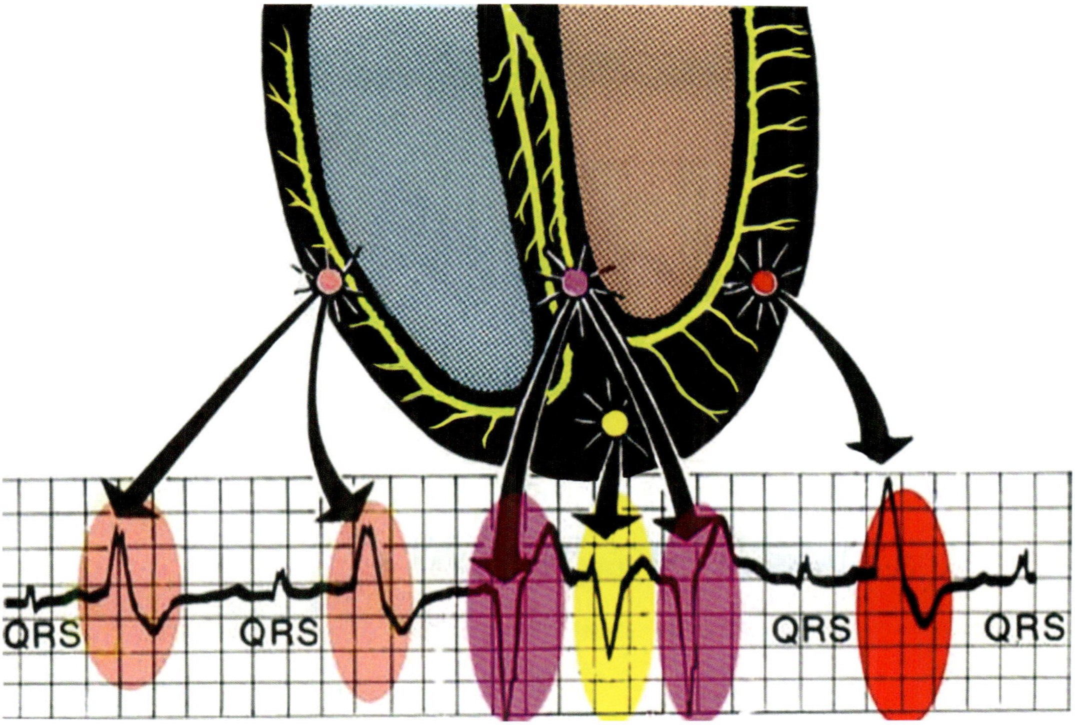

Abb. 3.6-6

Polymorphe / Polytope Extrasystolen

Verschiedene ektope Herde (polytop) in den Ventrikeln erzeugen im EKG verschieden geformte (polymorph) QRS-Komplexe.
(siehe Abb. 3.6-6)

Polymorph: Aussehen
Polytop: Lage

In beiden Fällen ist das Gleiche gemeint, es sind verschiedene ektope Herde für diese Extrasystolen verantwortlich.

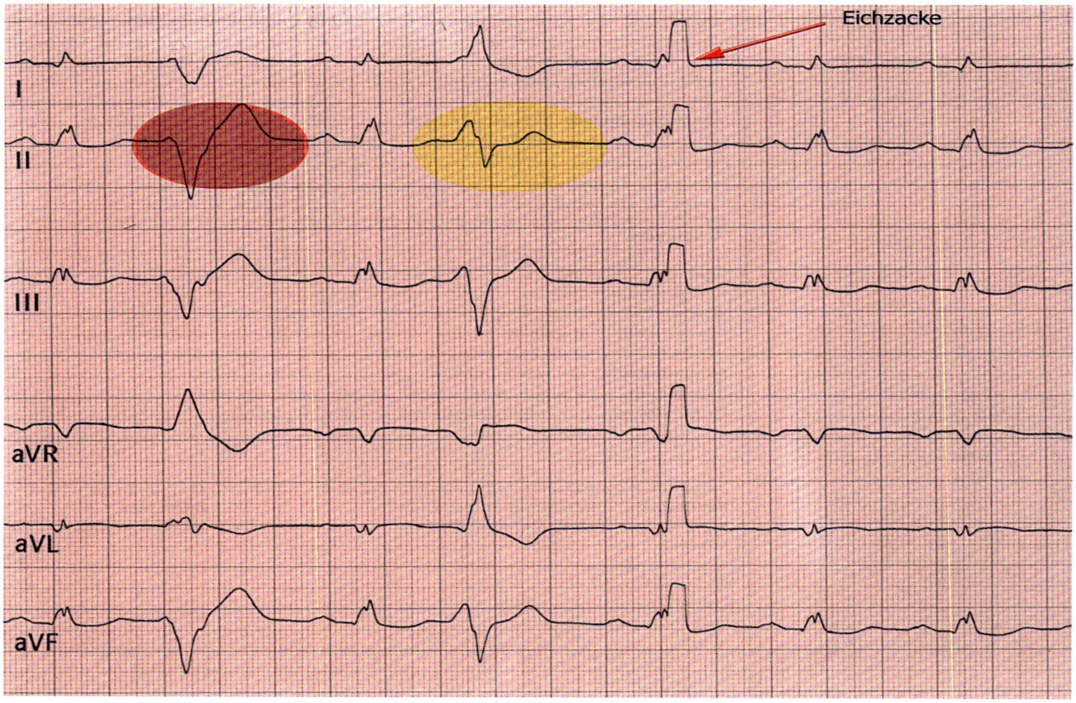

Abb. 3.6-7/EKG 24

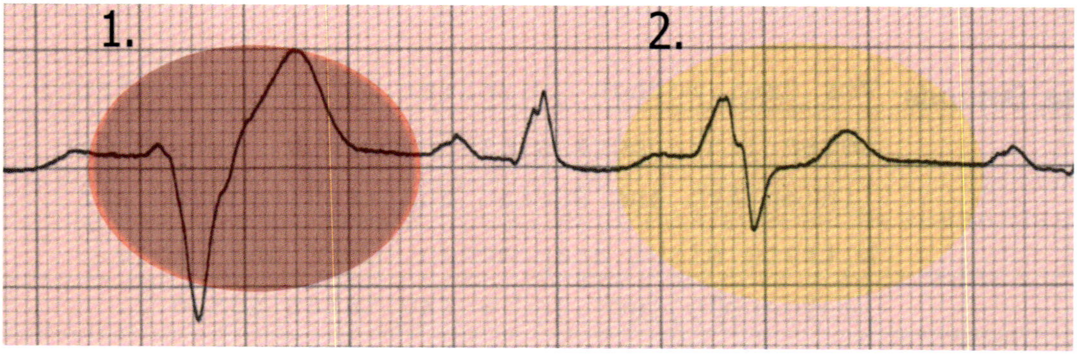

Detail von Abb. 3.6-7/EKG 24

Zwei verschieden konfigurierte QRS-Komplexe:

Beide kommen aus dem Kammerbereich, haben aber ihren Ursprung in verschiedenen ektopen Herden.

(siehe Abb. 3.6-6 und Abb. 3.6-7/EKG 24)

VES – Salven

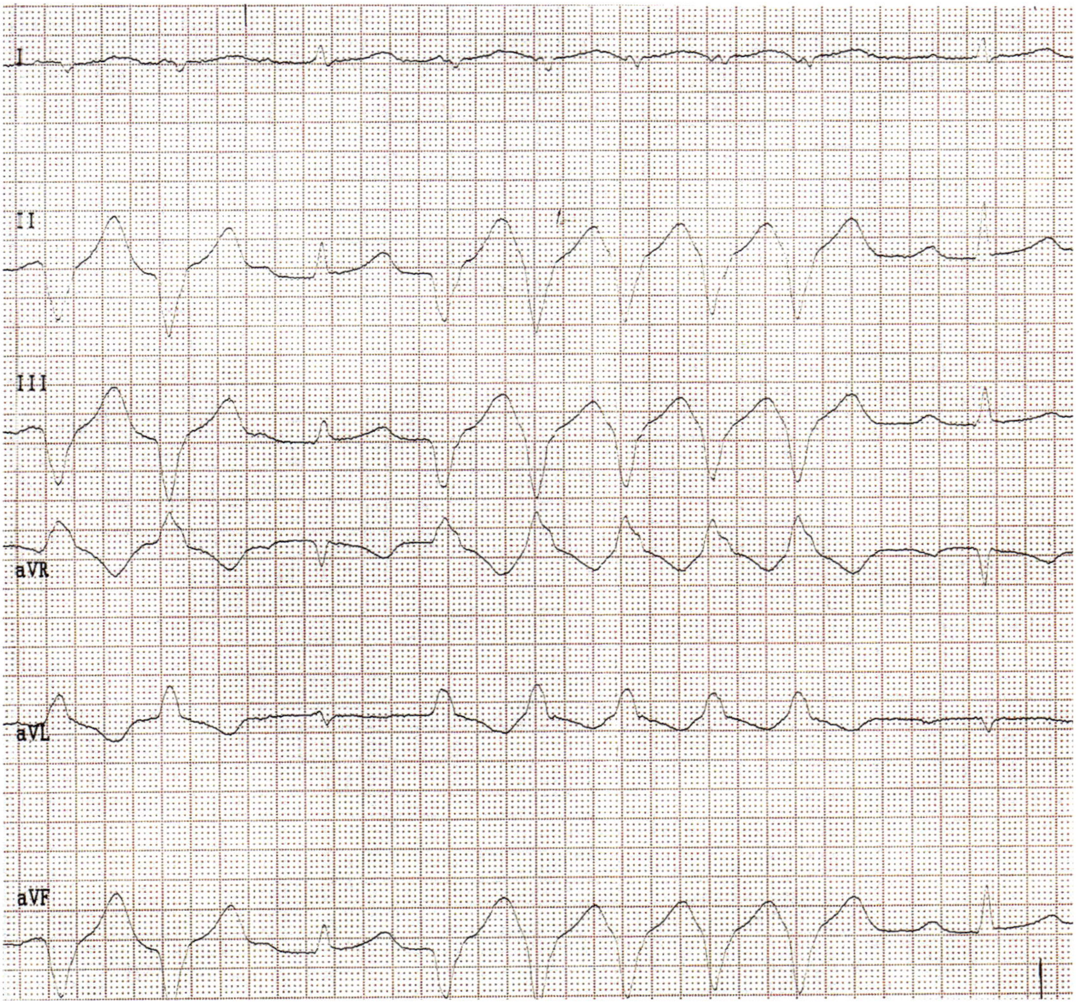

Abb. 3.6-8/EKG 25

Fünf VES, kurz aufeinander folgend, werden als Salve bezeichnet. (Abb. 3.6-8/EKG 25)

Im angloamerikanischen Bereich spricht man schon bei einer 3-er Salve von einer kurzen VT.

Ventrikuläre Tachykardie (VT)

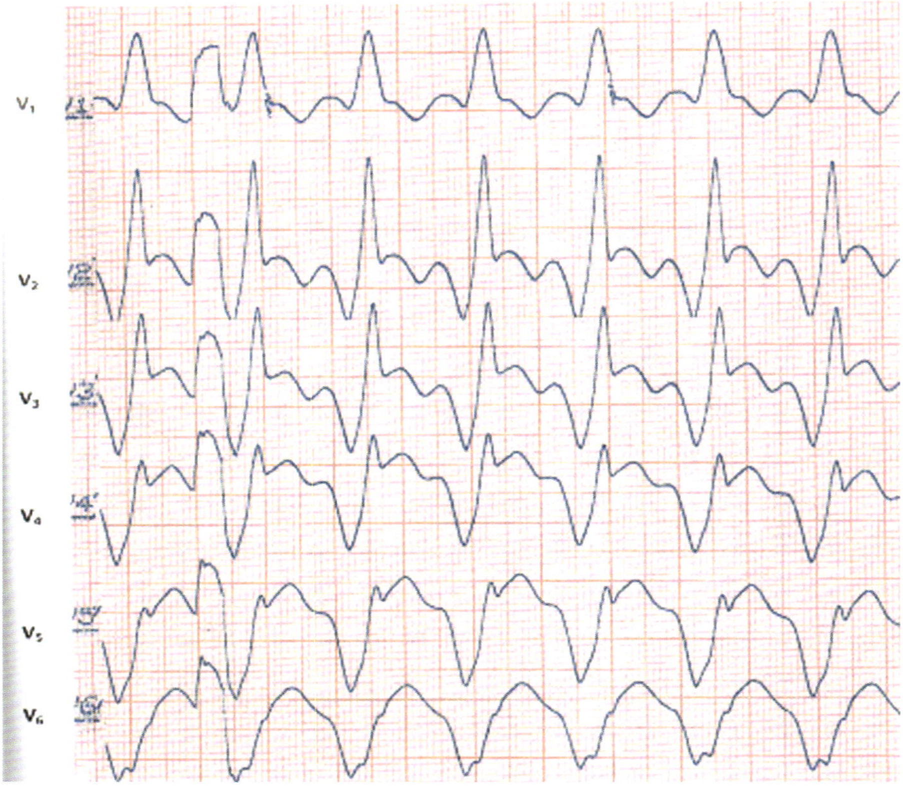

Abb. 3.6-9/EKG 26

Eine VT erinnert an eine Serie von VES – was es in Wirklichkeit auch ist.
(siehe Abb. 3.6-9/EKG 26)

Obwohl die Vorhöfe weiterhin in ihrem eigenen Rhythmus erregt werden, ist in der Regel kein Sinusrhythmus zu erkennen.

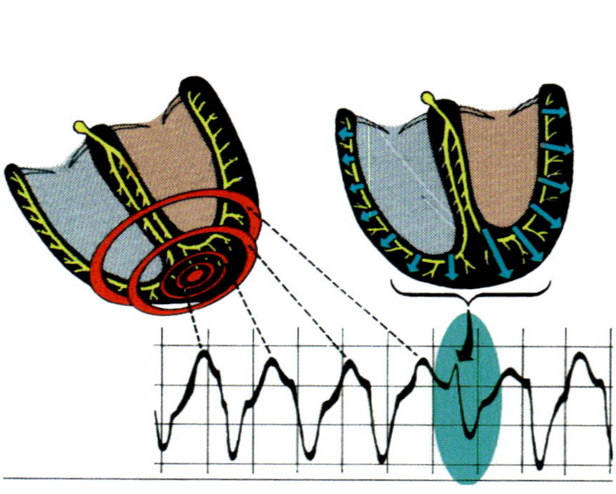

Abb. 3.6-10

Wird ein Vorhofimpuls während einer ventrikulären Tachykardie übergeleitet, führt das zu einem relativ normal aussehenden QRS-Komplex.

Meist ist allerdings nur ein Teil des QRS-Komplexes erkennbar. Dieser „normale" QRS-Komplex fällt mit einem QRS-Komplex einer VES in einem sogenannten Kombinationsschlag zusammen und ist das sichere Zeichen für eine VT.
(siehe Abb. 3.6-10)

Ventrikuläre Tachykardie

Zwischen den verbreiterten QRS-Komplexen (Frequenz 170/ min.) ist deutlich ein kleines Stück isoelektrische Linie zu erkennen. Beides spricht für eine ventrikuläre Tachykardie. Bei Kammerflattern würde ein QRS-Komplex direkt in den nächsten übergehen („Haarnadelkurve"). Die Regelmäßigkeit der Abstände zwischen den QRS-Komplexen spricht für eine tachykarde Rhythmusstörung mit einem einzigen Erregungszentrum in den Ventrikeln. Differenzialdiagnostisch kann an eine supraventrikuläre Tachykardie mit Schenkelblock gedacht werden.
(siehe Abb. 3.6-11/EKG 27)

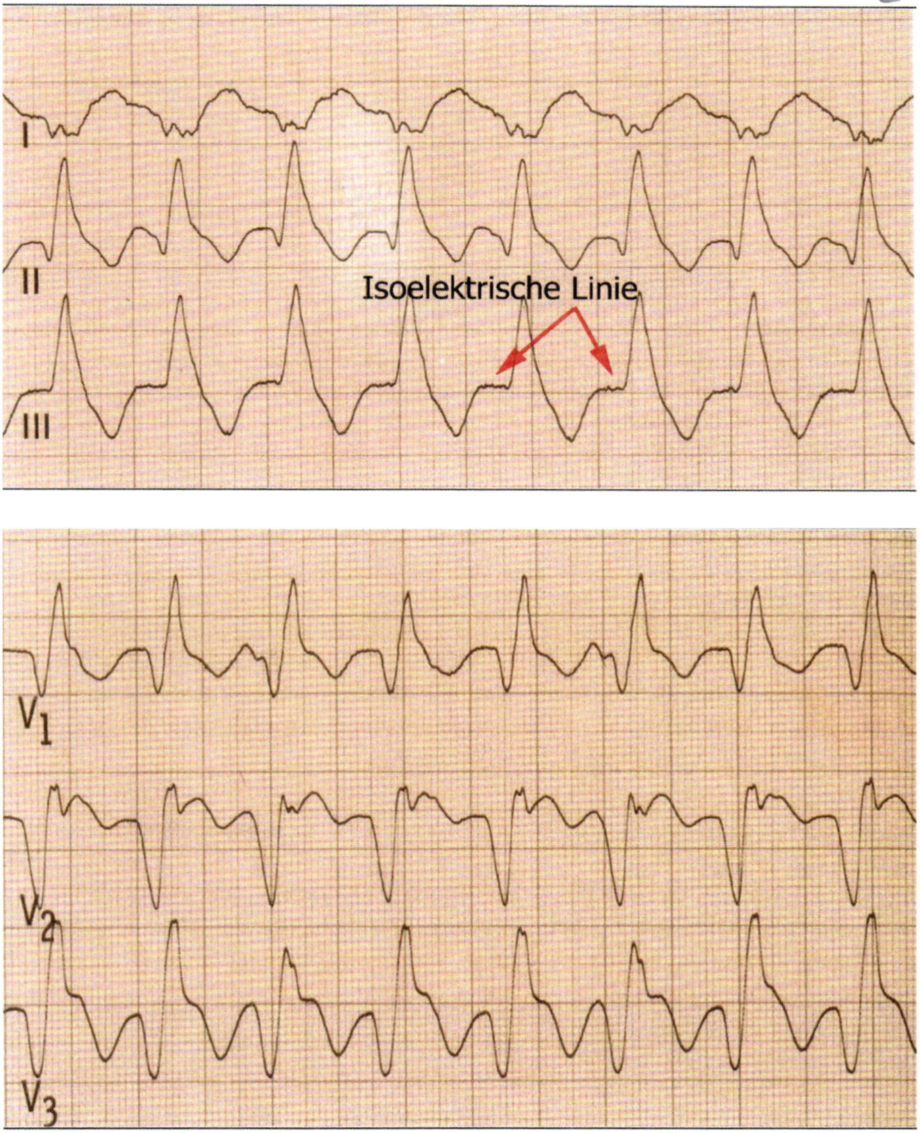

Abb. 3.6-11/EKG 27

3.7 Wolff-Parkinson-White Syndrom (WPW-Syndrom)

Das WPW-Syndrom gehört zu den AV-Reentrytachykardien, ein Sammelbegriff für SVT, die den AV-Knoten und eine akzessorische Bahn als Teil ihrer kreisenden Erregung benutzen.

Durch eine Anomalie des Erregungsleitungssystems kommt es über eine Kurzschlussverbindung zwischen den Vorhöfen und den Kammern unter Umgehung des AV-Knoten zu einer vorzeitigen Erregung der Ventrikel (Präexzitation).

Neben der vorzeitigen Reizleitung kommt es auch auf normalen Weg über den AV-Knoten zu einer Erregung der Kammern. Es findet sich somit ein normal konfigurierter QRS-Komplex mit einer direkt an der P-Welle beginnenden, zunächst flach ansteigenden, dann normal steilen R-Zacke. Den plumpen Beginn des QRS-Komplexes nennt man Delta-Welle.

Ein zusätzliches, akzessorisches Leitungsbündel zwischen Vorhof und Kammer führt zu einer vorzeitigen Kammererregung. Diese „Schnellbahn“ umgeht den AV-Knoten.
Beim WPW-Syndrom kommt es häufig zu paroxysmalen Tachykardien. Die Tachykardien halten unterschiedlich lange an und enden häufig wieder ganz plötzlich.

EKG- Zeichen:

- Verkürzte PQ-Zeit (0,10 sec. oder <), ohne isoelektrische Linie zwischen P und Q
- Delta-Welle
- QRS-Verbreiterung (0,11 - 0,14 sec.), allerdings nur bei ca. 50 %
- Es kann zu einer Diskordanz von QRS- und T-Welle kommen, die auf die Einbeziehung der Delta-Welle zurückzuführen ist.
- Vorzeitige Depolarisation hat eine vorzeitige Repolarisation zur Folge, deshalb auch keine isoelektrische ST-Strecke.

Bis in die 90er Jahre des vorigen Jahrhunderts wurde das WPW-Syndrom als lästig, aber nicht gefährlich eingestuft. Heute wird es als Ursache plötzlicher Todesfälle bei Herzgesunden erkannt. Häufig sind Episoden mit VHF. Ein tachykardes VHF mit breitem QRS-Komplex gilt solange als WPW-Syndrom, bis das Gegenteil bewiesen ist. (A. Ohly, EKG endlich verständlich) Auch bei asymptomatischen Patienten ist die Häufigkeit von VHF deutlich erhöht und dann potenziell lebensbedrohend. Es kann zu gefährlichen Rhythmusstörungen, wie Kammerflimmern, kommen.

Die Delta-Welle kann in manchen Ableitungen nicht sichtbar sein (schlechte Projektionsbedingungen). In diesen Abl. ist die PQ-Zeit normal, nur Abl. mit Delta-Welle zeigen verkürzte PQ-Zeiten.
Sind bei einer WPW-Tachykardie die QRS-Komplexe schmal, wird es als orthodrom bezeichnet. Bei gleichzeitigem Schenkelblock ist das schwer von einer VT zu unterscheiden. Sind die QRS-Komplexe bei einer WPW-Tachykardie breit, wird dies als antidrom bezeichnet. Auch hier fällt die Unterscheidung zu einer VT schwer.

Die verkürzte PQ-Zeit und die Verbreiterung des QRS-Komplexes sind durch eine ausgeprägte Delta-Welle im aufsteigenden R-Schenkel bedingt. (siehe Abb. 3.7-1/EKG 20)

- Überdrehter LT mit LAH
- Präterminal neg. T‘s in I, aVL, V_2/V_3
- In II, III und aVF scheinen pathologische Q-Zacken zu sein, aber es sind „auf dem Kopf“ stehende Delta-Wellen. Kann mit einem Hinterwandinfarkt verwechselt werden.

Abb. 3.7-1/EKG 20

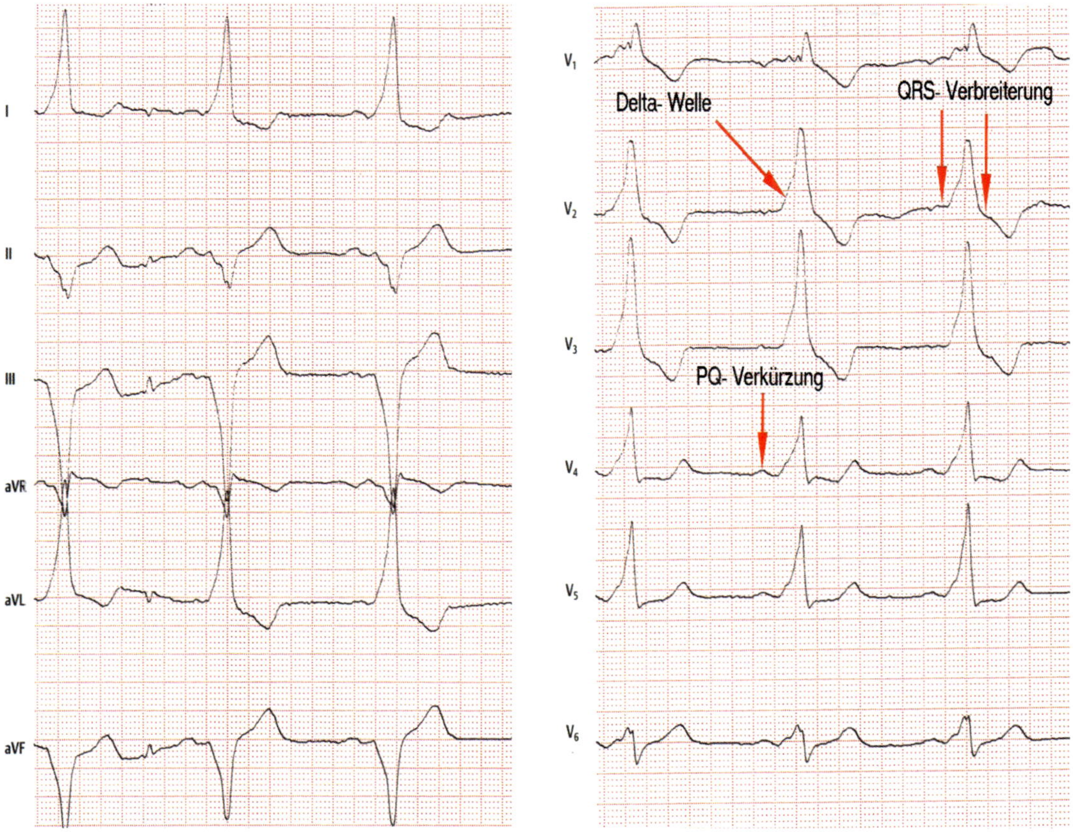

Abb. 3.7-1/EKG 20

Das WPW-Syndrom kann durch seine veränderte initiale Kammererregung unterschiedliche Infarktbilder imitieren. Wie in dem EGK 20: tiefe, pathologische Q-Zacken und R-Verlust in den Abl. II, III und avF täuschen einen inferioren (Hinterwand)Infarkt vor.

Auffallend sind die sehr kurze Überleitungszeit und der scheinbar verbreitete QRS-Komplex. Die Delta-Welle ist Ausdruck einer vorzeitigen Erregung der Kammern. Die Delta-Welle kann in manchen Abl. nicht sichtbar sein. In diesen Abl. ist die PQ-Zeit normal! Es gibt auch Patienten, bei denen sich Phasen mit und ohne Delta-Welle abwechseln, man spricht dann von einem intermittierenden WPW-Syndrom.
(siehe Abb. 3.7-2/EKG 21)

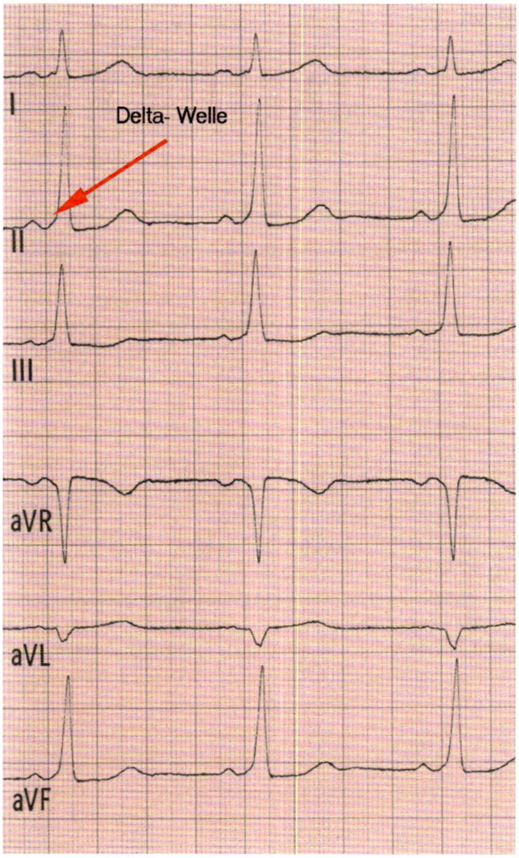

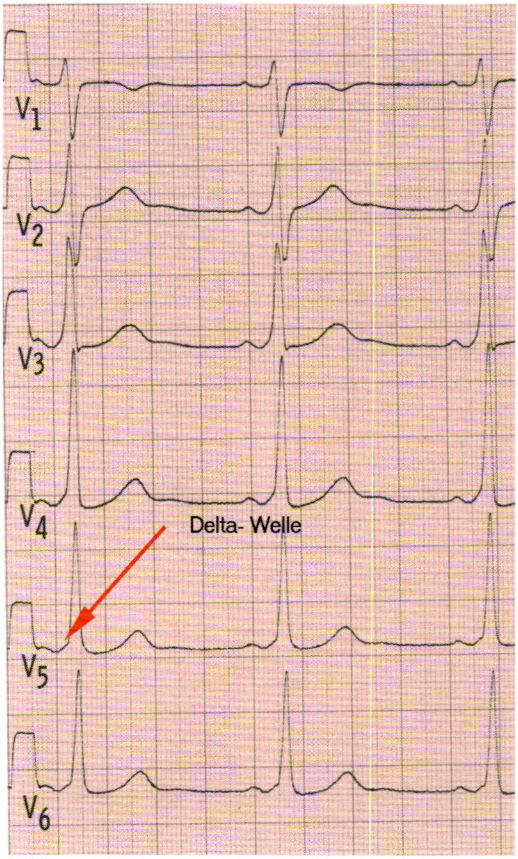

Abb. 3.7-2/EKG 21

Die hier gezeigten und besprochenen Bsp. zeigen das „sternal positive" WPW-Syndrom.

Es gibt aber auch das „sternal negative" WPW-Syndrom.

Sternal positiv bzw. negativ meint die Abl. V_1.

Bei sternal negativ sieht der QRS-Komplex in V_1 etwa so aus:

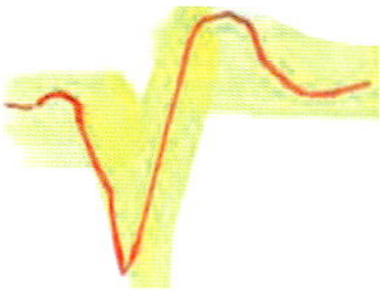

eine auf dem Kopf stehende Delta-Welle

Erregungsausbreitung beim WPW-Syndrom
Die Erregungsausbreitung über das akzessorische Bündel erreicht die Ventrikel sehr früh, bevor die reguläre Erregung den AV-Knoten passiert hat. Nach ca. 0,04 sec. überholt die reguläre Erregungsausbreitung die über die akzessorische Bahn eingeleitete Erregung und der QRS-Komplex wird im Verlauf wieder schmal.

Tachykardieformen beim WPW-Syndrom:

- Orthodrom (in physiologischer Verlaufsrichtung): schmaler QRS, regelmäßiger starrer Rhythmus
- Antidrom (gegen die physiologische Verlaufsrichtung): breiter QRS, starrer Rhythmus

Orthodrom: QRS schmal
Die Erregung läuft über das normale Reizleitungssystem in die Ventrikel und über die zusätzliche, pathologische Bahn in die Vorhöfe zurück und löst dort erneut eine Erregung aus – Reentry (ca. 90 % der WPW-Tachykardien).

Antidrom: QRS breit
Die kreisende Erregung läuft erst von den Vorhöfen über die akzessorische Bahn in die Ventrikel und über das normale Reizleitungssystem in die Vorhöfe zurück und löst sofort wieder einen Impuls aus.

WPW und VHF: QRS breit und unregelmäßig
Die Erregung läuft wie beim normalen VHF über den AV-Knoten (Schutzfunktion) und völlig unkontrolliert über die akzessorische Bahn. Es kommt zu breiten QRS-Komplexen und ist eine lebensbedrohende Rhythmusstörung, die jederzeit in ein Kammerflimmern übergehen kann.

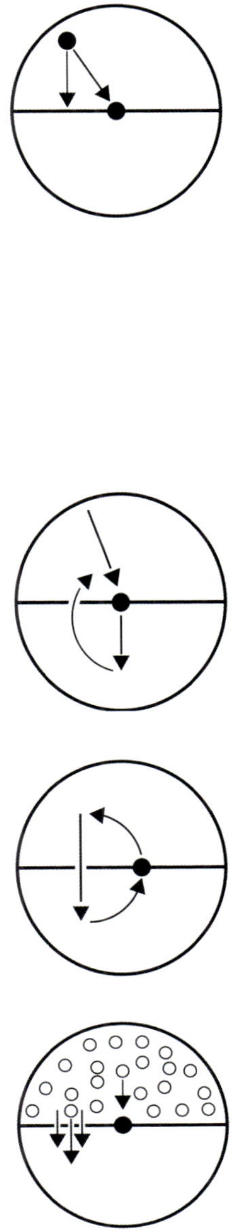

Abb. 3.7-3

Unterschied VES und intermittierende Präexitation
Eine Präexitation kann intermittierend auftreten. Durch ihre Verbreiterung und Deformierung können die QRS-Komplexe bei Präexitation mit einer VES verwechselt werden. Zur Unterscheidung bedient man sich der PJ-Zeit, das ist die Zeit vom Beginn der P-Welle bis zum Ende des QRS-Komplexes. Ein Impuls über die akzessorische Bahn verändert den Anfang eines Kammerkomplexes – verkürzte PQ-Zeit, Delta-Welle – aber am Ende wird normal übergeleitet. Die PJ-Zeit ist unabhängig von Präexitation. Wenn eine VES einfällt, ist die PJ-Zeit verändert und überwiegend ohne erkennbare P-Welle.

3.8 Ersatzrhythmus

3.8.1 Ersatzextrasystolen

Im Gegensatz zu den Extrasystolen, den vorzeitig in den Grundrhythmus einfallenden Extraschlägen, sind Ersatzextrasystolen spät einfallende Aktionen (Abbildungen 3.8-1 und 3.8-2).

Es gibt:

- Vorhof-
- Knoten-
- Kammer-

} Ersatzextrasystolen

Sie setzen dann ein, wenn aus dem Grundrhythmus ein oder mehrere Schläge ausfallen (z. B. bei einem Sinusknotenstillstand). Ein nachgeschaltetes Zentrum springt mit seiner Eigenfrequenz ein und ersetzt den ausgefallenen Grundrhythmus. (Zur Erinnerung: die Eigenfrequenzen möglicher Ersatzzentren; siehe Abb. 3.1-1)

Schon nach einer Ersatzextrasystole kann der Grundrhythmus wieder einsetzen. Wenn nicht, übernimmt das eingesprungene Ersatzzentrum die Schrittmacherfunktion.

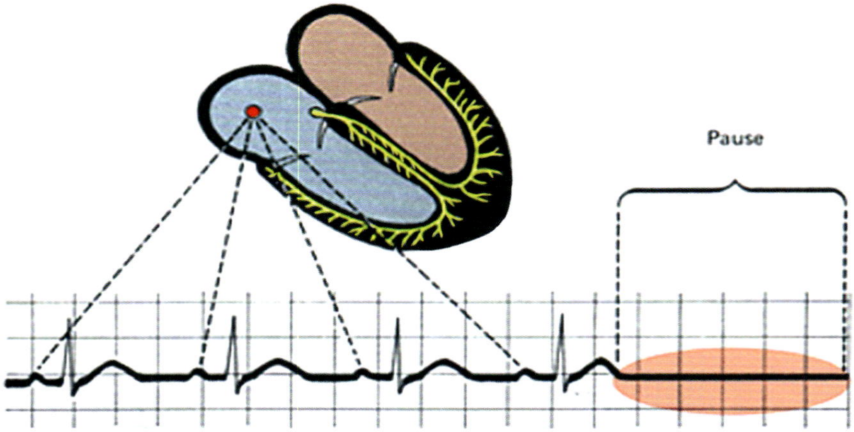

Abb. 3.8-1

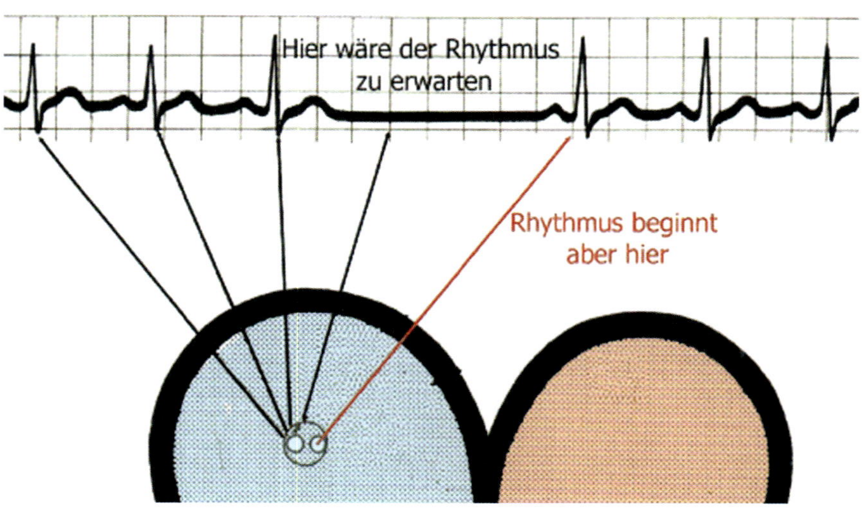

Abb. 3.8-2

3.8.2 Vorhofersatzrhythmus

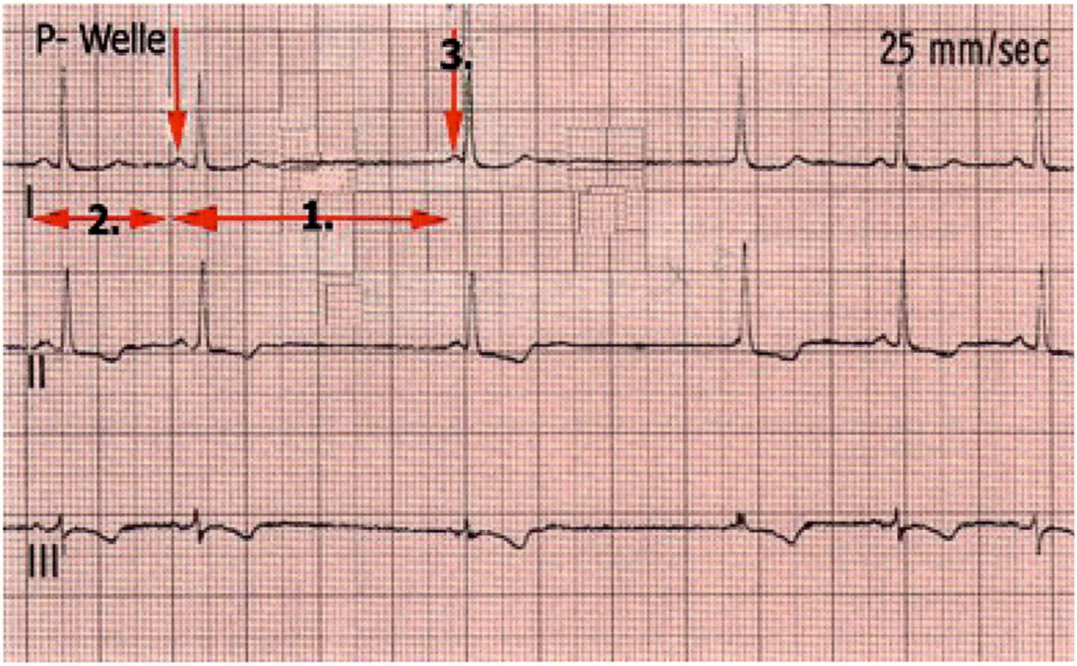

Abb. 3.8-3/EKG 28

Der Abstand von der zweiten zur dritten P-Welle (1.) beträgt genau das Doppelte des Abstandes der P-Wellen der ersten beiden Aktionen (2.). Das deutet auf einen Ausfall einer Aktion hin. In der dritten Aktion (3.) ist die PQ-Zeit verkürzt, was darauf hindeutet, dass ein supraventrikuläres Ersatzzentrum eingesprungen ist.
Es liegt ein Vorhofersatzrhythmus vor.
(Abb. 3.8-3/EKG 28)
Dann übernimmt wieder der Sinusknoten.

3.8.3 AV-Knoten Ersatzrhythmus

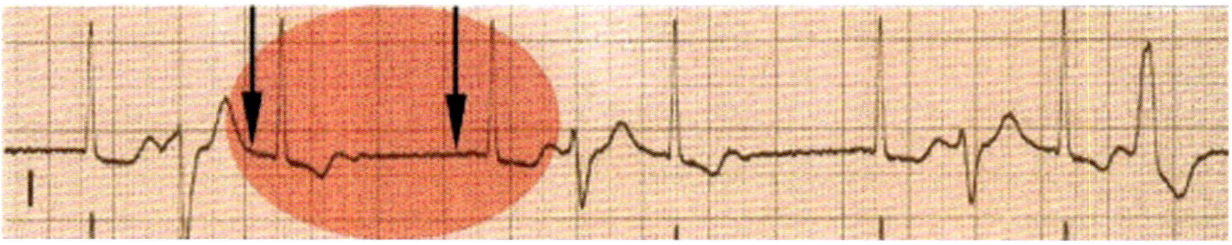

Abb. 3.8-4/EKG 29

Es fehlen die P-Wellen, QRS-Komplexe schlank und RR-Intervalle etwa gleich → AV-Knoten Ersatzrhythmus. Im oberen Beispiel mit polytopen Extrasystolen (siehe Abb. 3.8-4/EKG 29).

Wenn die Sinusfrequenz unter die Eigenfrequenz des AV-Knotens abfällt – oder bei Sinusarrest – wird das als AV-Knoten-Ersatzrhythmus bezeichnet. Die Ursache liegt im Sinusknoten.

Steigt die Eigenfrequenz des AV-Knotens über die des Sinusknotens, wird von AV-Knotentachykardie gesprochen. Die Ursache liegt im AV-Knoten.

Es gibt auch eine einfache AV-Knotendissoziation. Hier wird der AV-Knotenersatzrhythmus von dem wieder schneller werdenden Sinusimpuls überholt.

3.8.4 Kammerersatzextrasystole

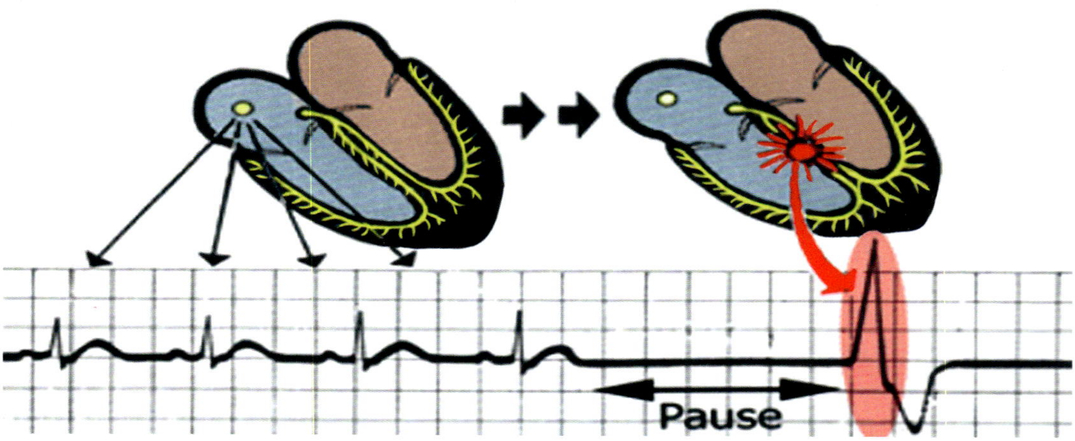

Abb. 3.8-5

Ektoper Ersatz aus einem der Ventrikel. EKG-Bild wie VES nur:

- VES verfrühter Einfall
- Ventrikuläre Ersatzextrasystole nach einer Pause

(siehe Abb. 3.8-5)

3.9 AV-Knoten-Ersatzrhythmus (AV-junktionaler-Rhythmus)

Fällt der Sinusknoten als Schrittmacher aus und übernimmt kein anderes Zentrum im Vorhofbereich die Impulsgabe, kann der AV-Knoten als Ersatzschrittmacher auftreten. Hier erfolgt die Impulsgabe im Vorhofkammerbereich, der sogenannten AV-junktionalen-Region.

Beim oberen AV-junktionalen-Rhythmus werden die Vorhöfe vor den Ventrikeln erregt, deswegen ist die P-Welle vor dem QRS-Komplex zu sehen, mit verkürzter PQ-Zeit und negativ. P's in II, III und aVF und positives P in aVR.

Normalerweise werden die Vorhöfe von rechts oben nach links unten erregt, hier erfolgt die Erregung von links unten nach rechts oben.
Beim mittleren AV-junktionalen-Rhythmus werden die Vorhöfe und Ventrikel zeitgleich erregt, deswegen ist keine P-Welle sichtbar.

Beim unteren AV-junktionalen-Rhythmus werden die Vorhöfe nach den Ventrikeln erregt, deswegen erscheint die P-Welle nach dem QRS-Komplex, die Kammern sind näher als die Vorhöfe.

AV-junktionales Ersatzzentrum

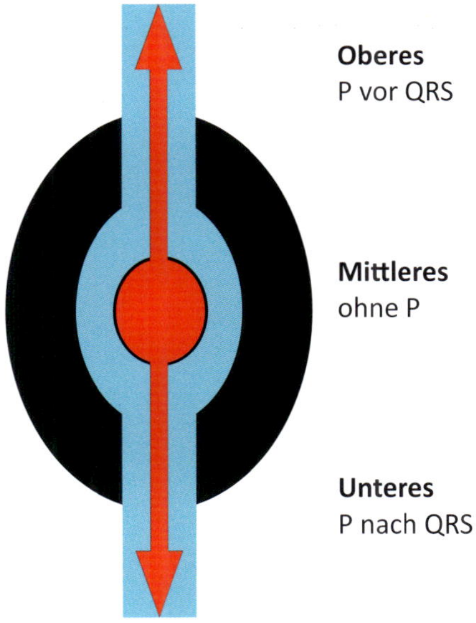

Abb. 3.9-1

Im angloamerikanischen Sprachgebrauch spricht man nur von einem AV-junktionalen Rhythmus, ohne in oberen, mittleren oder unteren Ersatzrhythmus zu unterscheiden. Üblicherweise sind die Frequenzen bei AV-junktionalen Ersatzrhythmen zwischen 40-60/min. Aber es gibt auch einen akzelerierten (beschleunigten) Rhythmus mit Frequenzen bis 100/min. Bei Tachycardien ist die Frequenz über 100/min.

3.9.1 Oberer AV-junktionaler-Rhythmus

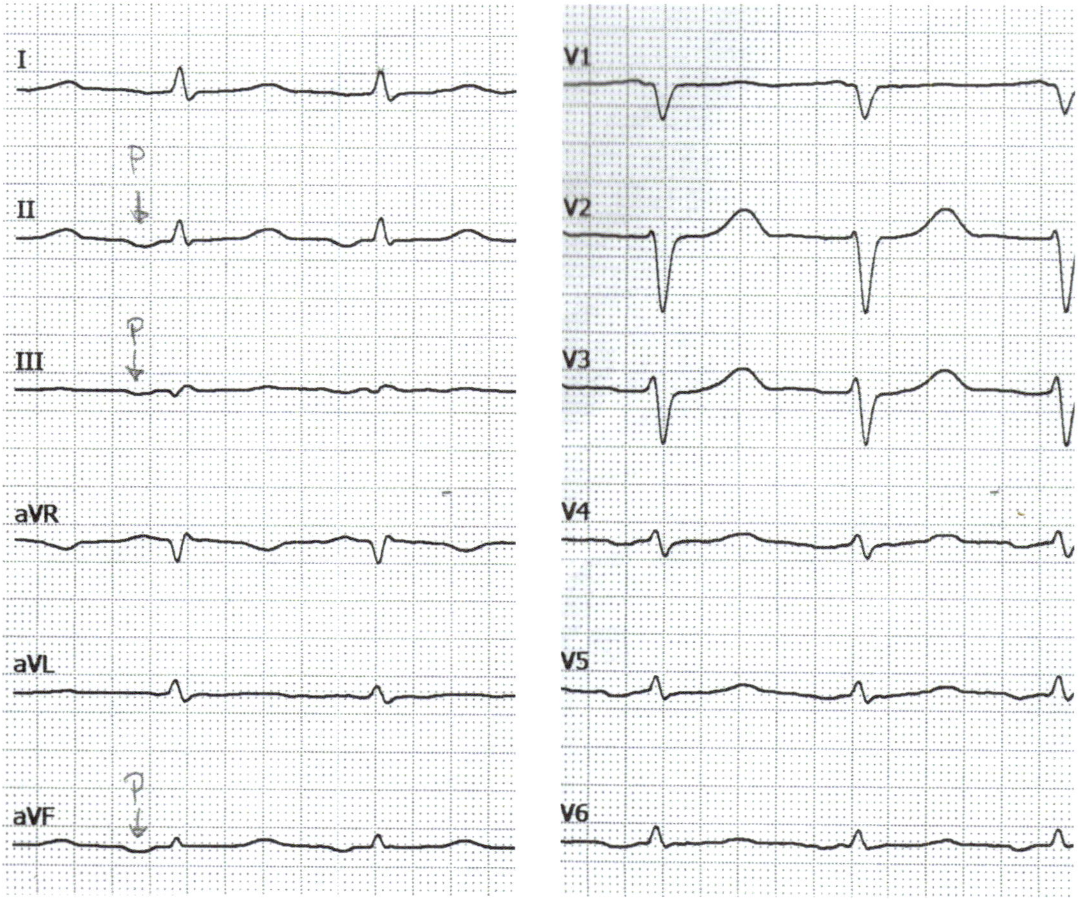

Abb. 3.9-2/EKG 30

- QRS-Komplexe normal
- P-Welle negativ (steht auf dem Kopf) in II, III, aVF, in aVR positiv
- PQ-Zeit verkürzt
- P-Welle kurz vor QRS-Komplex
- akzelerierter Rhythmus

3.9.2 Mittlerer AV-junktionaler-Rhythmus

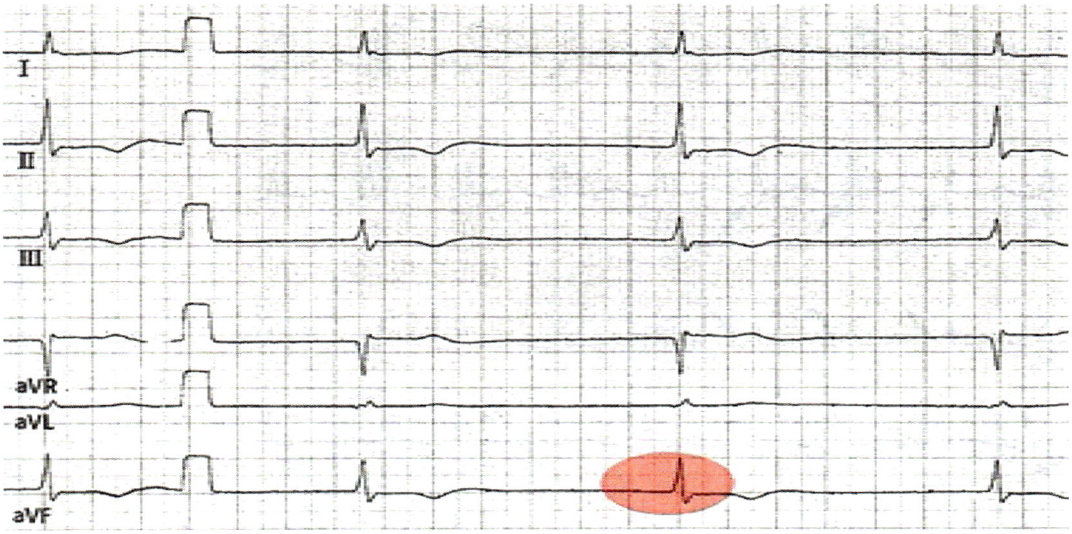

Abb. 3.9-3/EKG 31

P-Wellen sind weder vor noch hinter dem QRS-Komplex erkennbar. Sie gehen im QRS-Komplex unter (Ventrikel und Vorhöfe werden gleichzeitig erregt).
(siehe Abb. 3.9-4/EKG 32 und Abb. 3.9-5/EKG 33).

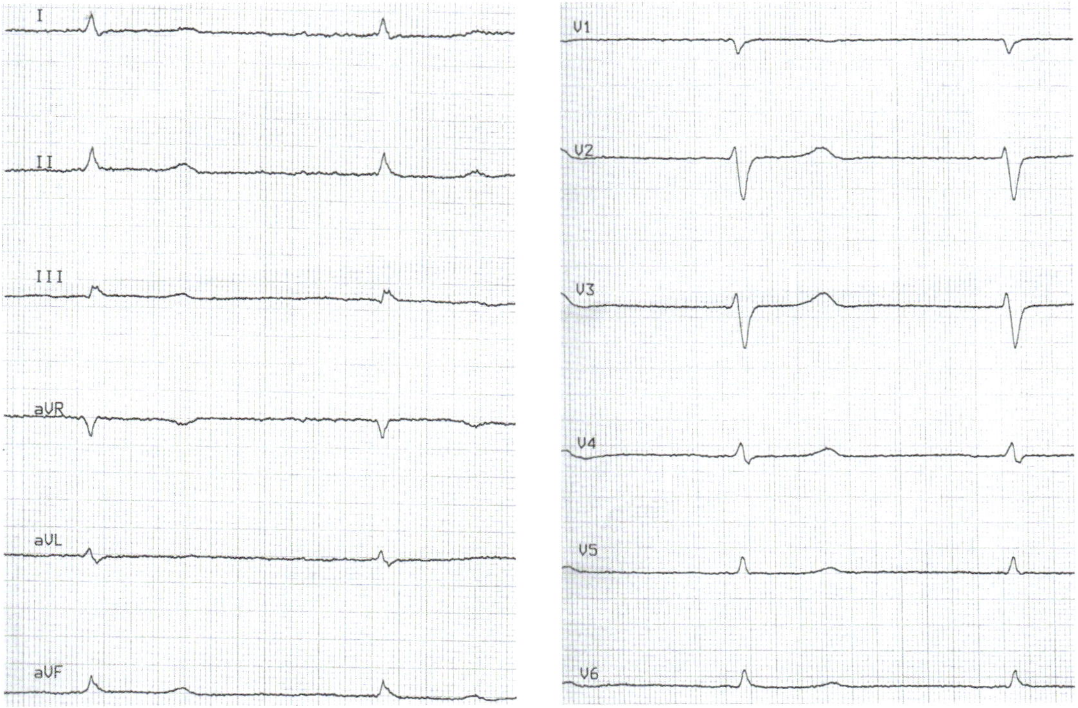

Abb. 3.9-4/EKG 32

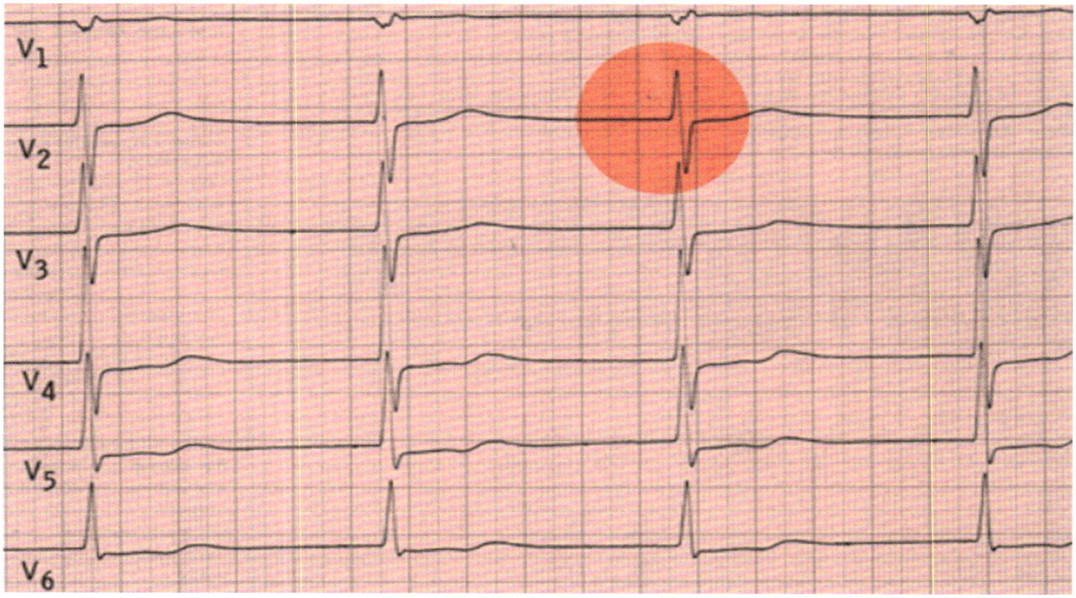

Abb. 3.9-5/EKG 33

3.9.3 Unterer AV-junktionaler-Rhythmus

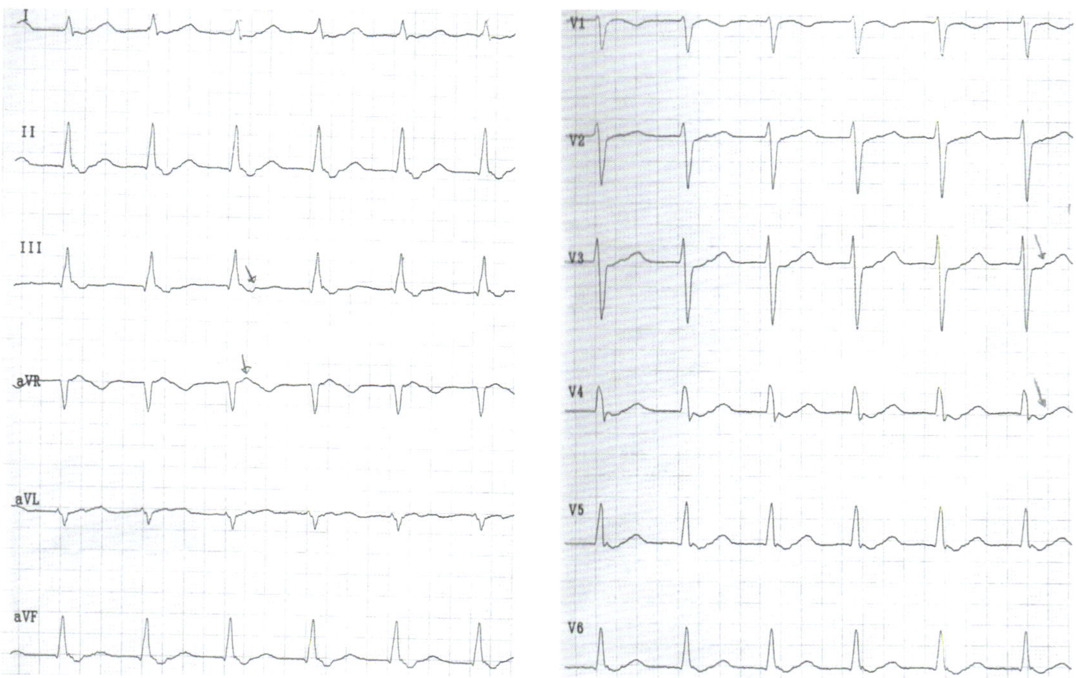

Abb. 3.9-6/EKG 34

Die P-Wellen sind hinter dem QRS-Komplex in der ST-Strecke sichtbar.

Es besteht eine 1:1-Beziehung zwischen P und QRS. Es muss geprüft werden, ob genau zwischen den beiden sichtbaren P-Wellen eine weitere P-Welle versteckt liegt. (Vorhofflattern).

3.10 Supraventrikuläre paroxysmale Tachykardie

Bedeutet das plötzliche, anfallsweise Auftreten einer Tachykardie.

Bei höheren Frequenzen verschmelzen die P-Wellen häufig mit den T-Wellen der vorangegangenen Aktionen. Dann wird es schwierig zu entscheiden, ob der Sinusknoten oder ein nachgeschaltetes supraventrikuläres Zentrum der Auslöser ist. Solange das nicht klar ist, wird der übergeordnete Begriff „supraventrikuläre Tachykardie“ verwendet. Bei einer Sinustachykardie normalisiert sich die Frequenz jedoch allmählich wieder.
Es handelt sich oft um sogenannte Kreiserregungstachykardien (Reentry-Tachykardien).
Die Schnelligkeit der Impulsgabe beruht auf einem „Kurzschluss“ in den Vorhöfen. Auf kleinem Umkreis kommt die Erregungswelle zum Ausgangszentrum zurück und löst hier sofort wieder eine weitere Erregungswelle aus.

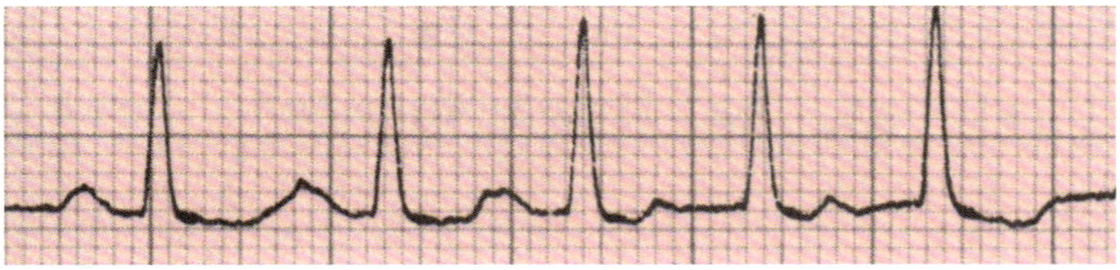

Abb. 3.10-1

SVT
QRS-Komplex: (siehe Abb. 3.10-1)

- schnell
- schmal
- regelmäßig

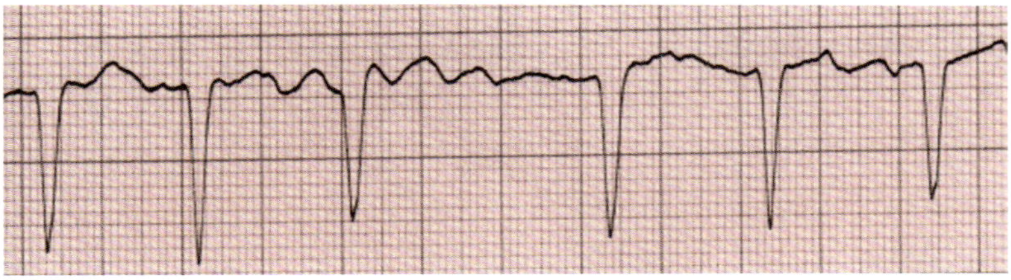

Abb. 3.10-2

Tachykardes VHF
QRS-Komplex: (siehe Abb. 3.10-2)

- schnell
- schmal
- unregelmäßig

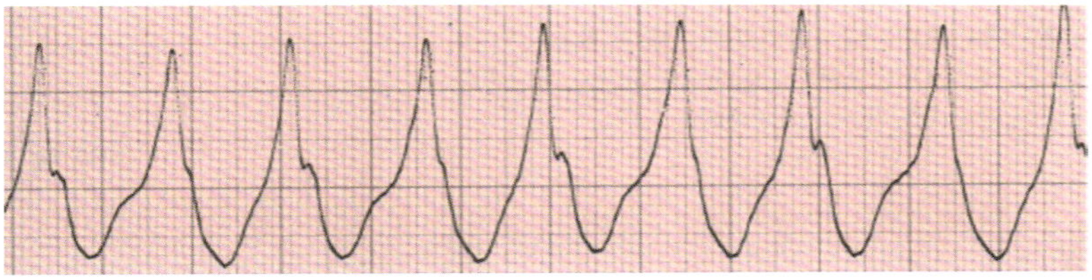

Abb. 3.10-3

Ventrikuläre Tachykardie
QRS-Komplex: (siehe Abb. 3.10-3)

- schnell
- breit
- regelmäßig

Bei der paroxysmalen Supraventrikulären Tachykardie sendet eine kreisende Erregung im Vorhof rasche Reizimpulse aus. Die Frequenz liegt meist zwischen 150-250/min.

Wegen des ektopen Schrittmachers unterscheiden sich die P-Wellen von den P-Wellen normaler Aktionen. Die QRS-Komplexe sind schlank, da die Erregungen normal zu den Kammern übergeleitet werden.

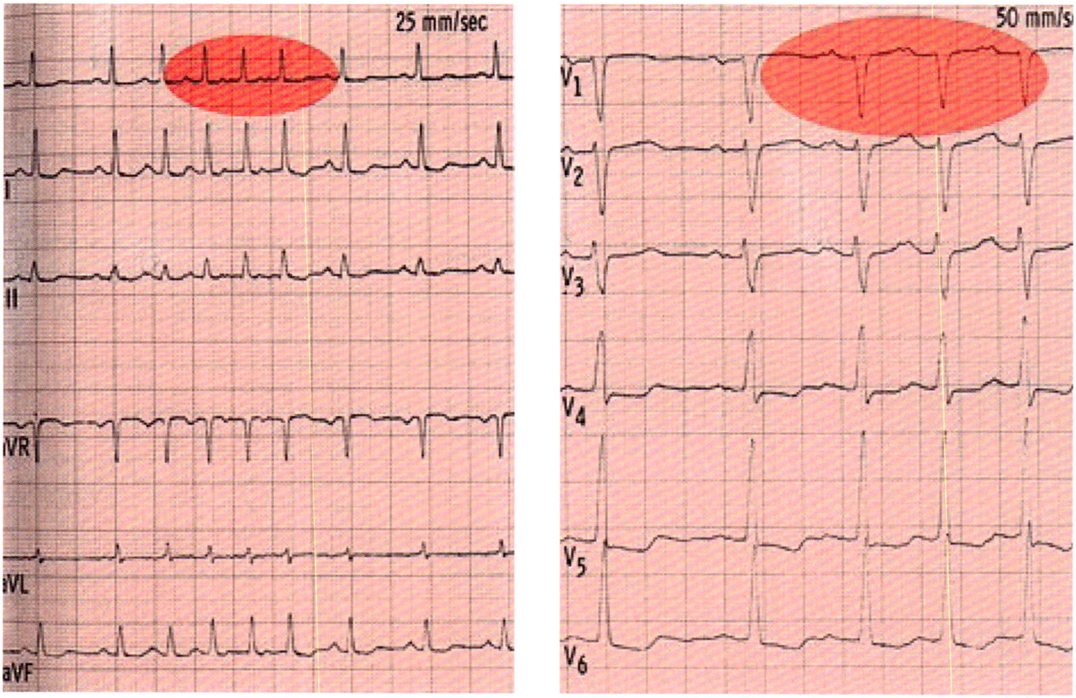

In Abb. 3.10-4/EKG 35 sieht man eine kurze Salve einer paroxysmalen supraventrikulären Tachykardie.

25mm/sec.

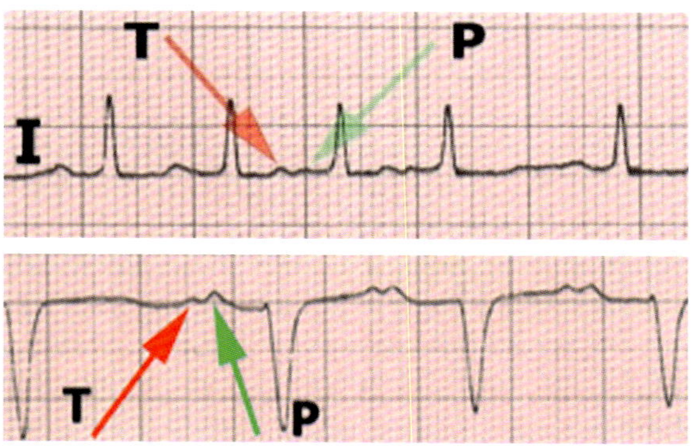

Details von Abb. 3.10-4/EKG 35

Den in schneller Folge und in gleichmäßigen Abständen auftretenden QRS-Komplexen geht jeweils eine P-Welle voran, die sich von den Normalaktionen unterscheidet. Sie sitzen den T-Wellen der vorangegangenen Aktionen auf (siehe Abb. 3.10-4/EKG 35, Details).

3.10.1 Paroxysmale AV-Knoten-Tachykardie

Wird durch einen ektopen SM in der AV-junktionalen Region verursacht.
Die QRS-Komplexe sind auch hier schlank, weil die Ventrikelerregung physiologisch erfolgt.

Der Ursprung liegt oberhalb der Bifurkation. Kreisende Erregungen im AV-Knoten können die Vorhöfe von unten her durch retrograde Erregungsleitung depolarisieren, dadurch kann es zu negativen P-Wellen kommen, die bei der Tachykardie unmittelbar vor oder nach dem QRS-Komplex liegen.

Die paroxysmale Vorhoftachykardie kann so hochfrequent sein, dass die P-Wellen mit den vorangegangenen T-Wellen verschmelzen. Dadurch ist es sehr schwer, die beiden supraventrikulären Tachykardien auseinanderzuhalten (die Therapie wäre bei beiden die gleiche).

3.10.2 AV-Knoten – Reentry-Tachykardie (AVNRT):

Kreisende Erregung im AV-Knoten, die über eine langsam und eine schnell leitende Bahn aufrecht erhalten wird. Die Erregung von VH und Ventrikel beginnt in AV-Knoten.

AV-Knoten Reentry-Tachykardie
(siehe Abb. 3.10-5/EKG 36)

- Tachykardie mit schmalem QRS-Komplex
- P-Wellen nicht sichtbar
- eventuell liegt die P-Welle am Ende des QRS-Komplexes

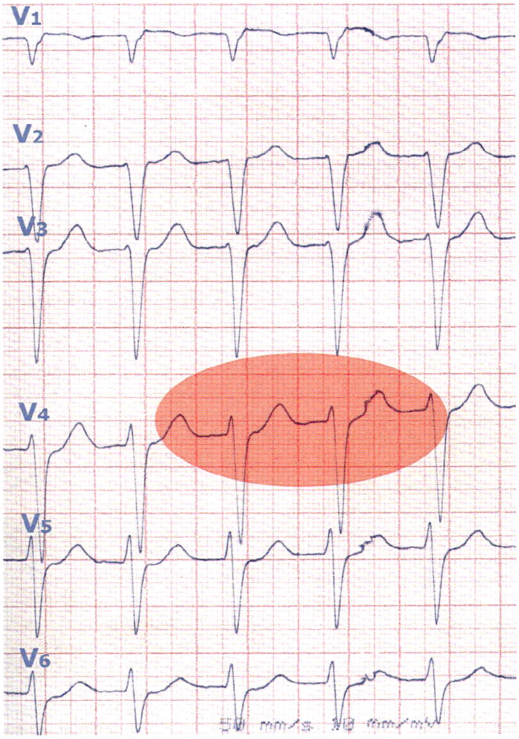

Abb. 3.10-5/EKG 36

Unterschied:

AV-Knoten-Reentry-Tachykardie (AVNRT)
Die AVNRT benutzt den AV-Knoten als reentry (kreisende Erregung). Die retrograden P's sind unmittelbar nach dem QRS-Komplex zu sehen oder vom QRS-Komplex „verschluckt". Hier sind die Frequenzen sehr hoch, bis zu 300/min.

AV-Reentry-Tachykardie (AVRT)
Die AVRT benutzt noch eine zusätzliche, akzessorische Bahn zwischen Vorhof und Ventrikel als reentry (WPW). Hier sind die retrograden P's weiter vom QRS-Komplex entfernt, da der Weg länger ist.

In den Ableitungen V1 und aVL sind die P-Wellen in den ST-Strecken zu erkennen. Es besteht eine 1:1-Beziehung von P-Welle zu QRS-Komplex.
Es wird geprüft, ob genau zwischen zwei P-Wellen (siehe Vorhofflattern) eine weitere P-Welle zu sehen ist. Hier liegt die Mitte zwischen den P-Wellen vor dem QRS-Komplex, aber ohne weitere P-Welle. Deswegen kein Vorhofflattern. Die PQ-Zeit ist sehr lang, sodass eine Überleitung unwahrscheinlich ist. Es liegt näher, dass es sich um eine retrograde Vorhoferregung bei AV-Knoten Tachykardie handelt (siehe Abb. 3.10-6/EKG 37).

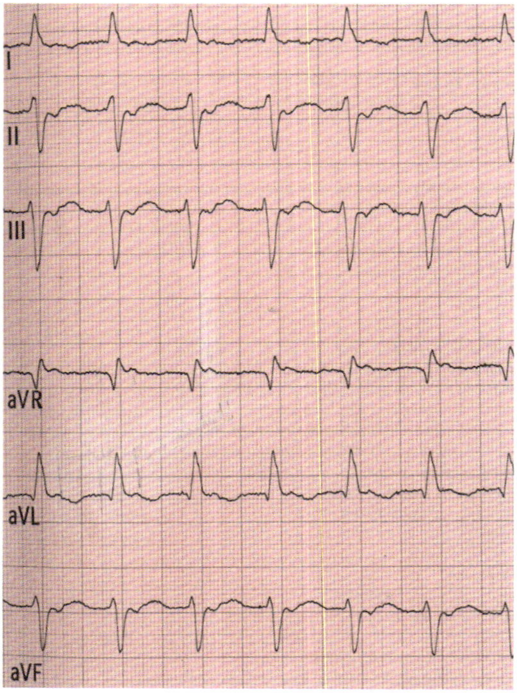

Abb. 3.10-6/EKG 37

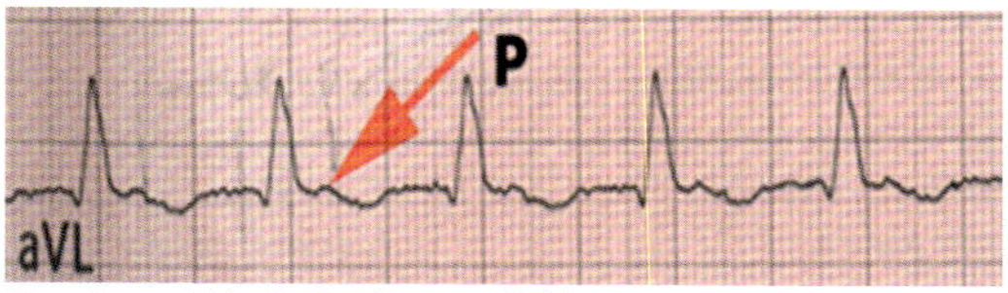

Detail von Abb. 3.10-6/EKG 37 (Ableitungen nach Goldberger)

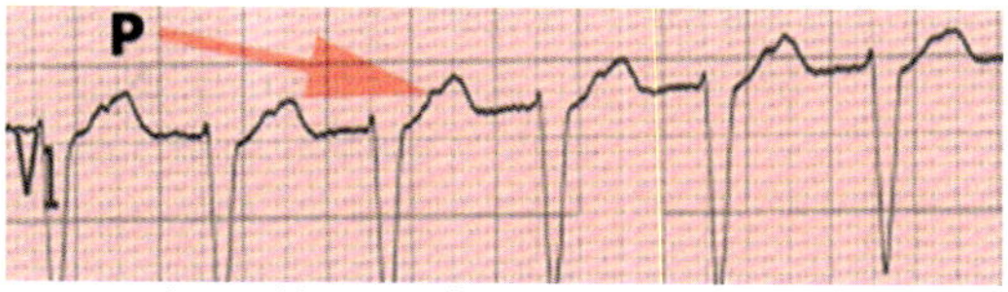

Detail von Abb. 3.10-6/EKG 37 (Ableitungen nach Wilson)

Praktische Unterscheidung supraventrikulärer Tachykardien

Ihre Unterscheidung ist in vielen Fällen eindeutig, in anderen oft unmöglich.

A: Sind die QRS-Komplexe schmal oder verbreitert?
Ein schmaler Kammerkomplex schließt eine VT aus, bei verbreitertem QRS-Komplex kann es sich um eine VT oder SVT mit funktionellem oder vorbestehendem Schenkelblock handeln.

B: Sind die Aktionen regel- oder unregelmäßig?
Eine regelmäßige Tachykardie schließt VHF aus. AV-Reentry-Tachykardien (AVRT) oder AV-Knoten-Reentry-Tachykardien (AVNRT) sind regelmäßig, während Sinustachykardie, VHFl und EAT unregelmäßig übergeleitet werden können.

C: Sind P-Wellen erkennbar?
Bei einer regelmäßigen, schmal komplexen Tachykardie ohne erkennbare P-Wellen kann eine AV-Knoten-Reentry-Tachykardie vorliegen; auch bei einer WPW-Tachykardie (AVRT) können P-Wellen schwer erkennbar sein.

D: Wie ist die Form der P-Wellen?
Sägezahnartige P-Wellen beweisen ein VHFl. Eine EAT zeigt schmale, spitze P-Wellen auf einer horizontalen Grundlinie. Bei Sinustachykardie sind die P-Wellen normal konfiguriert.

E: Wie ist das zahlenmäßige Verhältnis von P und QRS?
Eine 1:1-Überleitung liegt bei einer AVNRT und einer AVRT vor. Eine 2:1 oder höhere bzw. unregelmäßige Überleitung schließt eine WPW oder AVNRT aus. Ein festes Überleitungsverhältnis schließt ein VHF aus. Eine unregelmäßige Überleitung kann bei VHFl, EAT und Sinustachykardie vorkommen.

F: Wie sind die P-Wellen zu den QRS-Komplexen positioniert?
Retrograde P's, meist in der ST-Strecke oder der T-Welle „versteckt"; liegen bei AVNRT und AVRT vor. Ihre Unterscheidung kann sehr schwer sein.

AV-Knoten-Reentry-Tachykardie AVNRT

Es existiert eine schnelle und eine langsame Bahn im AV-Knoten. Eine Erregung aus dem SK erreicht den AV-Knoten und wird über die schnell leitende Bahn an das His-Bündel weitergeleitet. Die Folge ist eine normale Ventrikeldepolarisation. Die Erregung aus der langsamen Bahn trifft auf das nich refraktäre His-Bündel undbleibt somit ohne Wirkung.

Zwei Bedingungen können einen Reentry ausbilden:

1. Ein Teil des AV-Knotens muss auch rückwärts – also retrograd – leiten können.

2. Eine SVES muss zu einem ungünstigen Zeitpunkt auf den AV-Knoten treffen, nämlich dann, wenn eine Leitungsbahn der vorherigen Herzschlags noch refraktär ist und die andere(schon) leiten kann. Die Erregung wird nicht nur an die Ventrikel weitergeleitet, sondern auch retrograd über die nun nicht mehr refraktäre Bahn an die VH. Es kommt zu einer sich selbst aufrechterhaltenden Reentry-Tachykardie.

Die kreisende Erregung ist schneller als der Sinusrhythmus und übernimmt somit die SM-Funktion.

Die kreisende Erregung benutzt zwei Wege:

- Slow-fast (ca. 90 %) und fast-slow, bezieht sich auf leitungsfähige Bahnen im AV-Knoten. Das leitungsfähige Fasergeflecht wird in eine schnell (fast pathway) und eine langsam (slow pathway) leiitende Bahn unterteilt.

• Slow-fast (orthodrom)

Die Erregung erreicht über die langsame Bahn des His-Bündels, die schnelle Bahn ist noch refraktär. Retrograd wird nach Abklingen der Refraktärzeit die schnelle Bahn erregt.
Wird antegrad

• Fast-slow (antidrom)

Die kreisende Erregung erreicht antegrad über die schnelle Bahn das His-Bündel, die retrograde Leitung erfolgt über die langsame Bahn.
- Antegrad – von den VH zu den Kammern
- Retrograd – von den Kammern zu den Vorhöfen

• Slow-fast gewöhnliche Form (90%)

- Die antegrade Erregung läuft über die langsame Bahn.
- Die retrograde Erregung läuft über die schnelle Bahn.

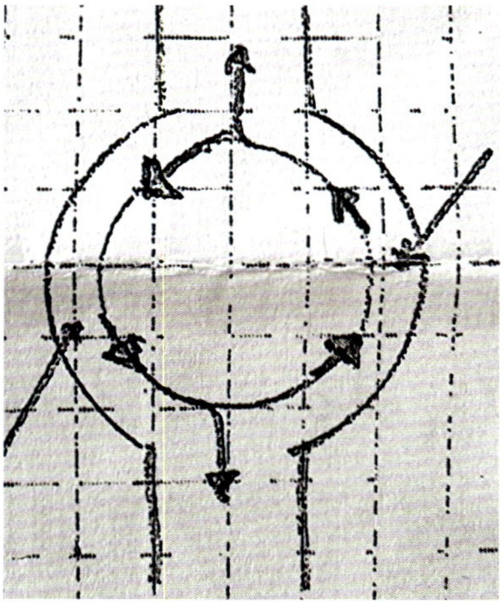

schnell
„fast pathway“

AV-Knoten
langsam
„slow pathway“

Durch die langsame antegrade Leitung ist der retrograde Schenkel bereits wieder erregbar und führt zur Vorhof-Erregung.

Das P wird vom QRS-Komplex „verschluckt“ oder ist unmittelbar hinter dem QRS-Komplex im aufsteigenden Schenkel der S-Zacke.

• Fast slow - Seltene Form (ca. 5 %)

Die Erregung wird antegrad über die schnelle und retrograd über die langsame Bahn erregt.

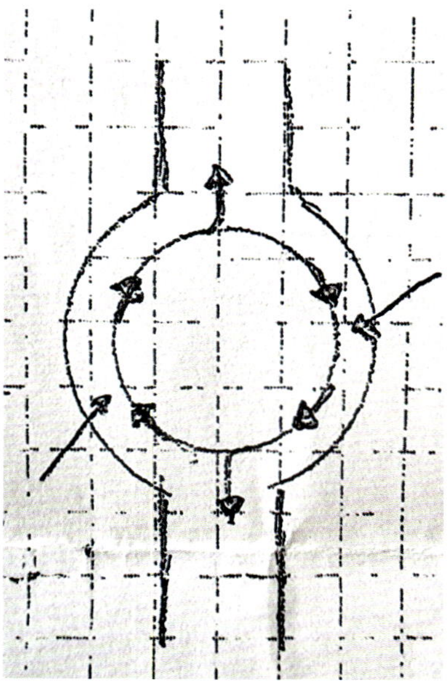

„fast pathway“

AV-Knoten
„slow pathway“

Der Weg ist etwas länger, das P ist weiter vom R entfernt.

3.11 Paroxysmale Kammertachykardie (VT)

Wird durch einen ektopen SM in einem der Ventrikel verursacht.

Abb. 3.11-1 erinnert an eine Salve VES (was es auch wirklich ist).
Wegen der hohen Frequenz ist eine effektive Herzleistung nicht geleistet, der Patient muss rasch behandelt werden.

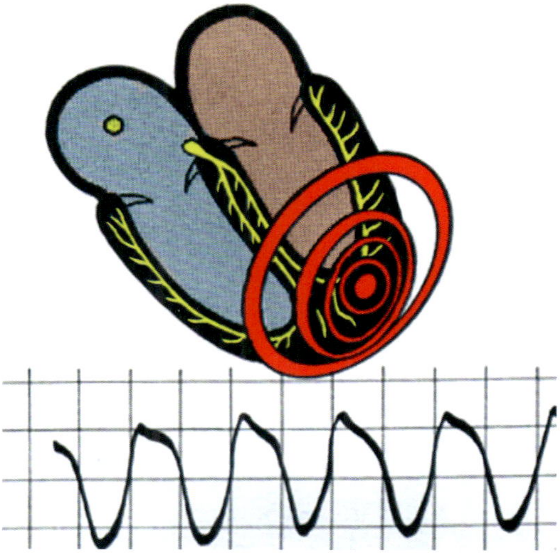

Abb. 3.11-1

Obwohl die Vorhöfe weiterhin in ihrem eigenen Rhythmus depolarisiert werden, sind für gewöhnlich keine P-Wellen zu erkennen. Manchmal wird ein Vorhofimpuls übergeleitet und führt zu einem andersartigen, relativ normal aussehenden QRS-Komplex. Meist ist jedoch nur ein Teil des QRS-Komplexes erkennbar, dieser normal aussehende Teil fällt mit dem Kammerkomplex einer VES in einem sogenannten Kombinationsschlag zusammen. Dies ist ein sicheres Zeichen für eine VT (Abb. 3.11-2).

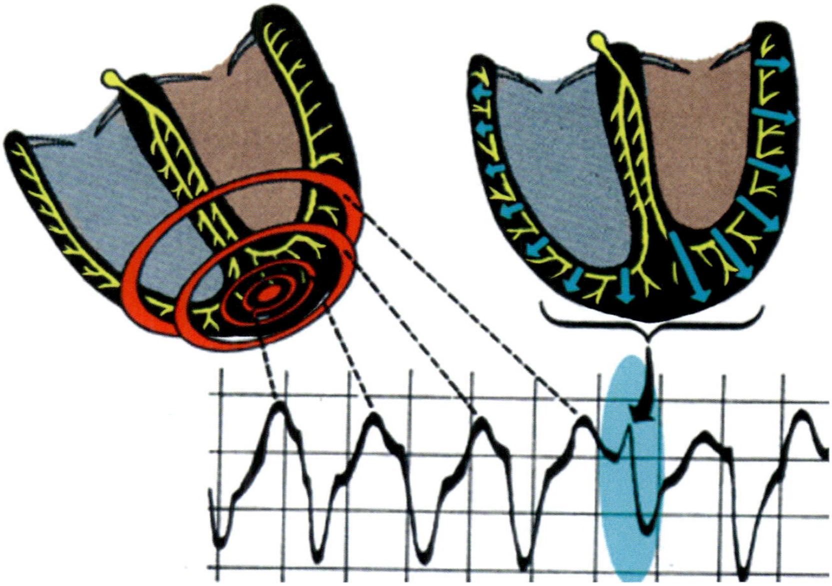

Abb. 3.11-2

3.11.1 Breit-QRS-Komplex Tachykardie (BQRST)

Eine Tachykardie mit breitem Kammerkomplex kann supraventrikulären oder ventrikulären Ursprungs sein. Eine Unterscheidung ist oft schwer.

Bei SVT mit Schenkelblock oder aberranter Überleitung geht jedem QRS-Komplex eine P-Welle voran.
Bei VTs fehlen P-Wellen ganz oder zeigen sich nicht in konstanten Abständen.

- Nach Herzinfarkt oder vorbestehender Herzinsuffizienz liegt die Wahrscheinlichkeit einer VT bei ca. 95 %.
- Paroxysmale Tachykardien ohne Herzerkrankungen sprechen mehr für eine supraventrikuläre Tachykardie (SVT).
- Beim WPW-Syndrom liegt im Falle einer BQRST praktisch nie eine VT vor.

Beweis für eine VT sind die Brugada-Kriterien. Eine VT liegt vor, wenn eins der Kriterien erfüllt ist:

- Alle Abl. der Brustwand sind monophasisch positiv oder negativ, also kein RS-Komplex, kein R/S Umschlag.
- In einer Brustwandableitung ist der Abstand vom Gipfel der R-Zacke bis zum tiefsten Punkt der S- Zacke > 100 ms (>0,1 sec).
- Nachweis einer Q-Zacke in V6
- AV-Dissoziation: P-Wellen und QRS-Komplexe haben keinen Bezug zueinander, d. h. eine unabhängige elektrische Erregung von Vorhof und Ventrikel. Beim Nachweis einer höheren Kammer- als Vorhoffrequenz ist der Ursprung der Kammererregung ventrikulär.
- Man kann sich auch zusätzlich am QRS-Komplex in aVR orientieren. Bei supraventrikulären Rhythmen erfolgt die Ventrikelstimmulation über die Vorhöfe, wodurch der QRS-Komplex in aVR negativ ist. Ein positiver QRS-Komplex in aVR ist mit hoher Wahrscheinlichkeit ventrikulären Ursprungs.
- Einkerbungen im absteigenden Ast der R-Zacke: Josephson-Zeichen.
- Bizarrer Lagetyp: überdrehter Links- bzw. Rechtstyp, sogenannte „Nord-West-Achse".
- Isoelektrische Strecke zwischen zwei QRS-Komplexen.

Erläuterungen zum EKG 38

- QRS-Komplex breit und regelmäßig, kein VHF
- zwischen den verbreiterten QRS-Komplexen ist noch eine isoelektrische Linie erkennbar, zum Beispiel in III
- in V_1 ist eine AV-Dissoziation erkennbar: P-Wellen, als kleine Buckel, im abfallenden Schenkel der R-Zacke in der ersten und vierten Aktion, in der dritten und sechsten Aktion am Beginn der Q-Zacke
- alle Abl. in den BW-Abl. sind monophasisch, kein R/S-Umschlag
- tiefe Q-Zacke in V_6
- Abstand vom Gipfel der R-Zacke bis zum tiefsten Punkt der S-Zacke: > 0,1 sec
- QRS-Komplex in aVR positiv

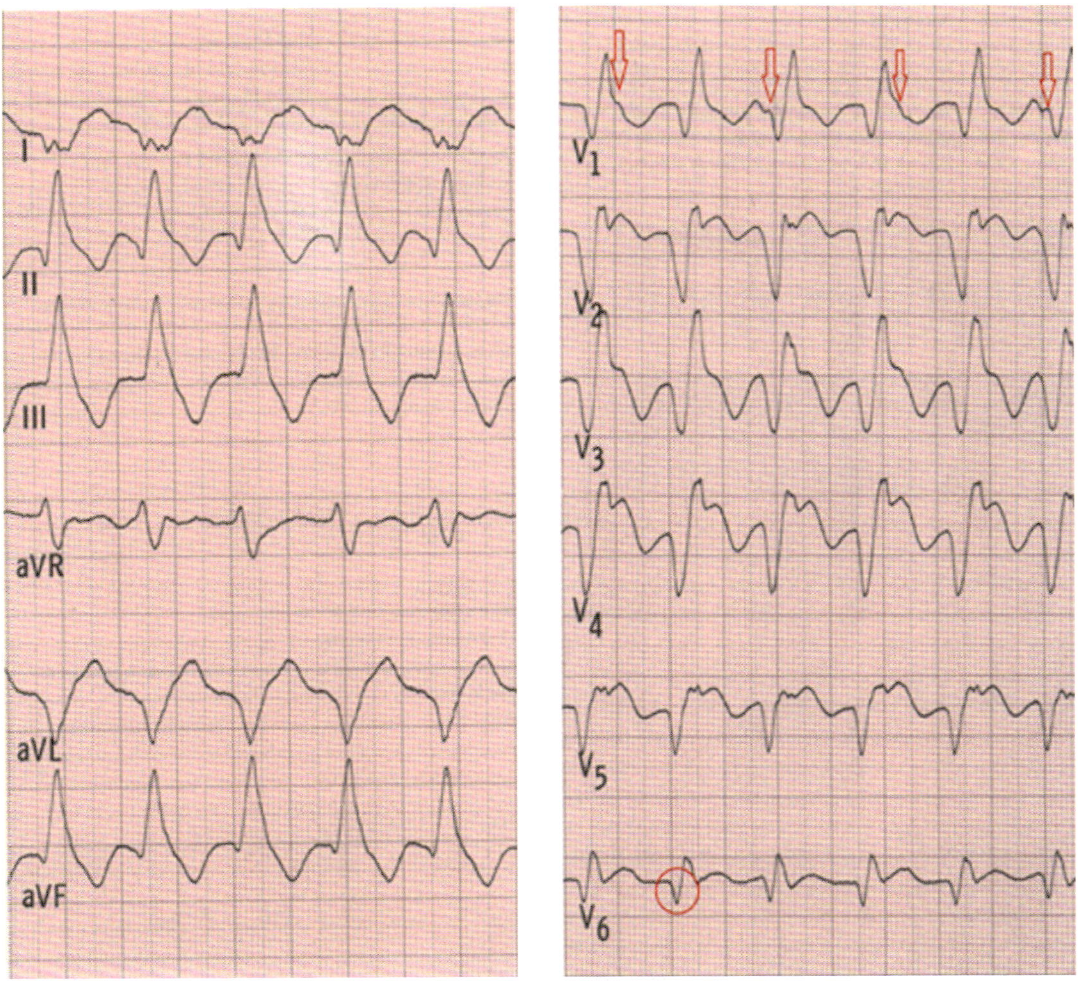

Abb. 3.11-3/EKG 38

Bei EKG 39 handelt es sich um eine regelmäßige hochgradige Tachykardie mit Frequenzen von ca. 210/min.
Die QRS-Komplexe sind breit und verformt, P-Wellen sind nicht erkennbar.

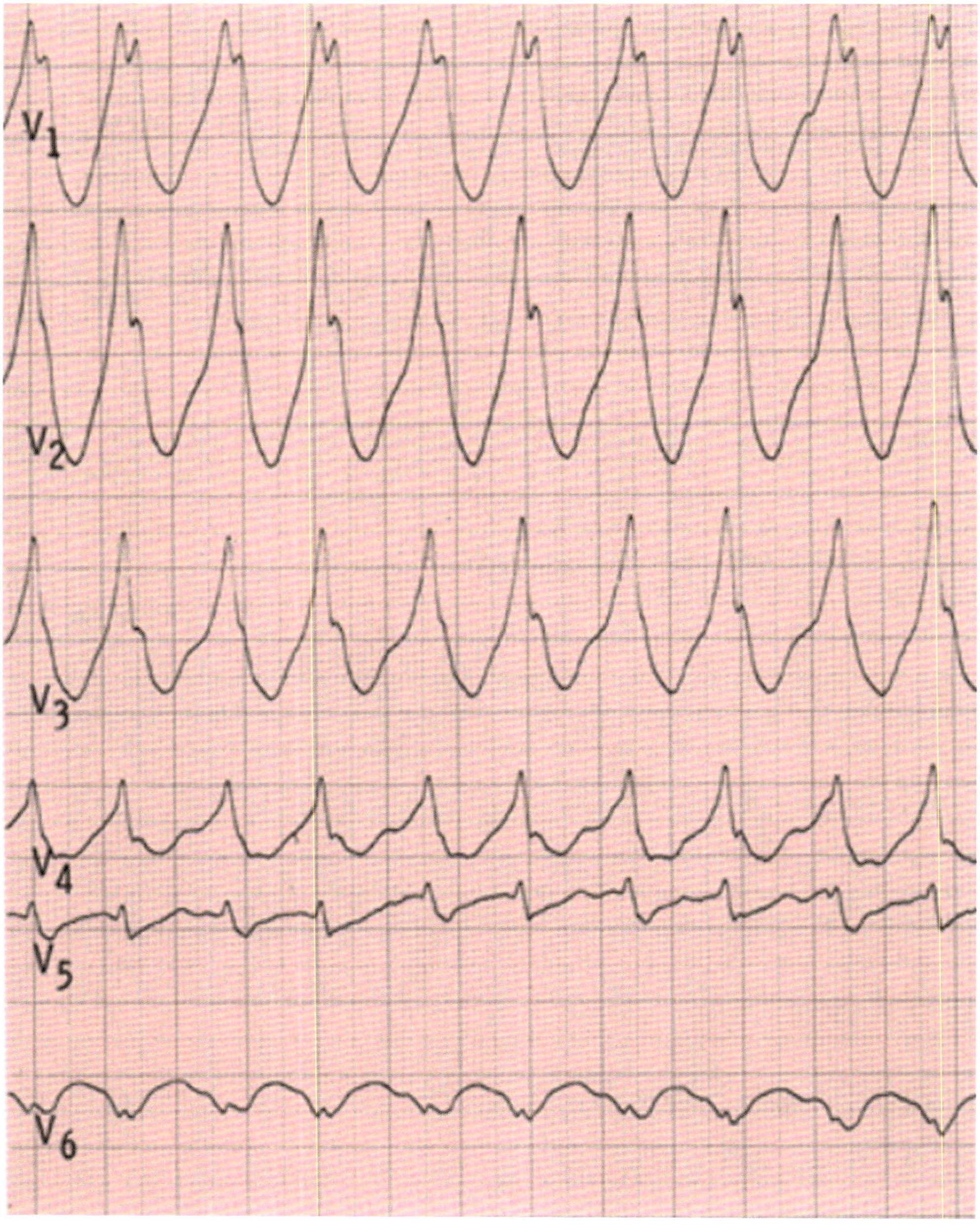

Abb. 3.11-4/EKG 39

Interpretationsmöglichkeiten EKG 39:

- Supraventrikuläre Tachykardie mit Rechtsschenkelblock
- Ventrikuläre Tachykardie
- Tachykardie bei WPW-Syndrom (erstes „Hasenohr" größer als das zweite, bei RSB: rsR)

Für eine VT sprechen folgende Punkte:

- Brugada-Kriterien:
  - AV-Dissoziation in V_4, P´s erkennbar mit regelmäßigem Rhythmus (Vorhof, Frequenz 100/min.)
  - Abstand Gipfel R-Zacke bis zum tiefsten Punkt S-Zacke: > 0,10sec.
  - Alle Abl. konkordant positiv
- Josephson-Zeichen:
  - Knotung/ Einkerbung am absteigenden Ast der R-Zacke in V_2/V_3

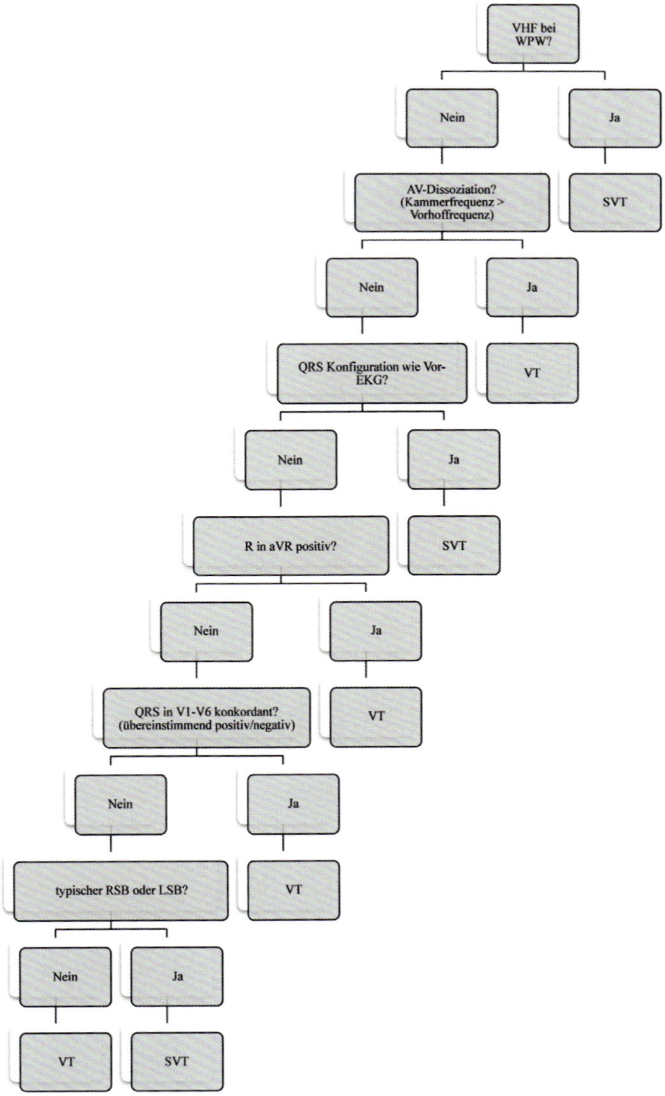

Abb. 3.11-5

Zusammenfassung: Breit-Komplex Tachykardie

- AV-Dissoziation
- QRS in den BW-Abl. konkordant positiv oder negativ
- Abstand höchster Punkt R-Zacke bis tiefster Punkt S-Zacke: > 0,10 sec.
- Die QRS-Breite ist größer als 0,14 sec.
- Der Vektor zeigt in „No men´s land" (Nord-West-Achse)
- Fusionsschläge
- Josephson-Zeichen
- Keine Reaktion auf Karotisdruckversuch

Bei Zweifel oder Unsicherheit immer wie eine VT behandeln!

EKG bei Breit-QRS-Tachykardie (BQRST)

Keine Bedeutung in der Abgrenzung VT und SVT hat der hämodynamische Status. VT's werden gelegentlich besser toleriert als SVT's und die Patienten bleiben, auch bei hochfrequenter VT, erstaunlich lange stabil.

Ursachen einer BQRS-Tachykardie:
1. Re-entry
2. Abnorme Automatie
3. Getriggerte Aktivität

Zu 1.:
Ein Makro-Re-entry benutzt kardiale Strukturen wie Tawara-Schenkel, AV-Junktion oder artriale Muskulatur. Unter anderem sind z. B. die AVNRT und AVRT, das VHFl und die Mehrzahl der Kammertachykardien auf einen Makro-Re-entry zurückzuführen.

Ein Mikro-Re-entry besteht aus kleineren spiralförmigen rotierenden Kreisen, die nicht eng an eine vorgegebene anatomische Struktur gebunden sind, z. B. Vorhofflimmern und Kammerflimmern.

Zu 2.:
Anstelle des Sinusknotens übernimmt ein ektoper Herd die Reizbildung. Abnorme Automatie bedeutet eine pathologisch schnelle bzw. ektope Impulsbildung.

Zu 3.:
Im Gegensatz zur Automatie ist für das Auftreten von getriggerter Aktivität ein vorangegangener Impuls Voraussetzung, da dieser in der Phase der Repolarisation entsteht.

In 70-80 % der BQRS-Tachykardien handelt es sich um VT's, meist auf der Basis einer strukturellen Herzerkrankung. Es besteht keine typische LSB- oder RSB-Morphologie. SVT's mit breitem QRS-Komplex können bei vorbestehenden oder funktionellen Schenkelblöcken, bei Präexitation (WPW), bei schweren metabolischen Störungen oder Elektrolytentgleisungen auftreten.

Ist die Diagnose unklar, muss die BQRST wie eine VT behandelt werden. So besteht das geringste Risiko einer Fehlbehandlung. Eine für eine VT gehaltene SVT kann kaum einen fatalen Behandlungsfehler verursachen.

3.11.2 Kammerflimmern

Bei Kammerflattern kontrahieren die Herzkammern außergewöhnlich schnell. Begrenzt durch seine Viskosität, kann das Blut nicht rasch genug nachströmen, sodass keine vollständige Kammerfüllung zustande kommt.

Dies führt zur Minderdurchblutung der Koronararterien. Diesen Zustand versuchen viele ektope Herde in den Kammern zu kompensieren – es kommt zu Kammerflimmern (siehe Abb. 3.11-5)

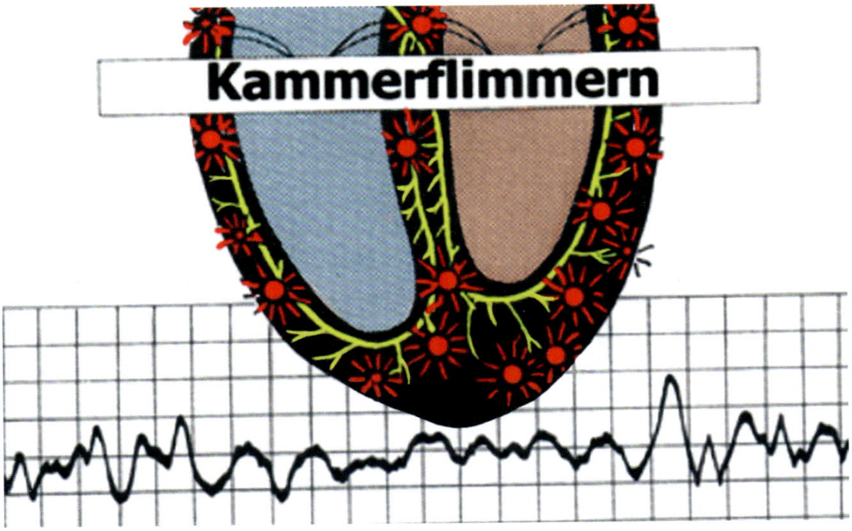

Abb. 3.11-5

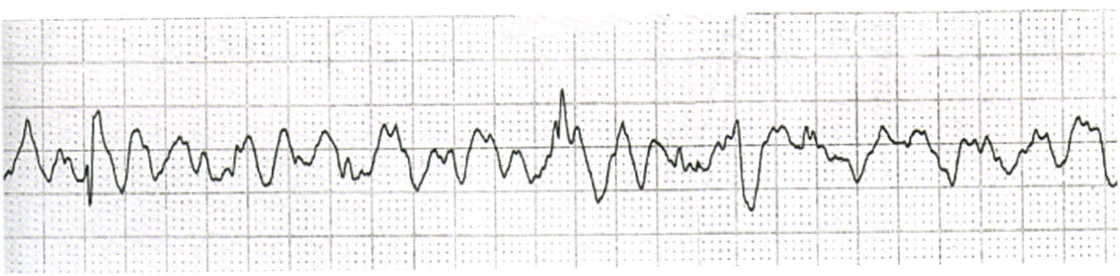

Abb. 3.11-6

Das EKG-Bild ist völlig chaotisch. Es verändert sich ständig. Man könnte meinen, die Elektroden würden nicht richtig kleben. Der Patient ist in höchster Lebensgefahr, sofortige Reanimation ist zwingend notwendig (Abb. 3.11-6).

4 Blockbilder

4.1 Sinuatrialer Block (SA-Block)

Der SA-Block ist eine Störung der Erregungsübertragung vom Sinusknoten auf die Vorhofmuskulatur. Im Oberflächen-EKG sind die Sinusimpulse nicht zu sehen, die P-Welle repräsentiert die Vorhoferregung, deswegen ist eine SA-Blockierung schwer zu erkennen, auch weil SA-Blockierungen in der Regel vorübergehend auftreten.
Die P-Welle und die P-Q-Zeit sind unverändert. Aussetzen des Sinusimpulses für mindestens einen Zyklus, danach wieder normale Aktionen oder Einsetzen von Vorhofersatzsystolen oder Ersatzrhythmus.

Unterteilt wird der SA-Block in drei Schweregrade:

- SA-Block I°: Im Oberflächen-EKG nicht nachweisbar
- SA-Block II°: Ausfall von P- und QRS-Komplex
- SA-Block III°: Im EKG nicht von einem Sinusknotenstillstand zu unterscheiden, d.h. kein Erregungsaustritt aus dem Sinusknoten. Ein supra- oder ventrikulärer Ersatzrhythmus übernimmt den Rhythmus mit anderer Frequenz.

Der SA-Block II°wird unterteilt in Typ I und Typ II.

4.2 Typ I (Wenckebach)

Voranschreitende Verkürzung der PP-Intervalle ohne Veränderung der P-R-Zeit, bis eine Übertragung ausfällt. Diese Pause ist kleiner als das Doppelte des vorangegangenen PP Intervalls. Im EKG nur durch die Wenckebach-Periodik von einer Sinusarrhythmie zu unterscheiden.

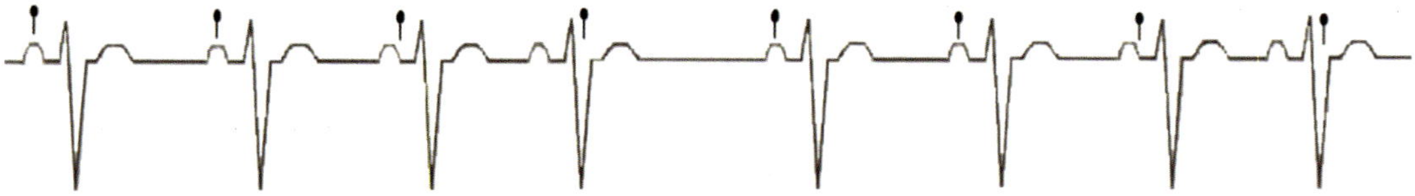

Abb. 4.2-1

Wegen der SA-Blockierung fehlt die fünfte P-Welle mit QRS-Komplex, dann beginnt die Periodik von vorn. (Abb. 4.2-1)

4.3 Typ II (Mobitz)

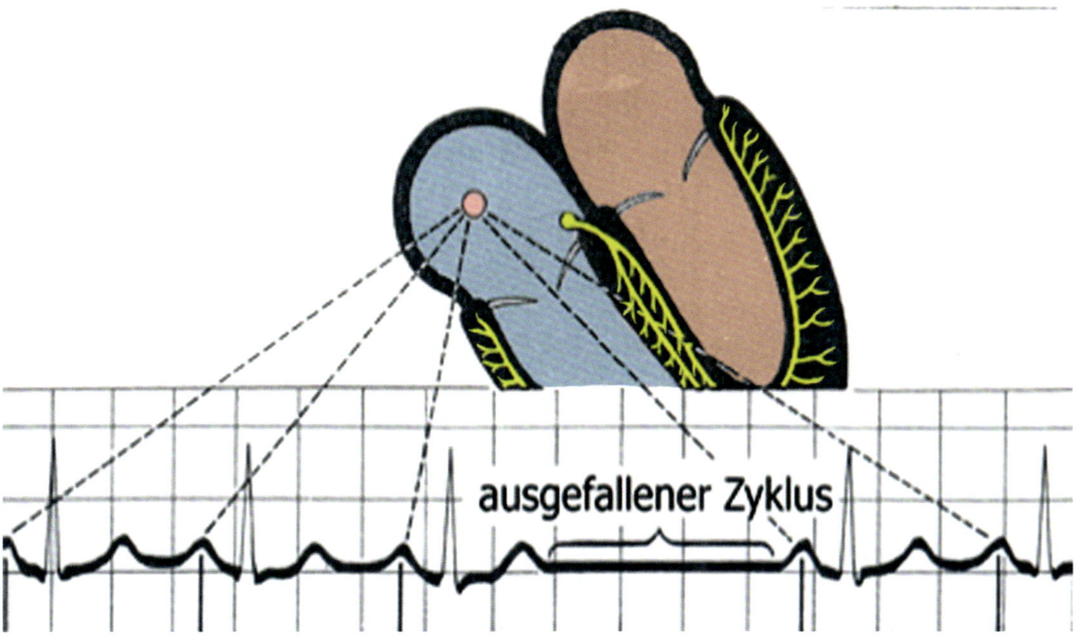

Abb. 4.3-1

Plötzlicher Ausfall einer Aktion. Die Pause ist gleich groß wie ein doppelter P-P-Abstand oder um ein Vielfaches größer als ein normales Intervall. Es kommt zu einer Halbierung (2:1) oder Drittelung (3:1) der Frequenz. Man spricht dann von einem SA-Block II° Typ II mit einer 2:1 oder 3:1 Blockierung. Nur zu erkennen bei intermittierendem Auftreten. Sonst erscheint ein SA-Block II° wie eine Sinusbradyarrhythmie.
(Abb. 4.3-1)
SA-Blockierungen treten bevorzugt im höheren Lebensalter auf.

SA-Block II° (Mobitz)

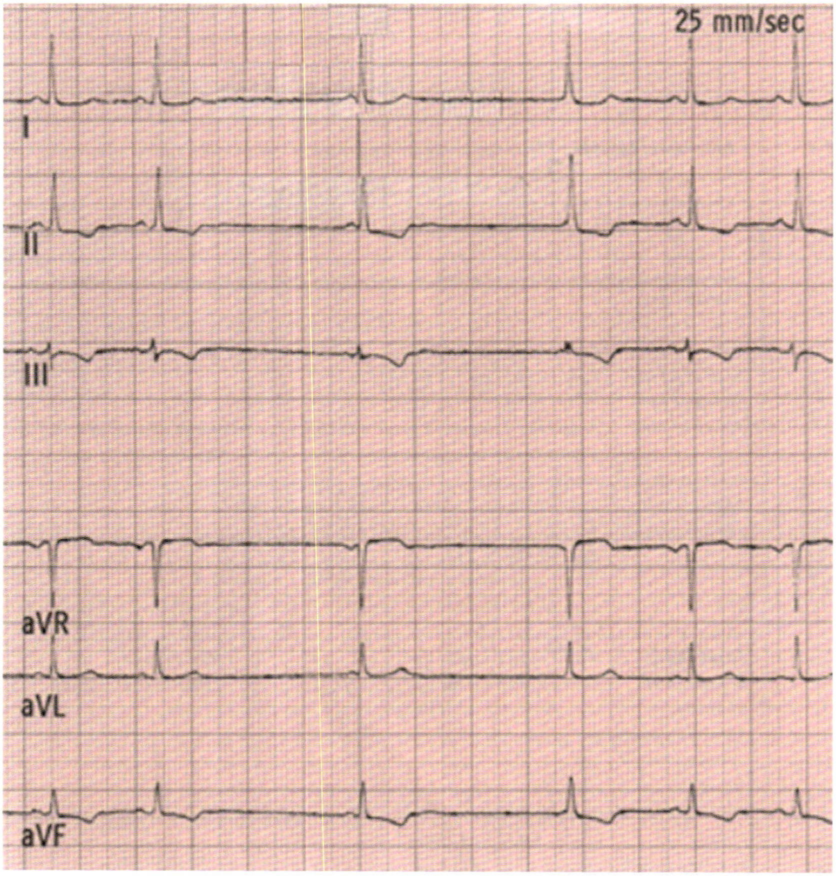

Abb. 4.3-2/EKG 40

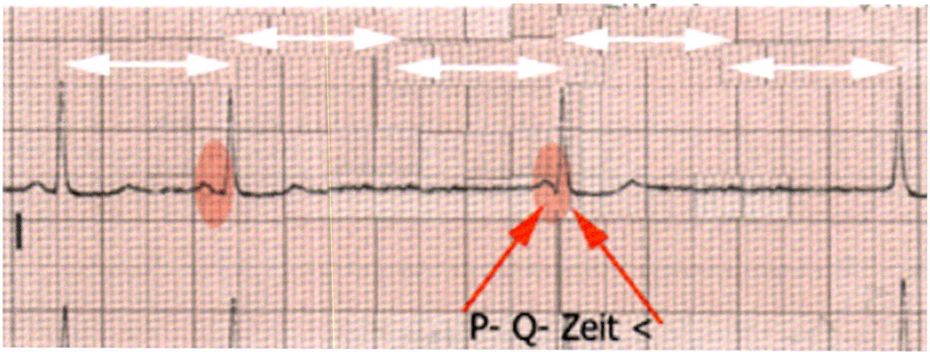

Detail von Abb. 4.3-2/ EKG 40

In der Ableitung I beträgt der P-P-Abstand von der zweiten zur dritten Aktion das Doppelte der vorangegangenen Abstände (die weißen Pfeile markieren die Abstände), eine 2:1 Blockierung. Außerdem sieht man in der dritten Aktion eine deutlich verkürzte P-Q-Zeit, d. h. ein supraventrikuläres Ersatzzentrum ist eingesprungen. (Abb. 4.3-2/EKG 40, Detail)

4.4 Atrioventrikulärer Block (AV-Block)

Der AV-Block ist eine Störung der Überleitung der Vorhoferregung über den AV-Knoten auf das Erregungsleitungssystem der Ventrikel, d. h. die Sinusimpulse werden vom AV-Knoten verzögert oder gar nicht auf die Ventrikel übergeleitet.

Es gibt verschiedene Ausprägungen, die in der unten genannten Reihenfolge auch dem Schweregrad der AV-Knoten-Erkrankung entsprechen:

- AV-Block I°
- AV-Block II°
  - Typ I
  - Typ II
- AV-Block III°

4.4.1 AV-Block I°

Hier ist die Überleitungszeit (= PQ-Zeit) über 0,21 sec. verlängert (normale PQ-Zeit 0,12-0,21 sec.). Jeder P-Welle folgt ein Kammerkomplex, d. h. jeder Impuls wird übergeleitet. Der AV-Block I° bedarf keiner Intervention. Die PQ-Zeit ist jedoch frequenzabhängig. Bei einer Frequenz von 100/min entspricht eine PQ-Zeit von 0,20 sec. einem AV-Block I°!

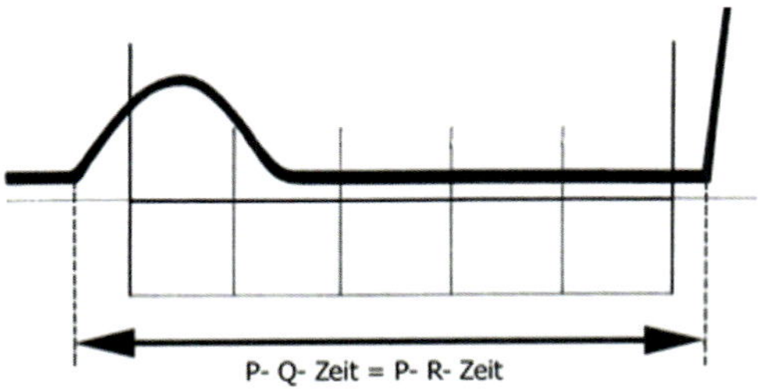

Abb. 4.4-1

PQ-Zeit (sec.)	Herzfrequenz (min.)
0,21	50
0,20	60
0,19	70
0,18	80
0.17	90
0,16	100
0,15	110
0,14	120

Das PQ-Intervall beginnt mit Anfang der P-Welle und geht bis zum Beginn der Q-Zacke. Da aber selten Q-Zacken im EKG zu sehen sind, kann man auch den Beginn der R-Zacke als Endpunkt nehmen. Man könnte also auch von einer PR-Zeit sprechen. In der Literatur zunehmend: P-R (Abb. 4.4-1).

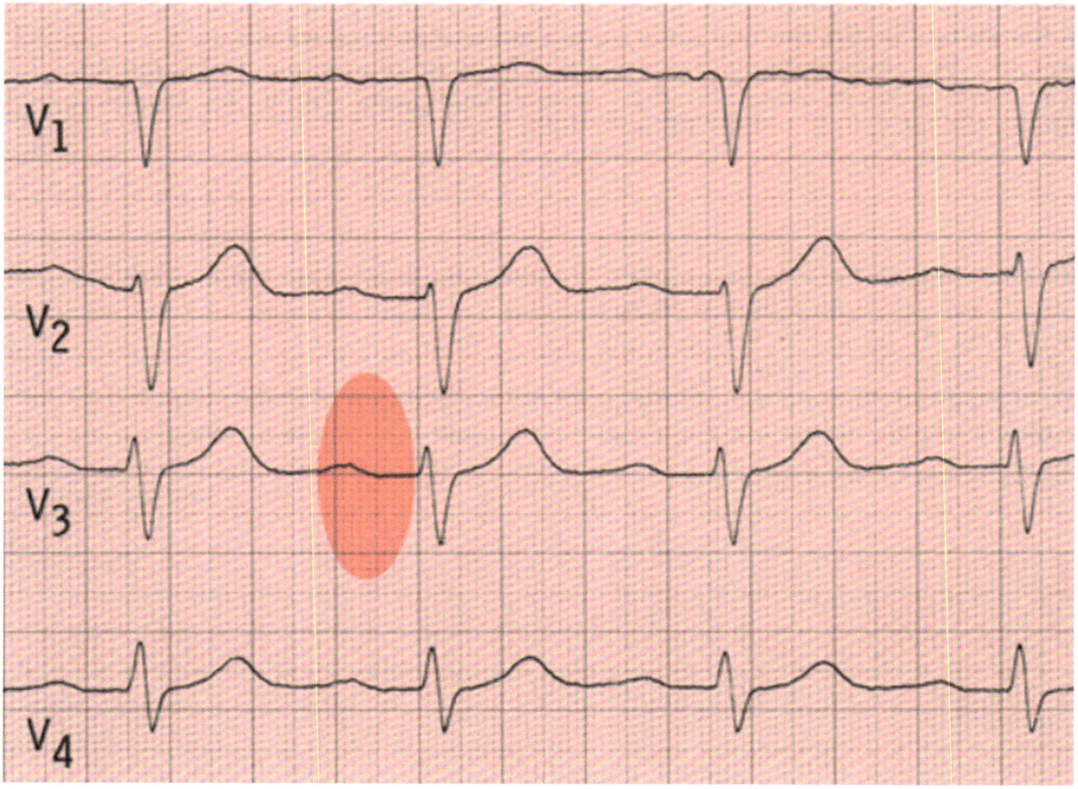

Abb. 4.4-2/EKG 41

Bei einer Frequenz von 94/min ist die PQ-Zeit von 0,24 sec. eindeutig verlängert, jedes P wird aber von einem QRS-Komplex beantwortet, AV-Block I° (Abb. 4.4-2/EKG 41).

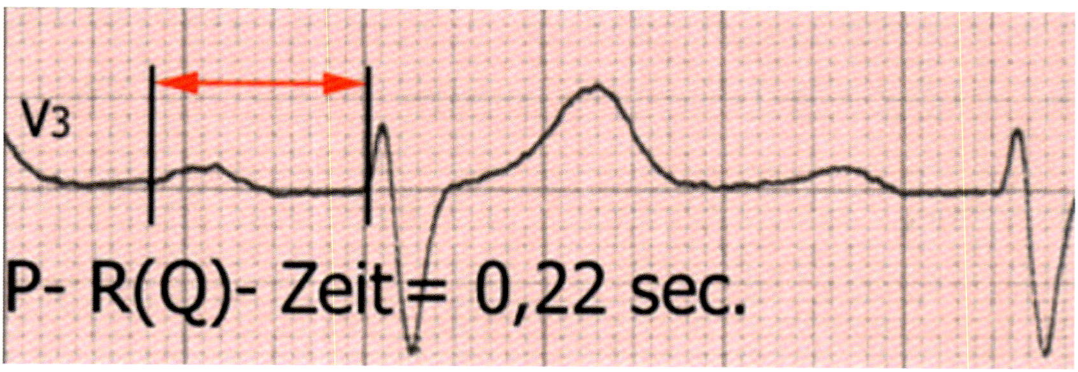

Detail von Abb. 4.4-2/EKG 41

4.4.2 AV-Block II°

Im Gegensatz zum AV-Block I° wird nicht jede Sinuserregung zu den Kammern übergeleitet. Man unterscheidet den AV-Block II°:

- AV-Block II° Typ I
  - Wenkebach Periodik
- AV-Block II° Typ II
  - Mobitz-Block

AV-Block II° Typ I Mobitz I (Wenckebach Periodik)

Auffallend ist die zunehmende Überleitungsverzögerung, d.h. durch den AV-Block verlängert sich die PQ-Zeit zunehmend so lange, bis kein QRS-Komplex auslösbar ist. Der AV-Block II° Typ I ist meist vorübergehend, mit guter Prognose. Ein Übergang in den AV-Block III° ist selten. (Abb. 4.4-3/EKG 42)

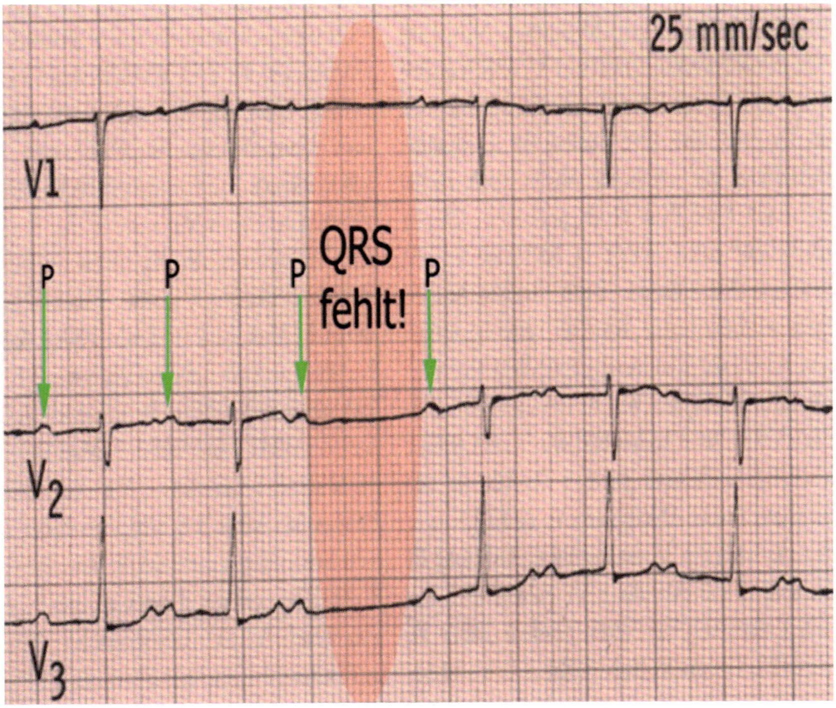

Abb. 4.4-3/EKG 42

Die PQ-Zeit verlängert sich von Aktion zu Aktion, bis die Erregung nicht mehr zu den Ventrikeln übergeleitet wird. Danach beginnt die Periodik mit normaler P-Q-Zeit erneut. Unterschied SA-Block: hier mit P-Welle (EKG 42). Eine 4:3 Überleitung, d. h. auf 4 Vorhofimpulse folgen 3 QRS-Komplexe.

Die Kammerkomplexe sind unregelmäßig. Die Vorhof-Aktionen aber regelmäßig. Bei AV-Blöcken I° und II° Typ I und Typ II und AV-Block III° liegen regelrechte Sinusrhythmen vor.
Bei VHF und AV-Block III° sieht man Flimmerlinien, aber regelmäßige QRS-Komplexe.

AV-Block II° Typ Mobitz II

Hier erfolgt die Vorhofaktion regelmäßig, P- und PQ-Zeit unverändert. Es wird aber nicht jede Sinusaktion von einem QRS-Komplex beantwortet, sondern nur jede zweite.

Die Vorhoferregung wird plötzlich ohne PQ-Zeit-Verlängerung blockiert. Man spricht von einer 2:1, 3:1 oder x:1-Überleitung, d. h. also, es sind zwei, drei oder x Vorhofimpulse nötig, um eine ventrikuläre Antwort hervorzurufen.

Nicht mit Vorhofflattern zu verwechseln (keine Sägezahn- Flatterwellen, Nulllinie ist deutlich zu erkennen und beim AV-Block II° ist die VH-Frequenz nicht schnell).

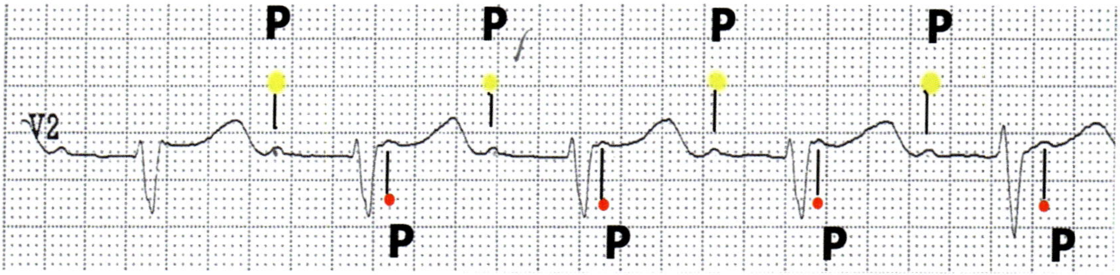

Abb. 4.4-4, Detail von Abb. 3.4-1/EKG 17
VHFl mit 2:1 Überleitung

Bei einem AV-Block II° Typ II ist die Gefahr eines Übergangs zu einem AV-Block III° größer als bei einem AV-Block II° Typ I (Wenckebach) und somit die Prognose ungünstiger.

Bei schlanken QRS-Komplexen liegt die Überleitungsstörung in den His-Bündeln, bei weiter entfernten Störungen können die QRS-Komplexe schenkelblockartig verbreitert sein.

AV-Block II° Typ Mobitz II mit 3:1 Überleitung

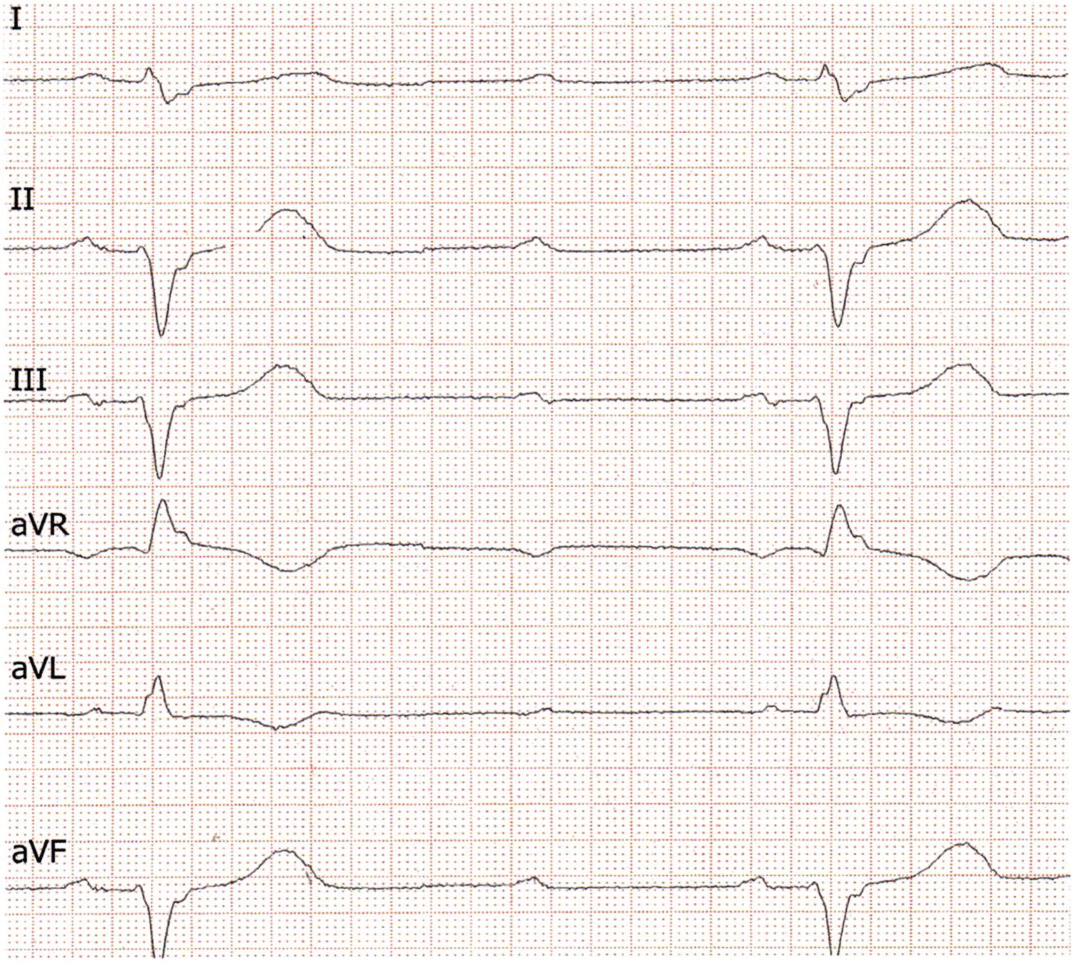

Abb. 4.4-5/EKG 43

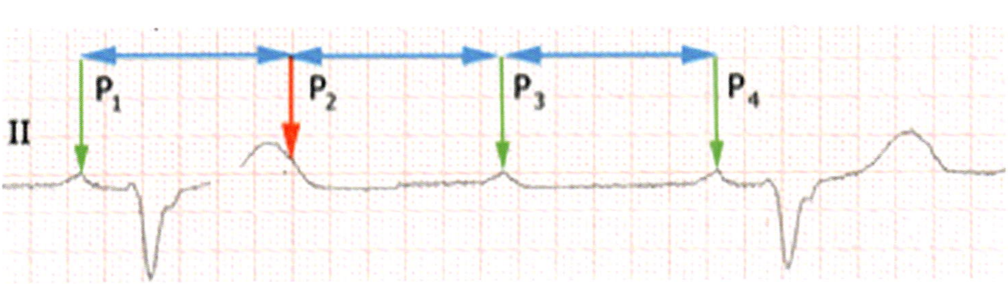

Detail von Abb. 4.4-5/EKG 43

Betrachtet man das EKG, fällt eine Regelmäßigkeit der P-Wellen und Kammerkomplexe auf.

Beim Vermessen der PP-Abstände wird festgestellt, dass der Abstand von der dritten zur vierten (deutlich erkennbaren) P-Welle genau halb so lang ist, wie der Abstand von P_1 zu P_3. Das zweite P ist in der T-Welle versteckt (Abb. 4.4-5/EKG 43).

AV-Block II° mit 2:1 Überleitung

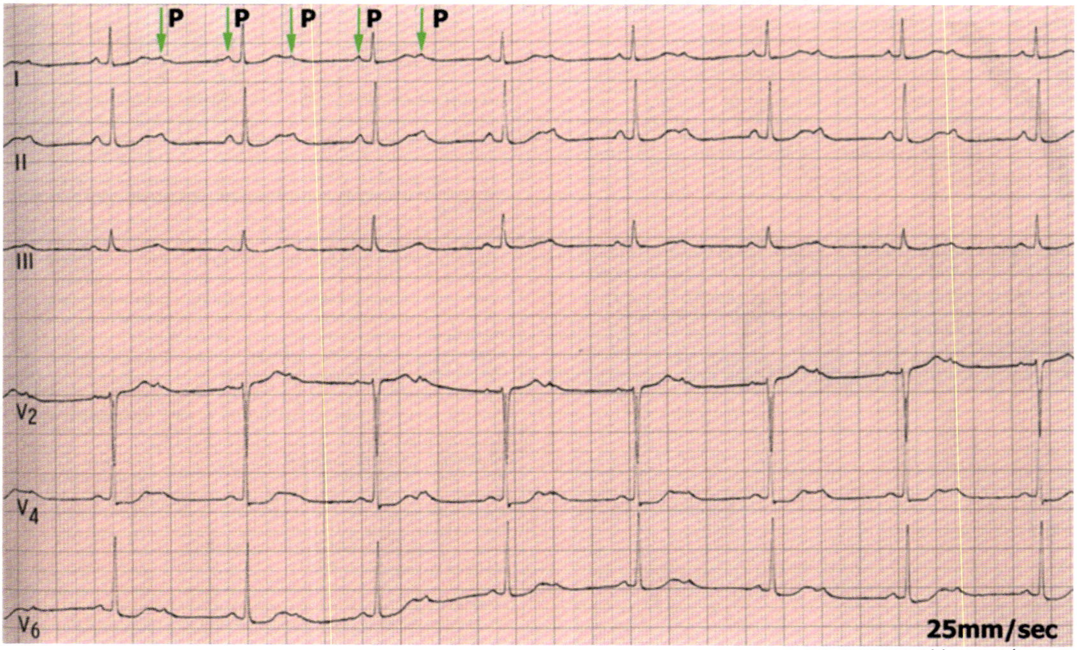

Abb. 4.4-6/EKG 44

Jede zweite P-Welle wird von einem QRS-Komplex beantwortet – daraus folgt, nur jede zweite Vorhoferregung wird auf die Kammern übergeleitet (Abb. 4.4-6/EKG 44).

Sonderfall AV-Block II° mit 2:1 Überleitung und schmalem QRS-Komplex

Bei einer durchgehenden 2:1-Überleitung mit schmalem QRS-Komplex lassen sich der Typ I-Wenckebach-Periodik und Typ II-Mobitz-Block im Oberflächen-EKG nicht unterscheiden. Neben einem Mobitz II-Block kann auch eine rasche Wenckebach-Periodik vorliegen, die schon bei jedem zweiten Schlag zum Ausfall führt.

Der Wenckebach-Block ist im AV-Knoten lokalisiert. Eine normale Überleitung und alle Zwischenstufen einer PQ Zeitverlängerung sind möglich. Der QRS-Komplex ist schmal, wenn kein RSB oder LSB vorliegt. Der Mobitz II-Block liegt distaler im Erregungsleitungssystem, im His-Bündel oder in einem der Tawara-Schenkel mit dann verbreitertem, deformierten QRS-Komplex. Der Sinusimpuls wird, bei konstanter P-Q-Zeit, übergeleitet oder nicht. Kommt es nach einer 1:1-Überleitung plötzlich zu einer 2:1-Überleitung, ohne dass sich die PQ-Zeit ändert, ist der Mobitz-Block erwiesen. Sind im EKG aber zwischenzeitlich verlängerte PQ-Zeiten zu sehen, ist ein Mobitz I-Block anzunehmen. Beide Formen können ineinander übergehen.

Der AV-Block II° Typ II-Mobitz ist eine Blockierung im unteren Anteil des Erregungsleitungssystems. Er ist durch den unbestimmten Wechsel von Überleitung oder Blockierung gekennzeichnet.

Der AV-Block II° mit einer 2:1-Überleitung und schmalem QRS-Komplex ist also nicht immer ein AV-Block II° Typ II-Mobitz. Auch eine Blockierung im oberen Anteil des AV-Knotens (Wenckebach) kann zu einem 2:1-Block führen. Dann allerdings mit schmalem QRS-Komplex.

Bis zu 80 % einer durchgehenden schmalkomplexen 2:1 Blockierung ist eine Mobitz-I-Blockade, nachgewiesen durch elektrophysiologische Untersuchungen.

4.4.3 AV-Block III° (totaler AV-Block)

Der komplette AV-Block ist eine vollständige Unterbrechung der Erregungsleitung von den Vorhöfen zu den Kammern, d. h. Vorhof- und Kammererregung laufen unabhängig voneinander. Eine komplette AV-Dissoziation. Es liegen zwei Rhythmen vor, ein Vorhof- und ein Kammerrhythus.
Das bedeutet eine schwere Rhythmusstörung mit der Möglichkeit eines Adam-Stokes-Anfalls (Bewusstlosigkeit durch cerebrale Mangeldurchblutung bei zu langsamer Herzfrequenz).
Durch die totale Blockierung der Vorhofimpulse springt ein ektoper Herd im AV-Knoten oder in den Ventrikel ein. Unabhängig voneinander liegen eine Vorhof- und eine Kammerfrequenz vor.

Bei schlanken QRS-Komplexen ist der Schrittmacher im AV-Knoten (ein ideonodaler Rhythmus).

Bei breiten, bizarr verformten QRS-Komplexen liegt der Schrittmacher in einem der Ventrikel (ein idioventrikulärer Rhythmus).

Die Lage des ektopen SM erkennt man an der Konfiguration des QRS-Komplexes und der Eigenfrequenzen des Ersatzzentrums (auch bei gleichzeitigem Vorliegen eines Rechts- oder Linksschenkelblocks).

Der AV-Block III° ist eine häufige Komplikation beim Hinterwandinfarkt.

- Knotenrhythmus: 40-60/min.
- Kammerrhythmus: 30-40/min.

Bei akuten AV-Blockierungen sind fließende Übergänge der Blockierungsgrade möglich.
(Abb. 4.4-7 und Abb. 4.4-8)

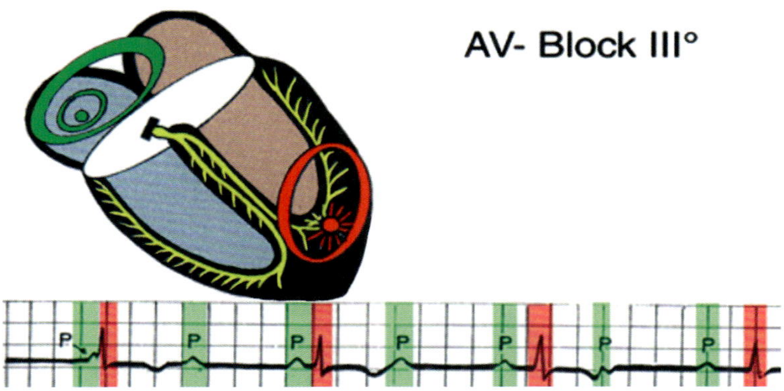

Abb. 4.4-7

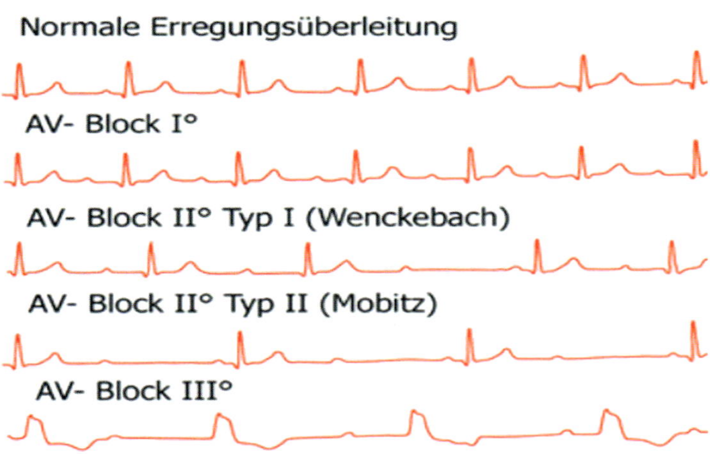

Abb. 4.4-8

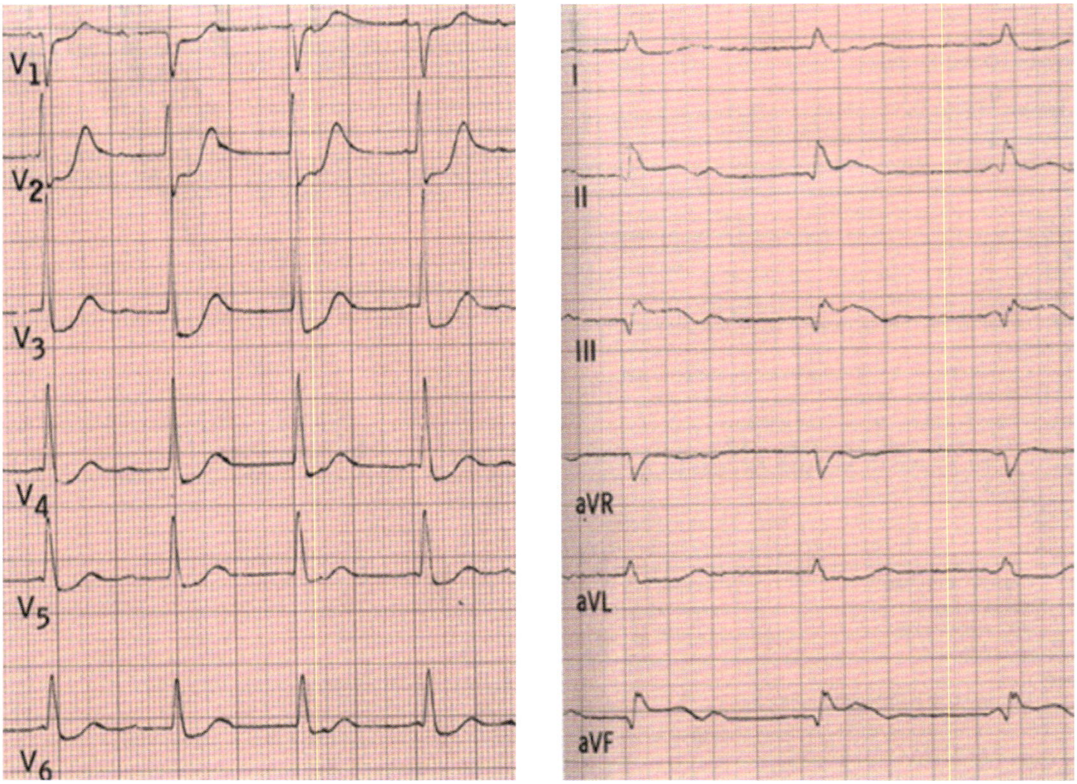

Abb. 4.4-9/EKG 45

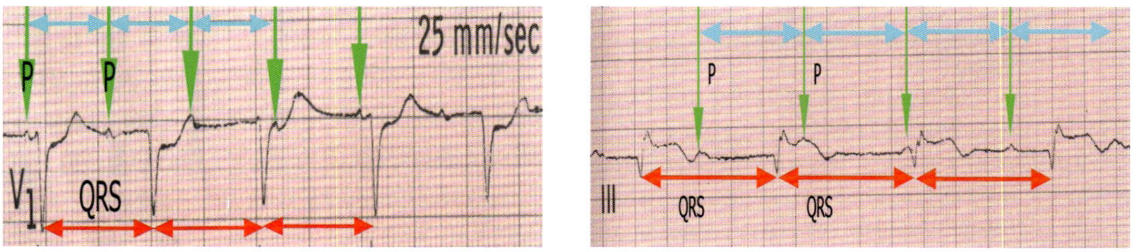

Details von Abb. 4.4-9/EKG 45

Betrachtet man das EKG, fällt wieder eine Regelmäßigkeit der P-Wellen und Kammerkomplexe auf (Abb. 4.4-9/EKG 45, Details).

P-Wellen und QRS-Komplexe unabhängig voneinander und regelmäßig.

- Vorhoffrequenz: 95/min
- Kammerfrequenz: 71/min
- schmaler QRS-Komplex: Idionodaler akzelerierter Rhythmus
- Hinterwandinfarkt

Entscheidungshilfe zwischen AV-Block II° und AV-Block III°

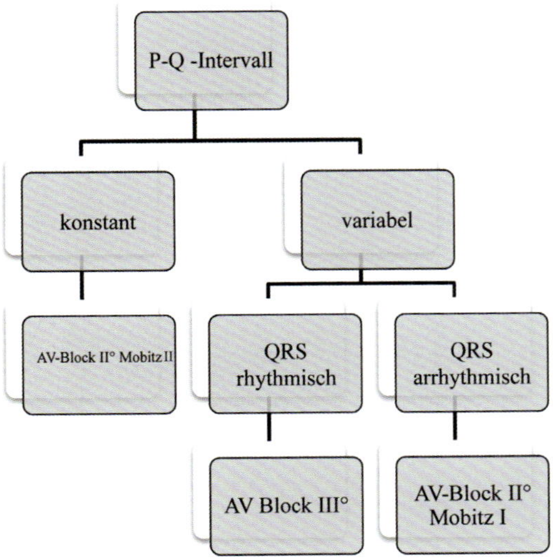

Abb. 4.4-10

4.5 Schenkelblock

Es ist eine Störung der Erregungsleitung unterhalb des AV-Knotens, d. h. eine Störung der intraventrikulären Erregungsausbreitung.

Beim Schenkelblock liegt im linken bzw. im rechten Tawara-Schenkel (deswegen Schenkelblock) eine Leitungsstörung vor, das bedeutet, ein Schenkel nach dem anderen wird erregt, nicht beide gleichzeitig. Man spricht dann von einem vollständigen Rechts- oder Linksschenkelblock.

Allerdings können von einer solchen Blockierung auch der linke anteriore (vordere) und der linke posteriore (hintere) Faszikel des linken Tawara-Schenkels einzeln oder in Kombination betroffen sein.

Der rechte Tawara-Schenkel ist bis zu seiner Aufzweigung in Bindegewebe eingebettet.
Der linke Tawara-Schenkel ist wesentlich kürzer und teilt sich in einen längeren, dünneren und verletzlicheren, zur Vorderwand verlaufenden links anterioren Faszikel. Ein zweiter, kürzerer und kräftigerer Faszikel versorgt die Hinterwand, der links posteriore Faszikel.

Schenkelblöcke können permanent oder intermittierend auftreten. P-Welle und P-Q-Zeit sind nicht betroffen.

4.5.1 Vollständiger Schenkelblock

- QRS-Zeit > 0,12 sec. Da die Arbeitsmuskulatur die Erregung langsamer weiterleitet als das Erregungsleitungssystem.
- QRS-Komplexe breit, bizarr, die Erregung der blockierten Seite läuft über Umwege, da beide Kammern über den nicht blockierten Schenkel erregt werden.
- Auch die Erregungsrückbildung ist gestört. ST-Senkung und negative T-Welle, deswegen Schwierigkeiten bei der Infarktdiagnose. **LSB+TNT / TNI erhöht = STEMI**
- Beim Schenkelblock wird durch die einseitige Leitungsverzögerung ein Schenkel nach dem anderen erregt (Phasenverschiebung).
- Im EKG bilden sich zwei zusammenhängende QRS-Komplexe ab. Durch die Phasenverschiebung bilden sich zwei R-Zacken.
- Gestörte Erregungsausbreitung führt immer zu einer gestörten Erregungsrückbildung.

1. Rechtsschenkelblock

Beim Rechtsschenkelblock wird der rechte Ventrikel nach dem linken Ventrikel erregt.

2. Linksschenkelblock

Beim Linksschenkelblock wird der linke Ventrikel nach dem rechten erregt.

Regel:
Um eine RSB von einem LSB zu unterscheiden, schaut man sich den QRS-Komplex in V1 an:
- QRS in V1 negativ – LSB
- QRS in V1 positiv – RSB
- Ein LSB kann im V_1 niemals positiv, ein RSB in V_1 niemals negativ sein

4.5.2 Rechtsschenkelblock (RSB)

Der RSB kommt häufiger vor als der LSB.

Komplett:
- QRS > 0,12 sec.
- QRS-Komplex breit bizarr deformiert
- M-förmige Aufsplitterung von R (rsR`) in V_1 und V_2(V_3) rechtspräkordiale Ableitungen.
- tiefes, breites S in V_5, V_6, I und aVL

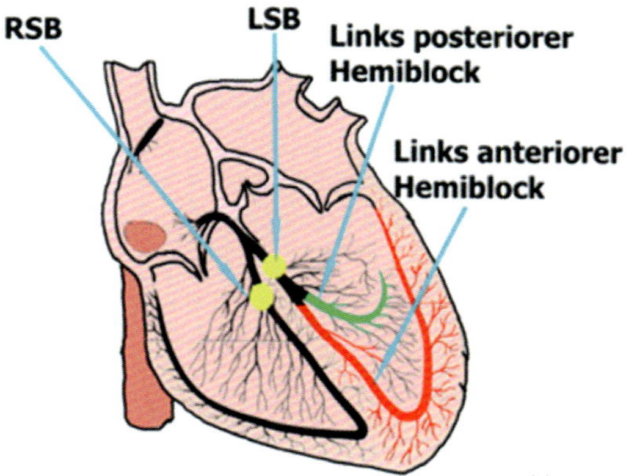

Abb. 4.5-1

Rechtsschenkelblock (RSB) komplett

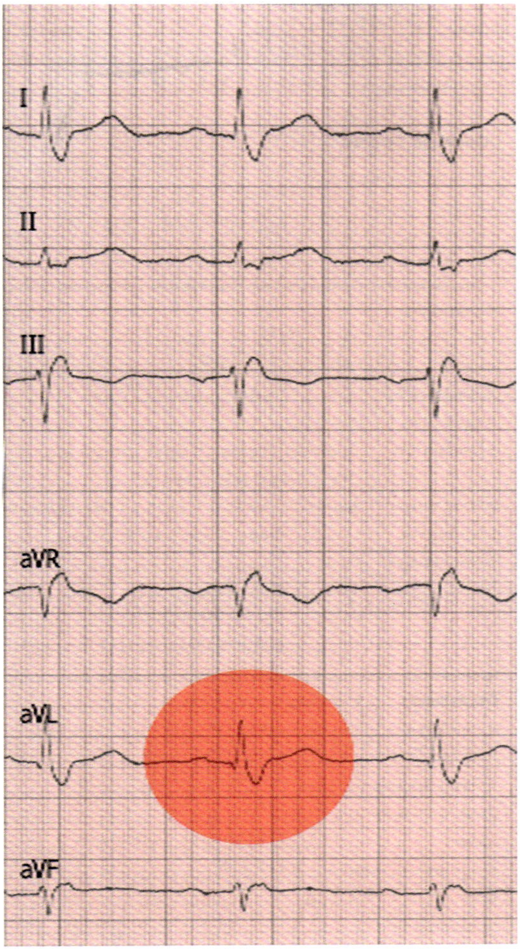

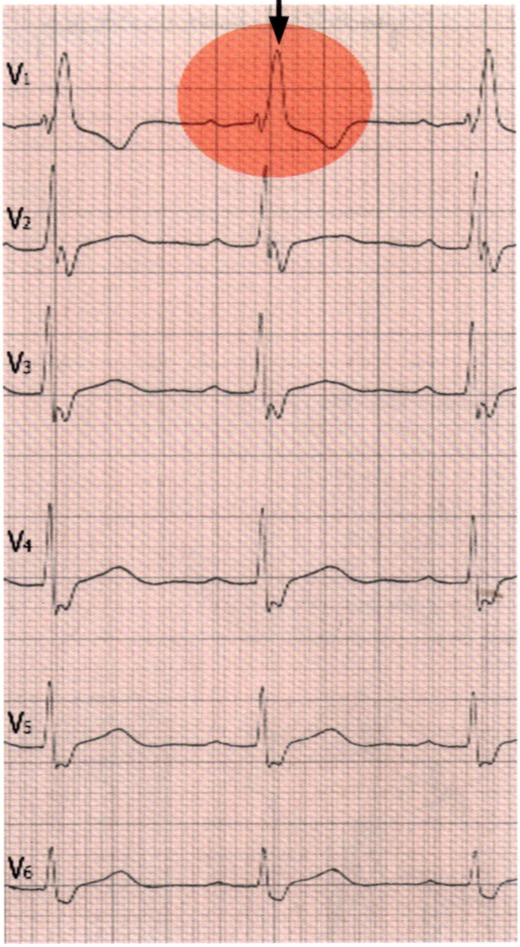

Abb. 4.5-2/EKG 46

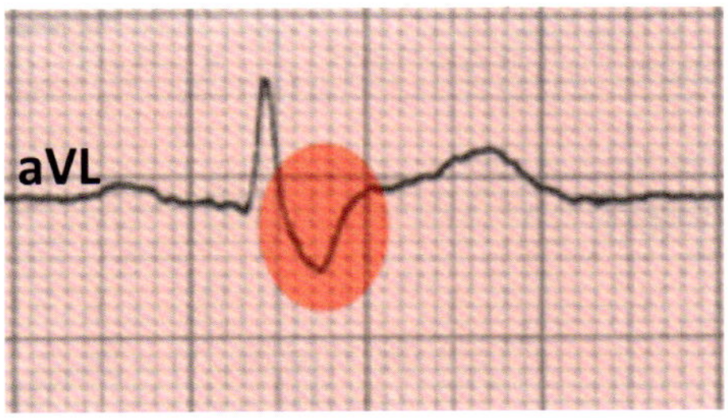

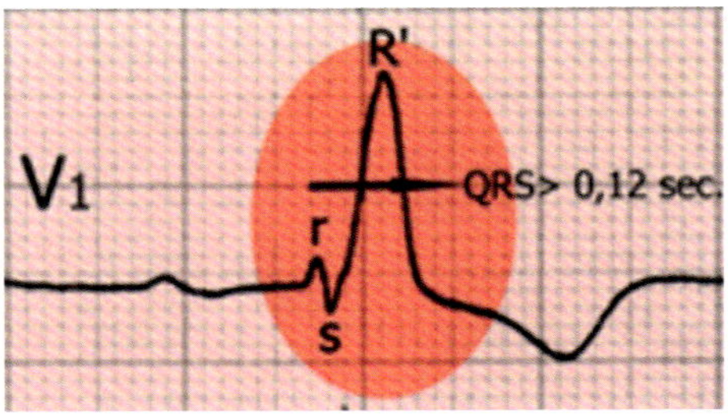

Details von Abb. 4.5-2/EKG 46 *Tiefes, breites S wie auch in V_5, V_6 und I (Abb. links unten)*

- M-förmige Aufsplitterung in V_1 (rsR´)
- QRS > 0,12 sec. in dem Bsp. 0,14 sec.
- Die erste kleine r-Zacke in V_1 entspricht der Erregung des li. Ventrikels.
- Die große breite S-Zacke in V_6 ist das Spiegelbild in V_1 (Abb. 4.5-2/EKG 46, rechts unten).
- OUP: Oberer Umschlagspunkt, der Punkt ab dem es entgültig runtergeht. Die Zeit ist etwa 0,03 sec.

4.5.3 Inkompletter Rechtsschenkelblock

Beim inkompletten RSB ist die einzige Auffälligkeit die rSr´-Konfiguration in V_1. Der QRS-Komplex ist < 0,11 sec. breit. (Normbereich)

Eine kleine Leitungsverzögerung im rechten Tawaraschenkel ohne QRS-Verbreiterung nennt man auch Rechtsverspätung.

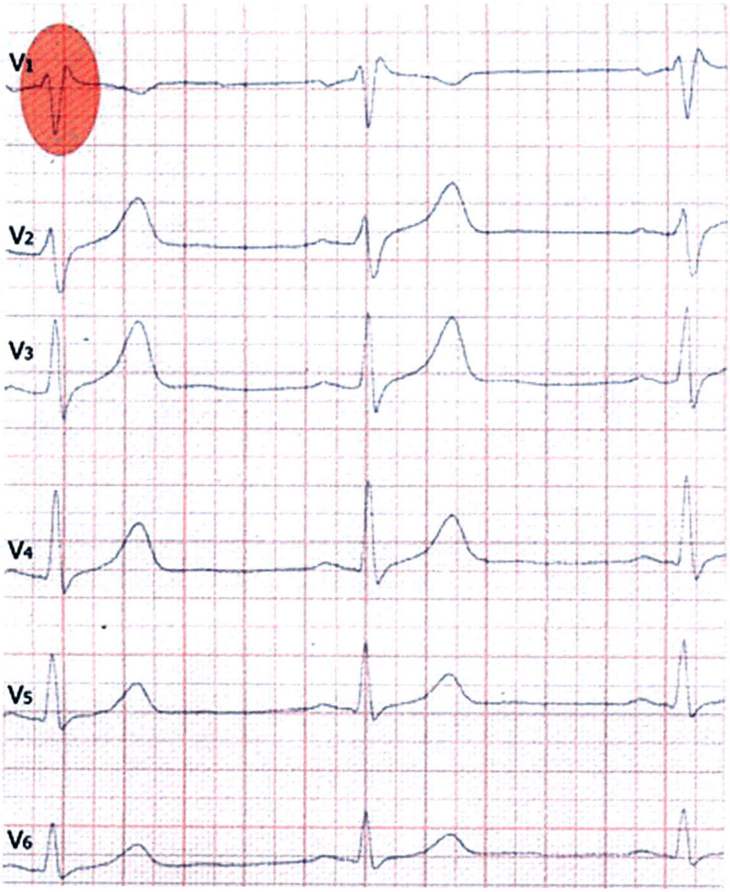

Abb. 4.5-3/EKG 47

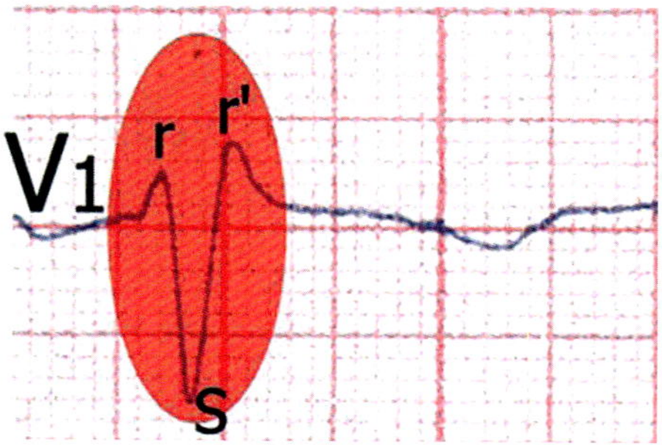

Detail von Abb. 4.5-3/EKG 47

4.5.4 Linksschenkelblock (LSB)

Die Infarktdiagnose ist beim Linksschenkelblock erschwert, da der linke Ventrikel (er ist dem ersten Teil des Kammerkomplexes zugeordnet) erst nach dem rechten erregt wird. Die typische Q-Zacke des Infarktes, der den linken Ventrikel befällt, ist dann durch die Deformierung nicht mehr zu sehen. Es sind weitere Untersuchungen nötig z. B. Troponin I. Ein LSB ist immer pathologisch.

Plötzlich auftretende AV- oder Schenkelblöcke können auf einen drohenden Myokardinfarkt hinweisen.

Die Herzachse und/oder eine ventrikuläre Hypertrophie können bei Schenkelblöcken nur schwer bestimmt werden, da die Ventrikel ungleichmäßig – Phasenverschiebung – erregt werden (linker und rechter Kammervektor).

- Meist liegt ein Links- oder überdrehter Linkstyp vor.
- In I ist das R deutlich verbreitert und oft eingekerbt, in aVF meist ein tiefes S.
- In $V_1 - V_3$ ist das R nur minimal, oft ein Q-S-Komplex, mit diskordanten T-Wellen
- QRS deutlich > 0,12 sec. verbreitert
- Präterminal negative T's in V_5V_6 und I, aVL (II)

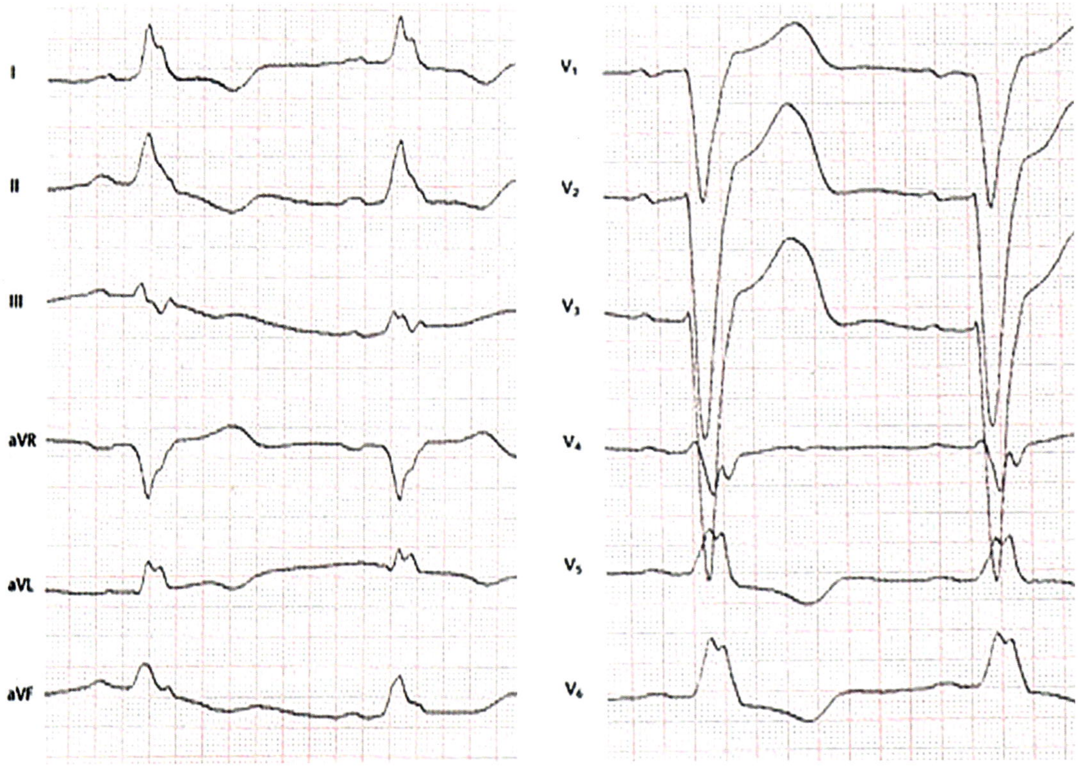

Abb. 4.5-4/EKG 48

- QRS: 0,14 sec.
- tiefes, breites S in $V_1 - V_3$
- Q-S in $V_1 - V_3$ mit ST-Hebung

- QRS in V_5/ V_6 wieder positiv und aufgesplittert
- Präterminal negative T's in V_5/V_6 und I, II, aVL
- R-Aufsplitterung in I und aVL (Abb. 4.5-4/EKG 48)
- Morphologisch gleicht Abl. V_6 der Abl. I

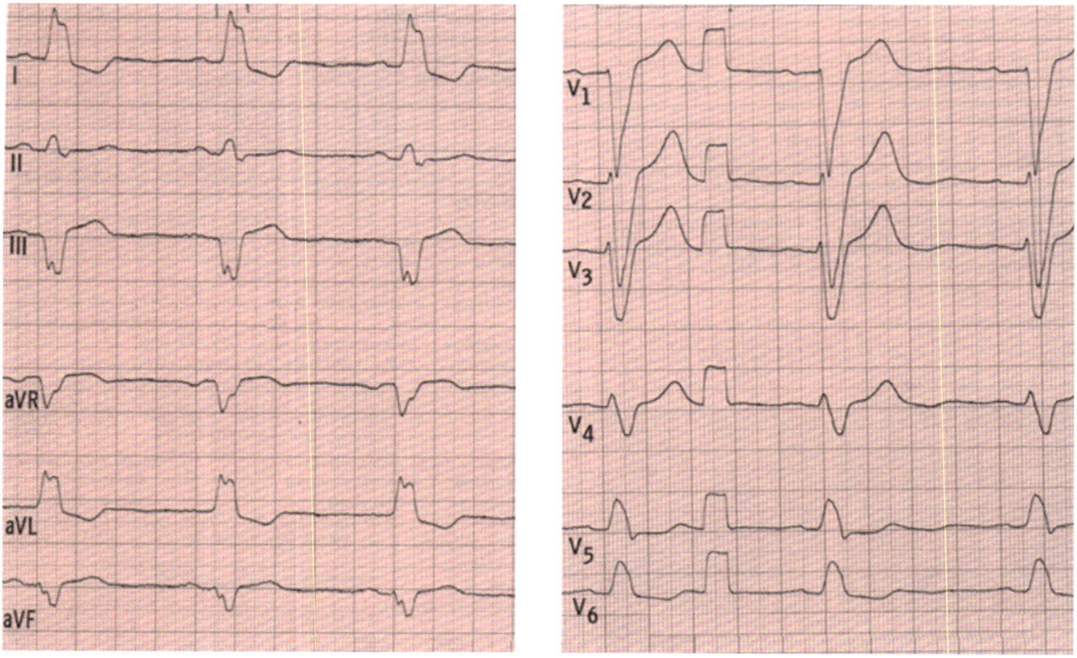

Abb. 4.5-5/EKG 49

- QRS verbreitert und deformiert > 0,12 sec.
- R-Aufsplittung (Rsr´) in den linksgerichteten Ableitungen I, aVL, V_5 bis V_6
- S tief und breit in V_1 – V_3 (V_4), III und aVF (oft QS-Konfiguration)
- ST-Senkung in V_5, V_6, I und aVL mit Übergang in präterminal negative T-Wellen
- positiver QRS-Komplex in V_5, V_6 (V_4)
- rechtsgerichtete Abl. V1-V3, III, aVF mit ST-Hebung und diskordanter T-Welle
- beim LSB sollten in allen Abl. eine Diskordanz von QRS und T vorhanden sein

→ QRS positiv
T negativ

→ QRS negativ
T positiv

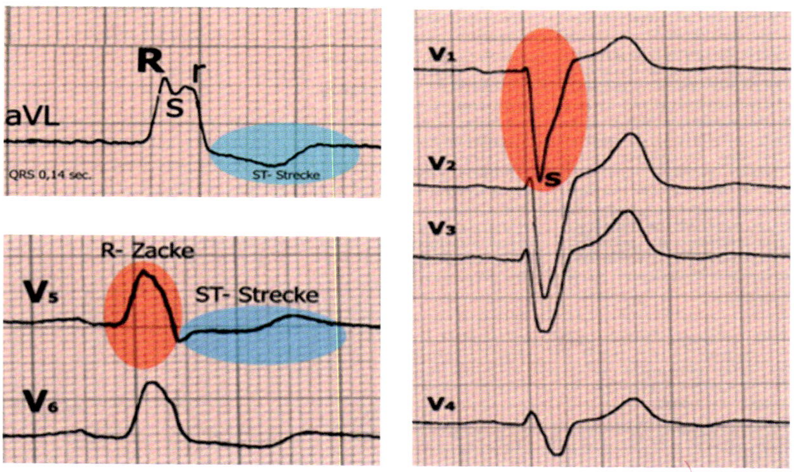

Details von Abb. 4.5-5/EKG 49

RSB/LSB Gegenüberstellung

RSB **LSB** **RSB** **LSB**

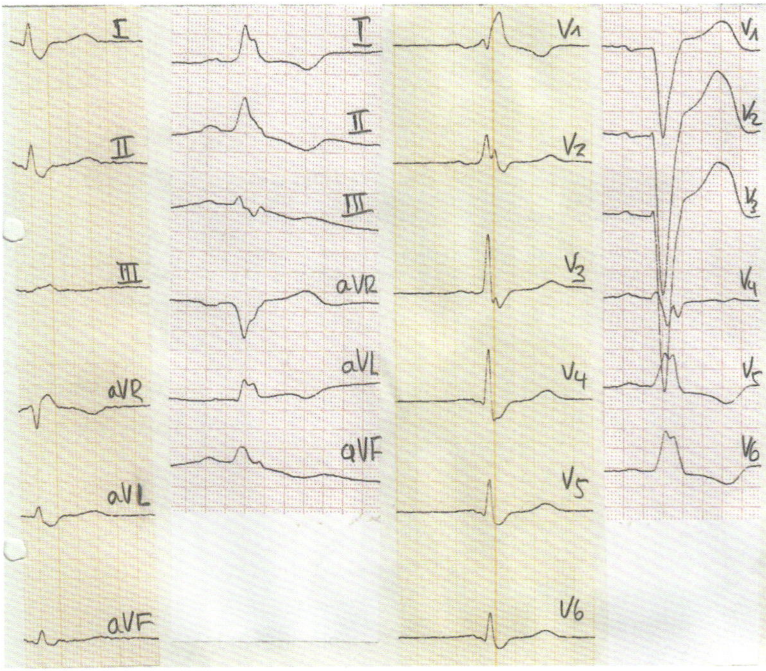

Abb. 4.5-6

LSB und QT-Zeit

Um bei einem LSB eine verlängerte QT-Zeit zu beweisen oder auszuschließen, gibt es zwei Möglichkeiten:

a) Man zieht von der gemessenen QT-Zeit 48,5 % der QRS-Breite ab

b) Man addiert zu der gemessenen IT-Zeit (Ende QRS bis Ende T-Welle) 51,5 % der QRS-Breite dazu

a) QT minus 48,5 % (50 %) von QRS

b) IT plus 51,5 % (50 %) von QRS

4.5.5 Hemiblöcke

Werden auch faszikuläre Blockbilder genannt. Der linke Schenkel des His´schen Bündels teilt sich in einen anterioren- (Vorderwand) und in einen posterioren (Hinterwand) Hemiblock. (Abb. 4.5-6)

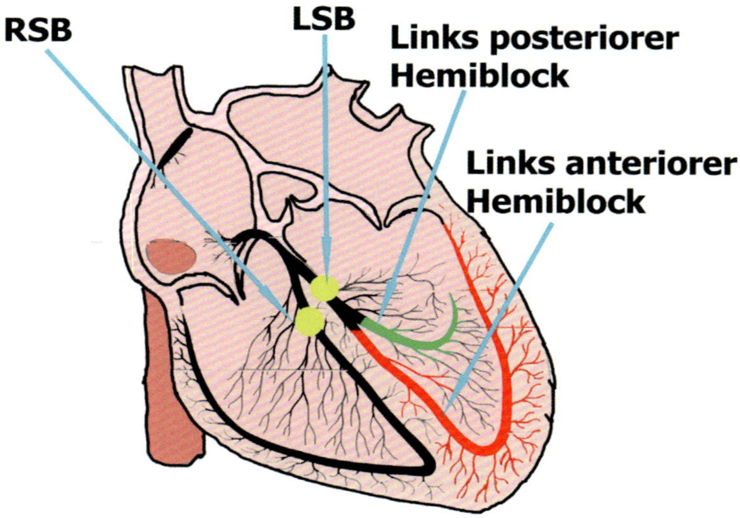

Abb. 4.5-6

Linksposteriorer Hemiblock

Sehr selten. Deswegen gibt es kein EKG-Beispiel. Die Erregung der linken Hinterwand erfolgt verspätet, da sie erst über die Arbeitsmuskulatur hingeleitet wird. Das führt zu einem RT oder uRT.

4.5.6 Linksanteriorer Hemiblock (LAH)

Die linke Vorderwand wird verspätet erregt.

Im EKG

- überdrehter Linkstyp
- QRS < 0,12 sec.
- tiefes S in $V_1 - V_6$
- träger R-Anstieg $V_1 - V_6$
- häufig bei/nach Vorderwandinfarkt
- Bei AP-Symptomatik sollten die BW-Abl. zwei ICR höher registriert werden, um mögliche Infarktveränderungen zu erkennen.

4.5.7 Überdrehter Linkstyp mit linksanteriorem Hemiblock

Bei einem überdrehten Linkstyp ist die Herzachse > -30° nach links verschoben.

- R in II negativ
- hohes R in I
- tiefes S in aVF, II, III
- tiefes S in $V_1 - V_6$
- kleine Q-Zacken in I und aVL
- QRS < 0,12 sec.
- träger R-Zuwachs in Brustwandableitungen (in diesem Beispiel ist der R-Zuwachs fast regelrecht, Abb. 4.5-7/EKG 50)

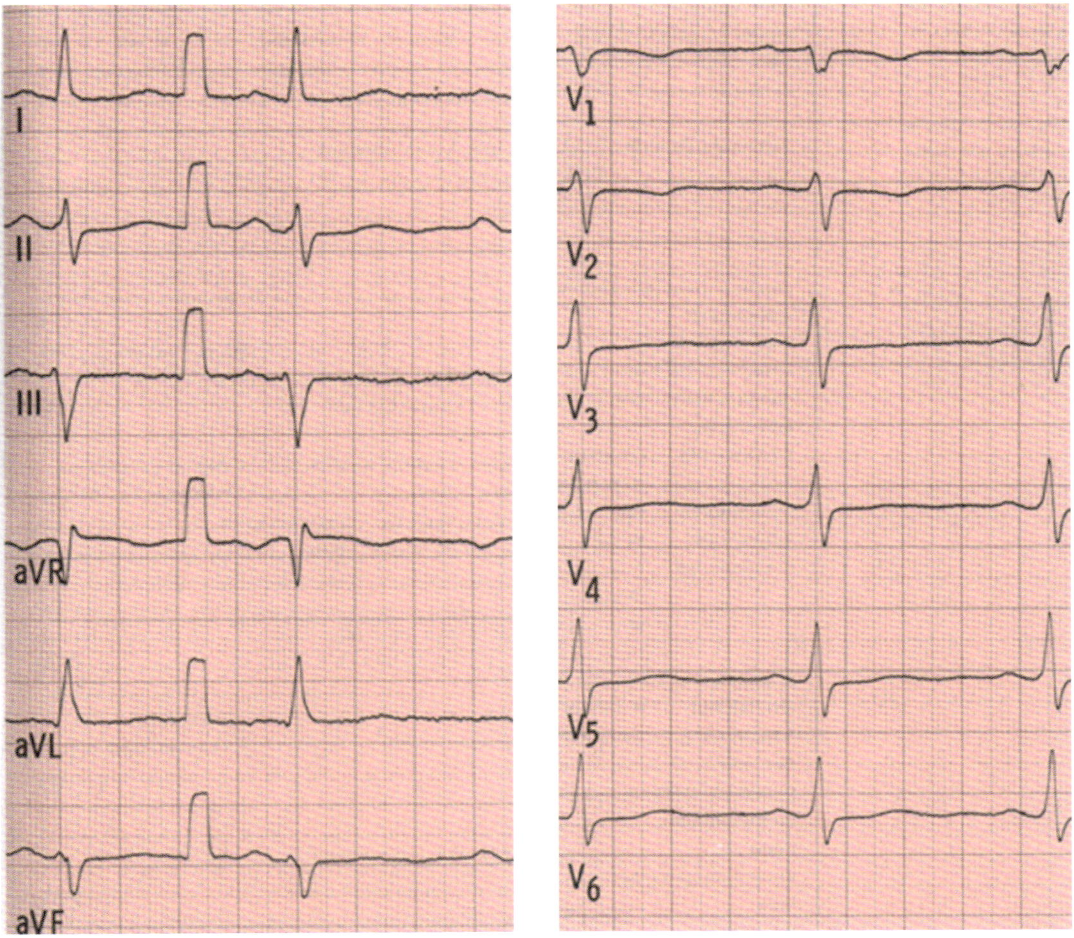

Abb. 4.5-7/EKG 50

Regel:
Es gibt einen üLT ohne LAH, aber es gibt keinen LAH ohne üLT

Ist der linke anteriore Faszikel blockiert, wird der linke Ventrikel über den links posterioren Faszikel erregt. Das führt zu eine QRS-Achsenverschiebung nach links.

Ist der linke posteriore Faszikel blockiert, läuft die Erregung über den linken anterioren Faszikel, was zu einer QRS-Achsenverschiebung nach rechts führt.

4.5.8 LAH mit RSB (Bifaszikulärer Block)

Dies ist eine relativ häufige Kombination. Beide Leitungsstränge werden von der Arteria coronaria sinistra versorgt, also rechter Tawara-Schenkel und vorderer Faszikel des linken Tawara-Schenkels. Ob bei einem Vorderwandinfarkt beide Leitungsbahnen blockiert sind, hängt vom Ausmaß des Verschlusses ab.

In den Brustwandableitungen ist der RSB deutlich zu sehen. Die erste Aktion ist eine VES.

Die V1-Elektrode ist dicht über den rechten Ventrikeln aufgesetzt, während die Extremitätenelektroden soweit entfernt liegen, dass in der Frontalebene nur der üLT zu sehen ist. Die Erregungsausbreitung in den Kammern ist bei Blockbildern gestört und diese Veränderung kann ein Infarktbild vollkommen überdecken.

Regel:
Kompletter RSB und überdrehter Linkstyp: linksanteriorer Hemiblock
Kompletter RSB und Rechts- bzw. überdrehter Rechtstyp: linksposteriorer Hemiblock.

Wenn bei einem bifaszikulären Block auch noch der verbleibende Faszikel blockiert wird, kommt es zu einem AV-Block III°.

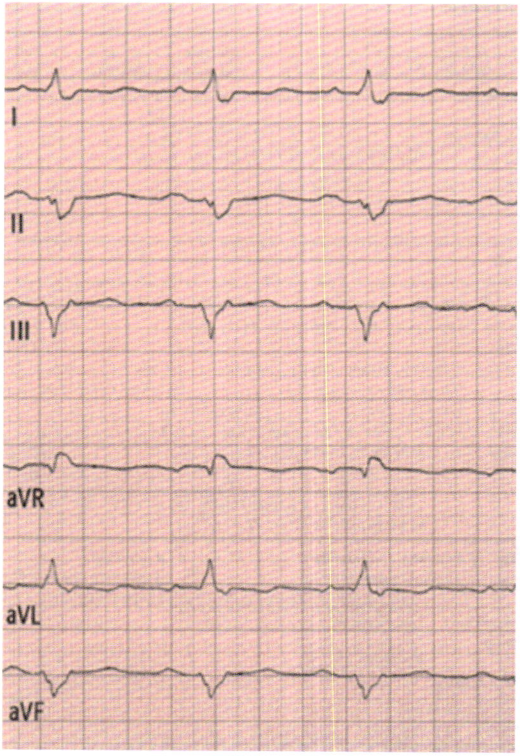

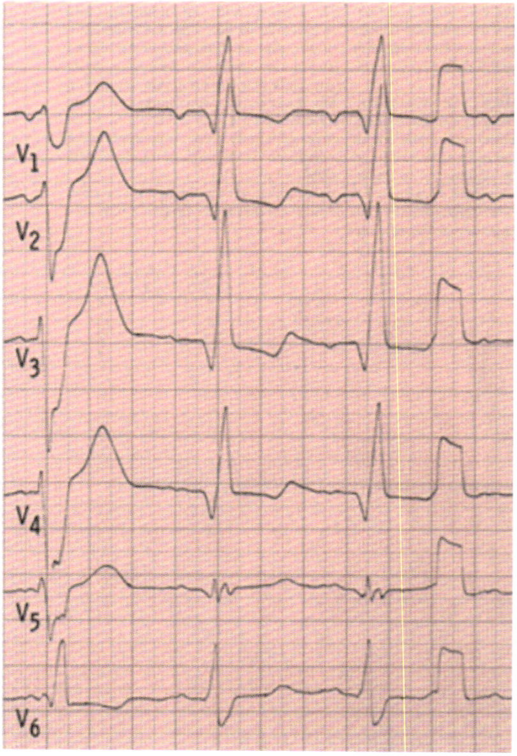

Abb. 4.5-8/EKG 51

5 Hypertrophiezeichen

5.1 Einleitung Hypertrophiezeichen

Unter chronischer Druck- oder Volumenbelastung kommt es zu einer Hypertrophie der mehr belasteten Kammer. Das kann sowohl die linke Kammer (linksventrikuläre Hypertrophie) als auch die rechte Kammer (rechtsventrikuläre Hypertrophie) betreffen. Im EKG führt das dann in bestimmten Ableitungen zu großen Amplituden. In Richtung dieser Ableitungen liegt mehr Muskelmasse, die erregt werden muss. Außerdem kommt es zu einer Drehung der elektrischen Herzachse. Bei linksventrikulärer Hypertrophie erfolgt eine Drehung der Herzachse nach links, sodass in der Regel ein Linkstyp oder überdrehter Linkstyp vorliegt. Hypertrophie der rechten Kammer führt zu einer Drehung der Herzachse nach rechts, sodass in der Regel ein Rechtstyp oder überdrehter Rechtstyp vorliegt. „Mehr Muskel, mehr Strom."

Drei typische EKG-Zeichen bei Hypertrophie:

- Zunahme der R-Amplitude wegen der größeren Muskelmasse.
- Veränderung der ST-Strecke und der T-Welle wegen der gestörten Repolarisation.
- Oft breite QRS-Komplexe wegen der verzögerten Erregungsausbreitung im hypertrophierten Ventrikel.

5.2 Linksventrikuläre Hypertrophie

EKG-Zeichen bei linksventrikulärer Hypertrophie:

- P-Sinistroatriale
- Links- bzw. überdrehter Linkstyp
- positiver Sokolow-Index: Tiefe der S-Zacke in V_1 /V_2, plus der höheren R-Zacke in V_5 /V_6. Ist die Summe über 35 mm ≙ 3,5mV, dann ist der Sokolow-Index positiv
- Deszendierende ST-Senkung in V_5 und V_6
- präterminal negative T´s in (V_3) V_4-V_6, zum Teil auch in I, II und aVL
- In V_1 und V_2 können Q-S-Komplexe vorliegen, ohne dass ein VW-Infarkt abgelaufen ist.

(siehe Abb. 5.2-1/EKG 52)

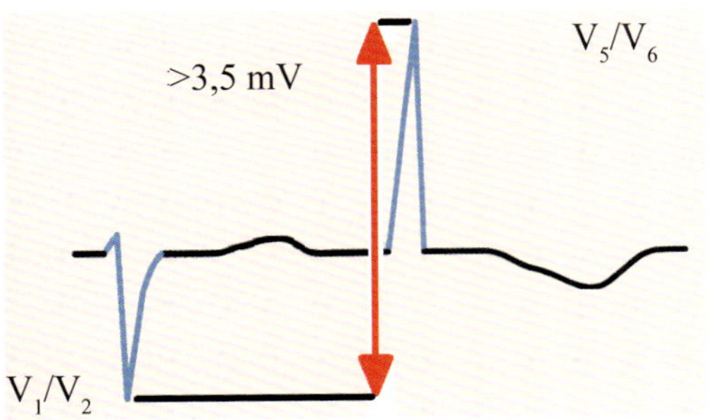

Abb. 5.1-1

S = V_1 = 1,9 mV

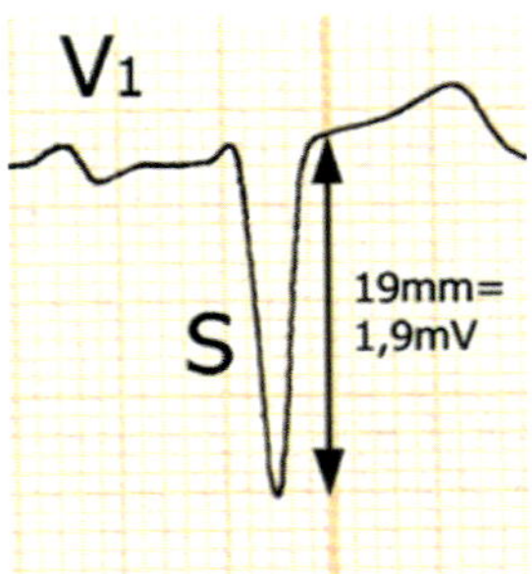

Abb. 5.1-2

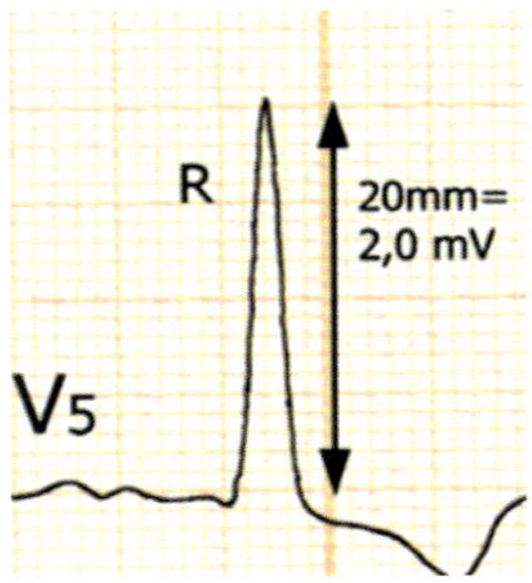

Abb. 5.1-3

R = V_5 = 2,0 mV

1,9 mV + 2,0 mV = 3,9 mV => Wert ist > 3,5 mV

positiver Sokolow-Index

Weitere Erläuterungen zu EKG 52:

- SR, Linkstyp
- positiver Sokolow-Index: S in V_1 → 1,3 mV, R in V_5 → 3,5 mV: → 4,8 mV
- präterminale neg. T-Wellen in den linkspräkordialen Ableitungen (V_5-V_6, aVL und (I) mit ST-Senkungen
- tiefes S in den rechtspräkordialen Ableitungen (V_1-V_3, III, aVR und aVF)
- P-sinistroatriale

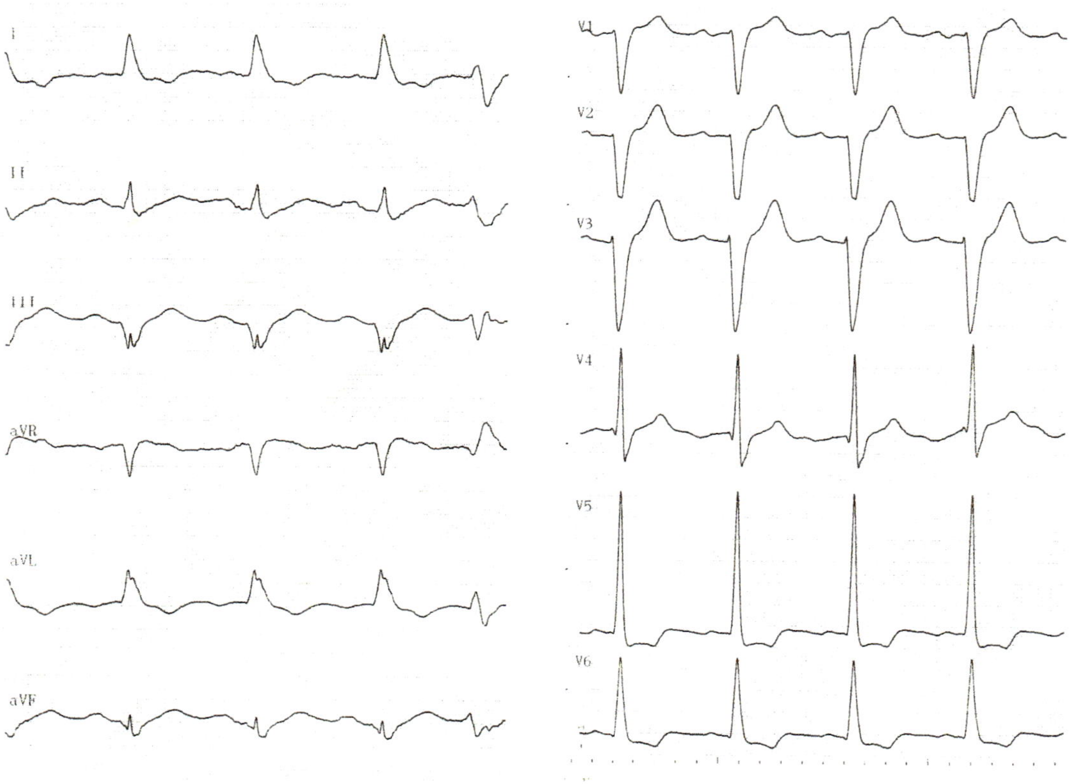

Abb. 5.2-1/EKG 52

5.3 Rechtsventrikuläre Hypertrophie

- Rechts- bzw. überdrehter Rechtstyp oder Sagittaltyp
- S in V_6, hohes R rechtspräkordial
- Präterminale T-Negativierung in V_1-V_4, oft bis V6
- tiefes S in I, II und aVL
- Bestimmung des Sokolow-Index: R in V_1 oder V_2 und tieferes S in V_5 oder V_6, wenn die Gesamtsumme > 1,05 mV (= 10,05 mm) beträgt, liegt eine rechtsventrikuläre Hypertrophie nahe
- ein positiver Sokolow-Index ist ohne Rechtsdrehung des Lagetyps noch kein Beweis für eine rechtsventrikuläre Hypertrophie

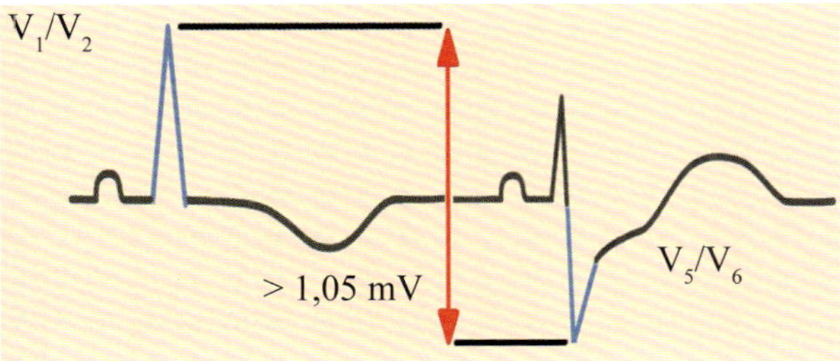

Abb. 5.3-1

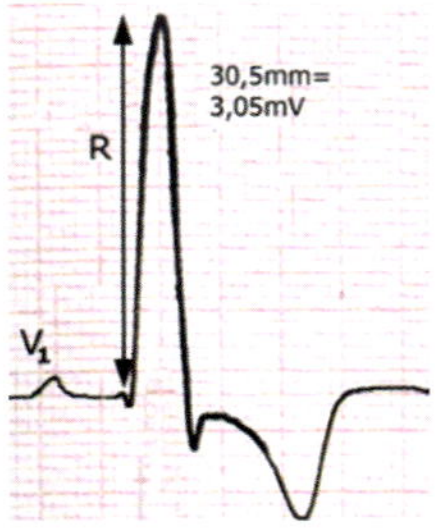

Abb. 5.3-2

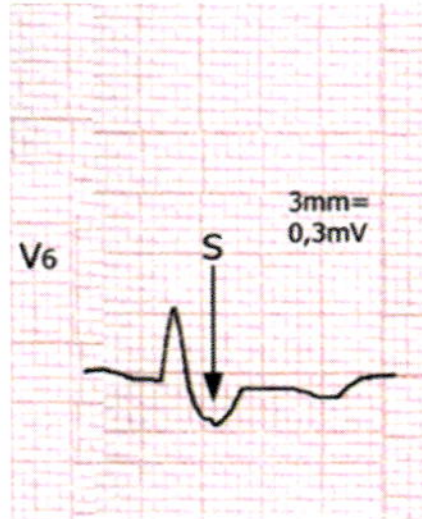

Abb. 5.3-3

$R = V_2 = 3{,}05$ mV

$S = V_6 = 0{,}3$ mV

3,05 mV + 0,3 mV = 3,35 mV => Wert ist > 1,05 mV

positiver Sokolow-Index

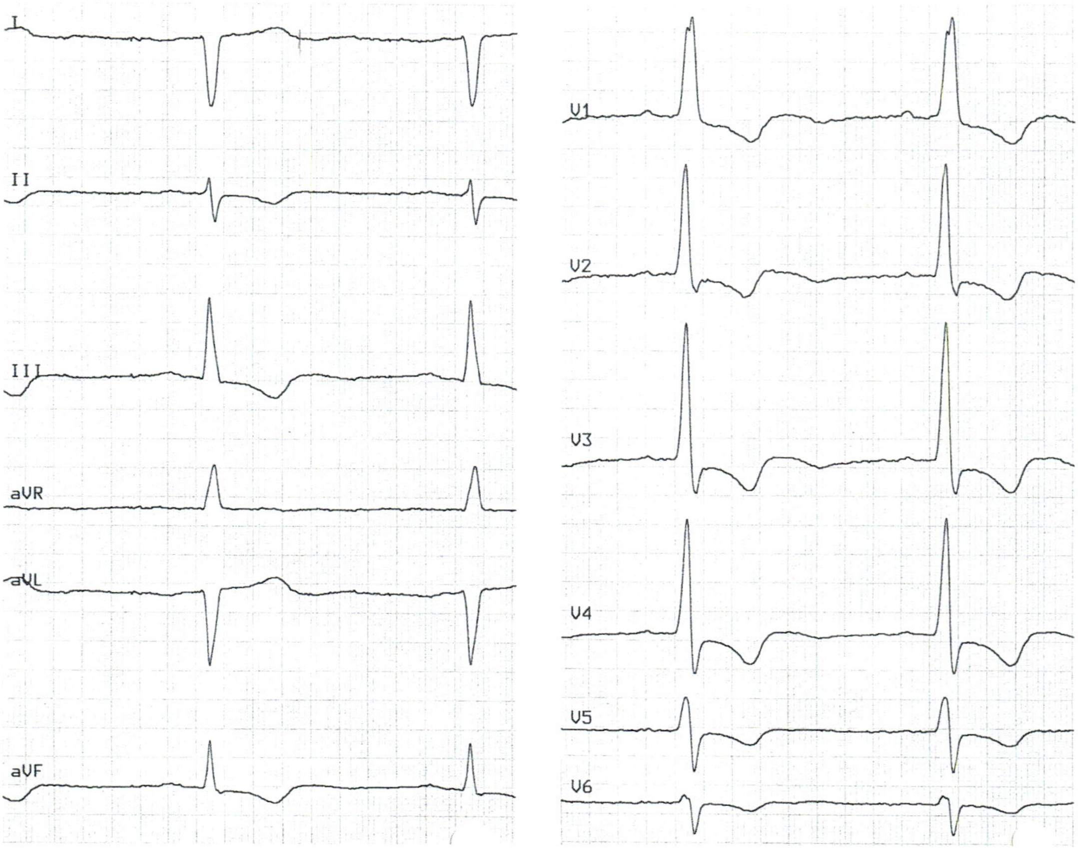

Abb. 5.3-4/EKG 53

- SR
- hohes R in V_1-V_3 (III, aVF), den rechtsgerichteten Ableitungen
- tiefes S in V_6, I, II, aVL, den linksgerichteten Ableitungen
- überdrehter Rechtstyp
- präterminale negative T's in V_1-V_6, II, III, aVF
- pos. Sokolow-Index: R in V_1: 1,8 mV, S in V_5: 0,7 mV = 25mm = 2,5mV

6 Myokardinfarkt

6.1 Einleitung Myokardinfarkt

Der Verschluss einer Koronararterie oder einer ihrer Aufzweigungen, die den linken Ventrikel oder Teile davon versorgen, führt zu einem Infarkt. Meistens ist der linke Ventrikel betroffen, Äste der linken Koronararterie können jedoch einen kleinen Teil des rechten Ventrikels einschließen.
(Abb. 6.1-1)

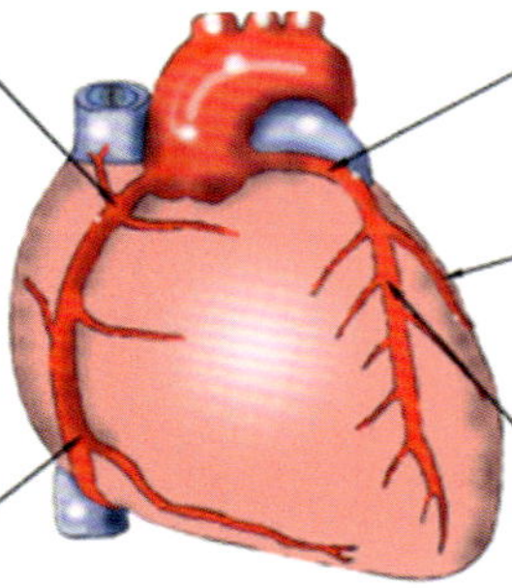

Abb. 6.1-1

Die Folge eines Koronararterienverschlusses durch eine langsam zunehmende Verengung, durch eine Embolie bzw. einen Gefäßspasmus ist eine 0_2-Minderversorgung der Herzmuskulatur. Dadurch geht die betroffene Herzmuskulatur zugrunde. Nach dem Gewebezerfall bildet sich eine Narbe. In diesem Gebiet findet keine elektrische Aktivität mehr statt.

- Transmurale Infarkte durchdringen die ganzen Schichten der Herzwand.
- Intramurale, rudimentäre Infarkte (Non-Q-Infarkt) erfassen nur die Außen- oder Innenschicht der Herzwand. Die Prognose in der Frühphase ist bei beiden Infarktypen gleich. Es gibt keinen Unterschied in der Häufigkeit und Art der Frühkomplikationen, die vor allem aus Rhythmusstörungen bestehen.

Neuere Studien belegen allerdings, dass viele Q-Infarkte nicht transmural sind und einige transmurale Infarkte kein Q ausbilden. (Th. Horacek: EKG-Trainer) Die Unterteilung in Q und Non-Q hat sich durchgesetzt. Die Infarktgröße ist beim Non-Q-Infarkt kleiner und die Prognose günstiger.

Symptome

Das häufigste Leitbild eines HI ist die Angina pectoris, Druck- und Engegefühl im Brustbereich (siehe Abb. 6.1-2).
Angina = Enge, pectoralis = zur Brust gehörend.
Zunahme der Schmerzen bei Belastung und Dyspnoe. Bei der instabilen AP sind die Schmerzen auch in Ruhe vorhanden.

Nitrosensibilität bei AP, nicht aber beim Infarktschmerz!
Die Schmerzen können ausstrahlen in Schulter und Arme. Kiefer- und Rückenschmerzen können fehlinterpretiert werden .
(Zahnarzt, siehe Abb. 6.1-3)

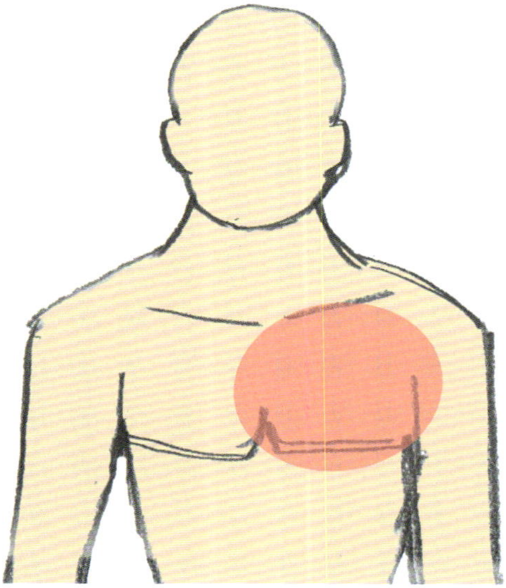

Abb. 6.1-2

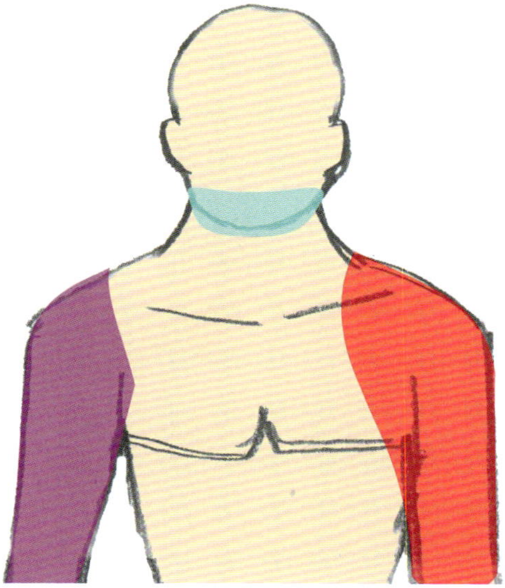

Abb. 6.1-3

Das EKG ist das diagnostische Mittel zur Erkennung eines Myokardinfarktes, es erlaubt Ausdehnung und Alter festzulegen. Die grobe Einteilung unterscheidet Vorder- und Hinterwandinfarkt.
Die EKG-Veränderungen bei einem akuten STEMI lassen sich lange vor einem Anstieg der Troponine nachweisen, die erst nach 6–8 h erhöht sind.

Der Verlauf eines Myokardinfarktes wird in aufeinander folgende Stadien unterteilt:

- Stadium 0 (selten erfasst) ca. 30 Minuten
- Stadium 1 akutes Stadium
- Stadium 2 subakutes Stadium
- Stadium 3 Folgestadium
- Stadium 4 chronisches Stadium

EKG-Veränderungen beim Infarkt

- **Q-Zacke**: Da in der nekrotischen Zone keine elektrischen Impulse gebildet werden, ist der Vektor stets von dieser Zone abgewandt, es entsteht eine tief negative Q-Zacke.
- **ST-Strecke**: Um die nekrotische Zone herum liegt die Verletzungszone, dies führt zur ST-Hebung an den Ableitungen über den betroffenen Abschnitten.
- **T- Welle**: Durch die Repolarisationsstörung in dem ischämischen Gebiet kommt es zur terminalen T-Negativierung.

Nach einer neuen Nomenklatur gliedert man akute Infarkte nach primär diagnostischen und prognostischen Aspekten in:

- STEMI (ST-Streckenhebungs-Infarkt): ST Elevation Myocardial Infarction
- NSTEMI (Kein ST-Streckenhebungs-Infarkt): Non ST Elevation Myocardial Infarction

Die Anhebung der ST-Strecke in mindestens zwei benachbarten Ableitungen ist in den zum Infarkt gehörenden Ableitungen neben der Klinik und abnormen Q-Zacken Zeichen eines transmuralen (die ganze Dichte der Herzwand betreffend) Infarktes. In den dem Infarkt abgewandten Ableitungen können ST-Senkungen auftreten (indirekte Infarktzeichen).

Die Senkung der ST-Strecke und/oder terminalen T neg. in den zum Infarkt gehörenden Ableitungen sprechen für einen intramuralen Infarkt (nur eine Schicht der Herzwand betreffend). Im Zwischen- bzw. Folgestadium bildet sich die ST-Streckenhebung zur Nulllinie zurück, die Bildung einer Q-Zacke, ein R-Verlust und eine zunehmende T-Negativierung sind charakteristisch. Im Endstadium ist die T-Welle wieder positiv mit deutlicher Q-Zacke.

Die Prognose hängt im Wesentlichen von der Infarktgröße ab. Je mehr Ableitungen im frühen Stadium ausgeprägte ST-Hebungen zeigen, mit R-Reduktion und tiefen Q-Zacken bzw. Q-S-Komplexen, desto größer ist der Infarkt.

NSTEMI
Ist häufiger als STEMI. Das Troponin ist erhöht. Myocardzellen sterben ab. Das betroffene Gefäß ist nur vorübergehend oder unvollständig verschlossen.
EKG-Veränderungen können völlig fehlen, sonst sieht man nur ST-Senkungen und/oder deszendierende ST-Strecken und terminale T-Negativierungen.
Die Herzkatheteruntersuchung kann elektiv geschehen.

- anteroseptale Infarkte haben ihren Schwerpunkt in V_2/V_3 (V_4, I, aVL)
- anterolaterale Infarkte in V_5/V_6 I + aVL
- posterolaterale Infarkte in II-III, aVF/V_5/V_6
- posteriore Infarkte in V_7-V_9
- inferiore Infarkte II, III, aVF (diaphragmal)
- siehe Abb. 6.1-4 und Abb. 6.1-5

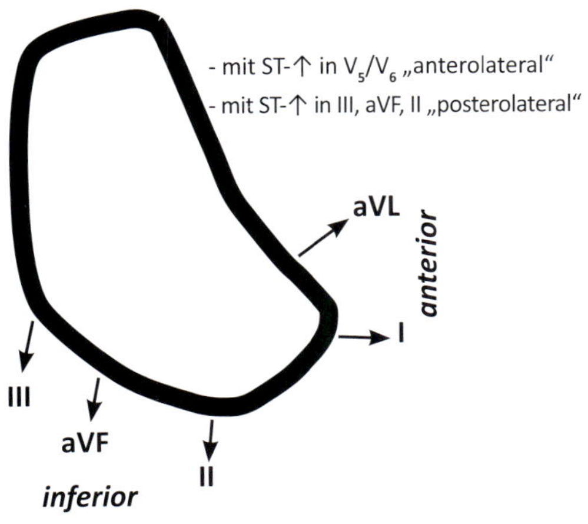

Abb. 6.1-4 Schwerpunkte der direkten Infarktzeichen (ST-Streckenhebungen) in den Extremitäten-Ableitungen

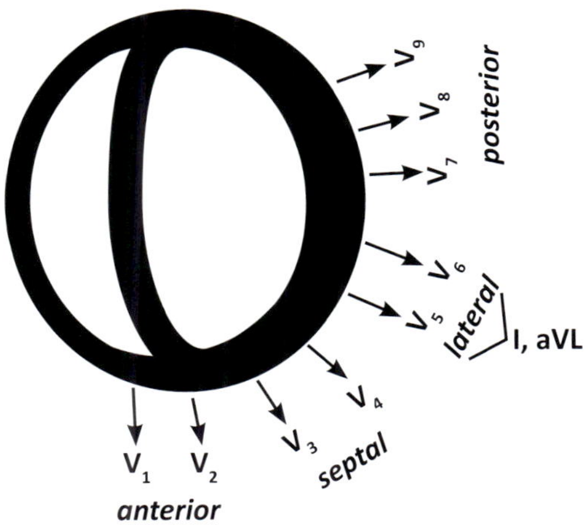

Abb. 6.1-5 Schwerpunkte der direkten Infarktzeichen (ST-Streckenhebungen) in den Brustwand-Ableitungen

6.2 Infarktstadien

Die Einteilung nach Stadien ist oft unsicher. Der zeitliche Ablauf kann aus dem EKG nur vorsichtig bestimmt werden. Wie schnell Infarktstadien durchlaufen werden, hängt ab von der Infarktgröße, ob das Infarktareal noch von Kollateralen versorgt wird und ob das betroffene Gefäß mit geringer Restperfusion nicht ganz verschlossen ist.

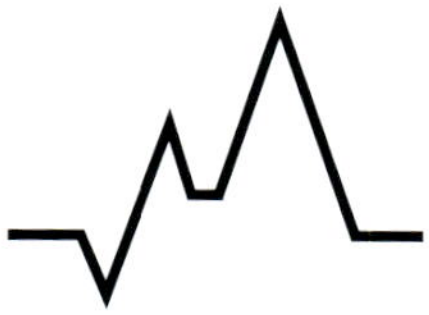

Stadium 0
ST-Hebung, noch keine path. Q-Zacke, „Erstickungs"-T

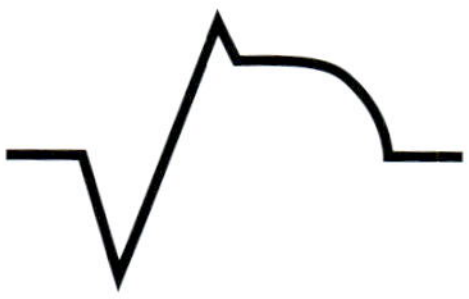

Stadium 1 (akutes Stadium)
ST-Hebung, R-Reduktion/Verlust, path. Q-Zacke, positive T-Welle

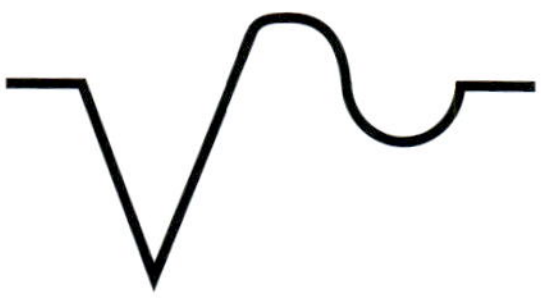

Stadium 2 (Zwischenstadium)
ST-Hebung, R-Verlust/Reduktion, path. Q-Zacke, beginnende terminale T-Negativierung

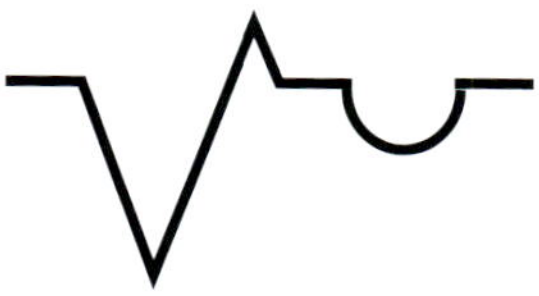

Stadium 3 (Folgestadium)
isoelektrische ST-Strecke, path. Q-Zacke, R-Verlust/Reduktion, terminal negative T-Welle

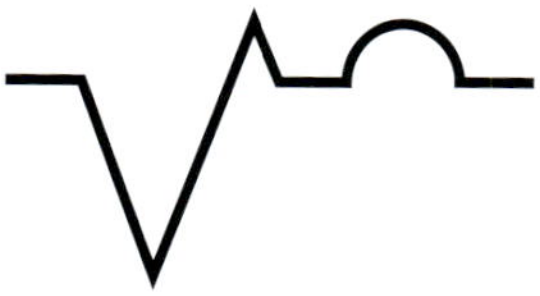

Stadium 4 (chronisches Stadium)
R-Verlust/Reduktion, path. Q-Zacke, isoelektrische ST-Strecke, wieder pos. T-Welle

Abb. 6.2-1

6.3 Infarkteinteilung nach Lokalisation

Die grobe Einteilung unterscheidet Vorder- und Hinterwandinfarkt. Der Vorderwandinfarkt ist deutlich häufiger.

Der Infarkt muss zu einem Blutgefäß-Versorgungsgebiet passen.

6.3.1 Vorderwandinfarkt (Abb. 6.3-1)

Durch Verschlüsse des Ramus interventricularis anterior (RIVA) oder einer der Äste der linken Koronararterie. Die Ausdehnung des Vorderwandinfarktes spiegelt sich in der Brustwandableitung V_1-V_5, aVL, I und (II) wider.

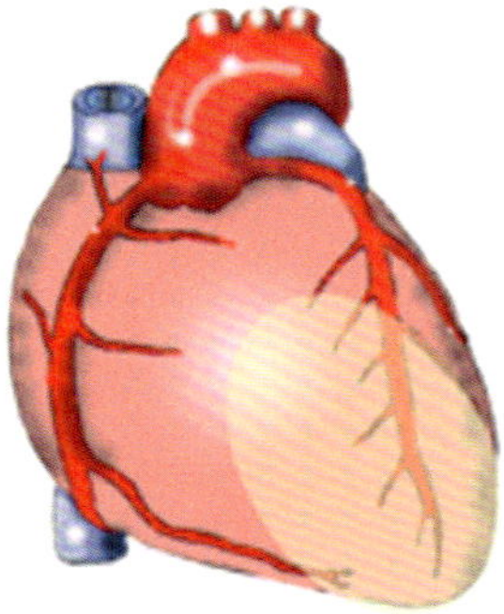

Abb. 6.3-1

6.3.2 Anteroseptaler Infarkt (Abb. 6.3-2)

Dieser ist ausgedehnt auf die Vorderwand des linken Ventrikels und Septumanteilen und zeigt pathologische Veränderungen in V_1-V_4, (I und aVL)

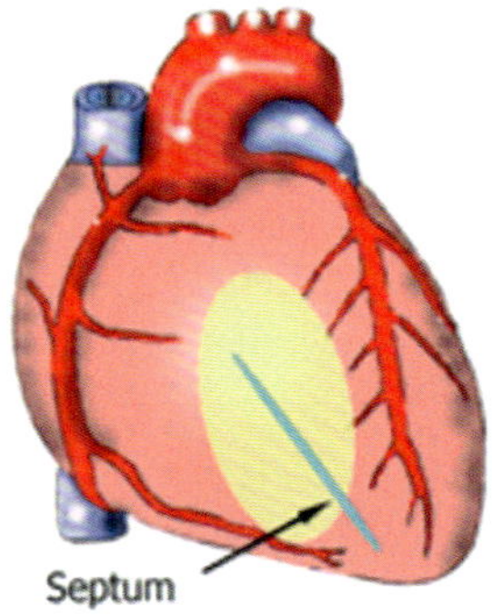

Abb. 6.3-2

6.3.3 Anterolateraler Infarkt (Abb. 6.3-3)

Kommt häufig in Verbindung mit Vorderwandinfarkt vor. Verschluss eines Seitenastes des Ramus interventricularis anterior. Veränderung in (V_3) V_4–V_6 und aVL, I (II).

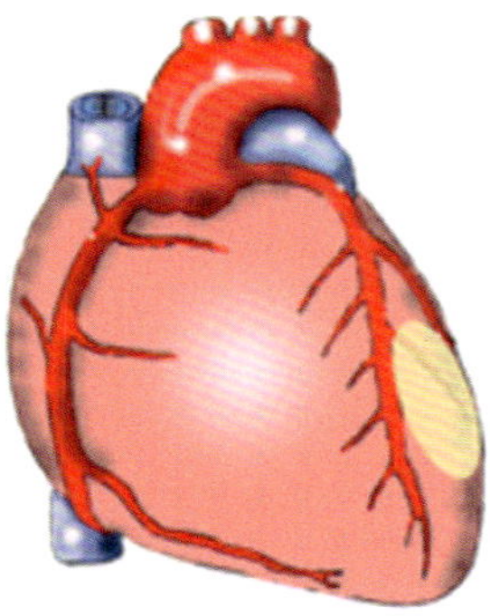

Abb. 6.3-3

6.3.4 Hinterwandinfarkt (Abb. 6.3-4)

Verschluss der rechten Herzkranzarterie oder deren Endäste. Ausdehnung auf Hinterwand und hinteres Septum des linken Ventrikels. Veränderung in (V_7-V_9) II, III und aVF.

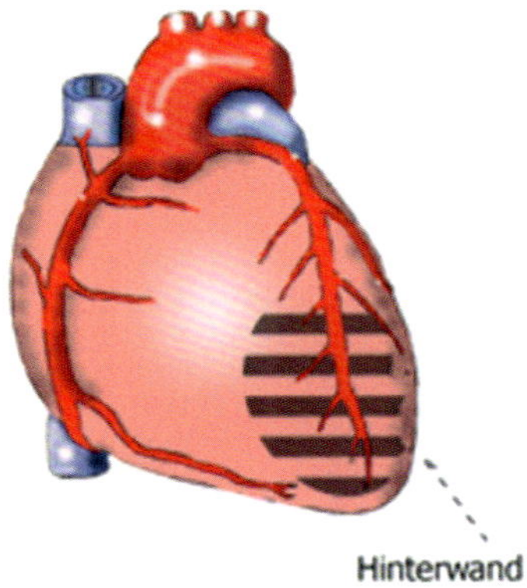

Abb. 6.3-4

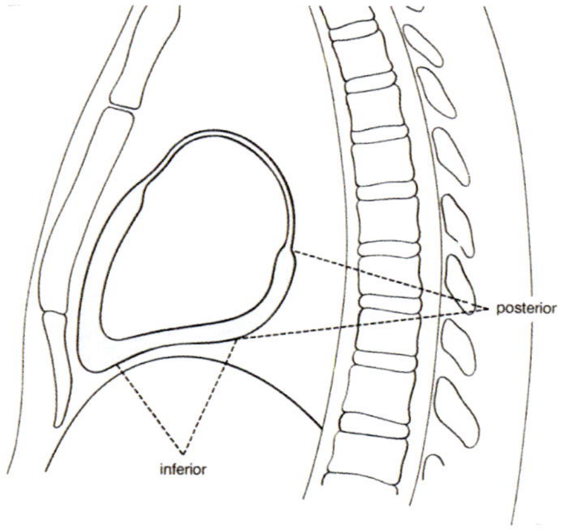

Abb. 6.3-5

Die Bezeichnung Hinterwandinfarkt meint den inferioren, diaphragmalen Bereich der Herzhinterwand (Abb. 6.3-5). Die posteriore – der Wirbelsäule zugewandten – Wand zeigt direkte Infarktzeichen nur in V_7 bis V_9, oft mit ST-Senkungen in V_1 bis V_2. Bei AP-Symptomatik und ST-Senkungen in V_1-V_2(-V_3) sollte V_7-V_9 abgeleitet werden (Abb. 6.3-6).
Sind im Vergleich zu den inferioren ST-Hebungen die ST-Senkungen in den anterioren Abl. I, aVL, V_1-V_3 gering, handelt es sich um einen Spiegelbildeffekt, also um indirekte Infarktzeichen.

Sind die anterioren ST-Senkungen sehr tief und bis zu den anterolateralen Abl. I, aVL, V_4-V_6 ausgedehnt, besteht die Möglichkeit einer zusätzlichen anterioren Perfussionsstörung.

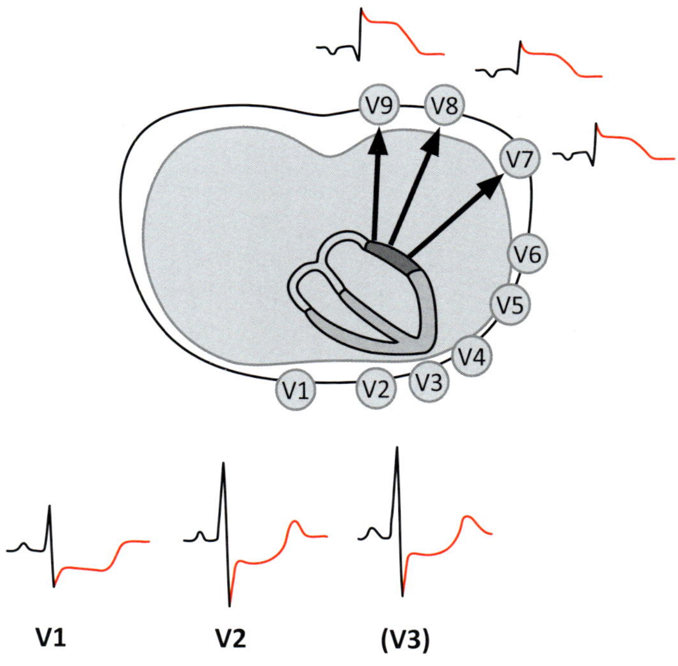

Abb. 6.3-6

Gefahren eines Myokardinfarktes

- Rhythmusstörungen besonders bei frischen HI
- Paroxysmale, meist ventrikuläre Tachykardien
- Kammerflattern
- Kammerflimmern
- Vorhofflattern
- Vorhofflimmern
- AV-Ersatzrhythmen
- Bradykardie

Blockbilder

Wenn vor allem das Septum mitbetroffen ist, sind bifaszikuläre Blöcke (RSB und LAH) Ausdruck eines großen Nekrosegebietes mit schlechter Prognose, wie auch bei LSB.
Beim Vorderwandinfarkt mit Septumbeteiligung kommt es häufig zu RSB, der rechte Tawara-Schenkel wird von der linken Koronararterie versorgt.
Beim Hinterwandinfarkt kommt es häufig zum AV-Block III°, da die rechte Koronararterie den AV-Knoten versorgt.
Bei ca. 30 % der Patienten mit Hinterwandinfarkt dehnt sich das Infarktgebiet auch auf den rechten Ventrikel aus, mit schlechter Prognose. Es kann zu therapiebedürftigen Hypotonien (CAVE: Nitro-Gabe), Kammerflimmern und höhergradigen AV-Blockierungen kommen.
Nachgewiesen wurde eine höhere Mortalität in den ersten sechs Monaten. Keinen Unterschied gibt es in der Inzidenz (Anzahl) der Reinfarzierungen.

Im EKG kommt es neben den ST-Streckenhebungen in II, III und aVF auch zu ST-Streckenhebungen in den rechts präkordialen Abl. r-V3 und r-V4. Diese EKG-Zeichen sind sehr flüchtig und zeigen sich nur in den ersten Stunden nach dem Ereignis.

- Wellens Zeichen
  - Meist in den rechtspräkardialen Ableitungsteilen, terminal negative T-Wellen (oder biphasische T-Wellen)
  - Keine oder nur minimale ST-Hebungen
  - Keine patholpgischen Q-Zacken, keine R-Reduktion
  - Keine oder nur gerimge TNI-Erhöhung
  - Muss wie ein STEMI behandelt werden
- de Winter-Zeichen
  - Keine ST-Hebung
  - ST-Strecke um J-Punkt tief gesenkt, mit überhöhter, steiler T-Welle. Möglich ist eine minimale Restperfusion (deswegen keine ST-Hebung)
  - entspricht aber in seiner Bedeutung einem STEMI!

6.4 Vorderwandinfarkt Stadium I

STEMI der Vorderwand (Abb. 6.4-1/EKG 54).

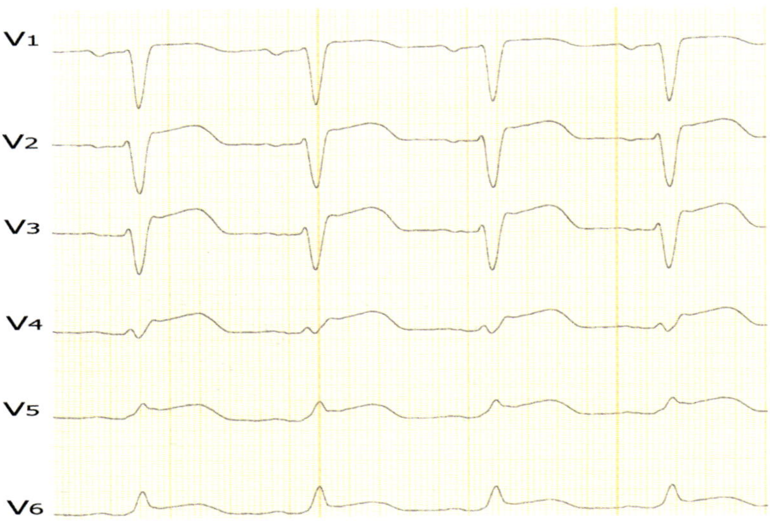

Abb. 6.4-1/EKG 54

Der Vorderwandinfarkt zeigt sich durch die ST-Streckenhebung und die reduzierten R-Zacken in den Brustwandableitungen. Hinweis auf einen frischen Infarkt geben die noch nicht ausgebildeten Q-Zacken (Abb. 6.4-1/EKG 54, Detail).

V3

Nulllinie

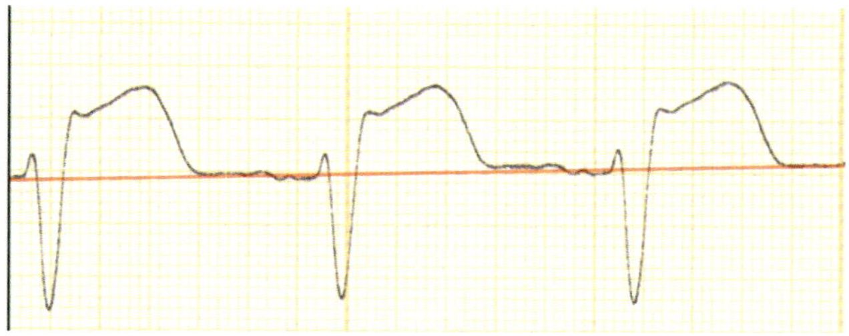

Detail von Abb. 6.4-1/EKG 54

ST-Strecke hebt über die Nulllinie.

V3

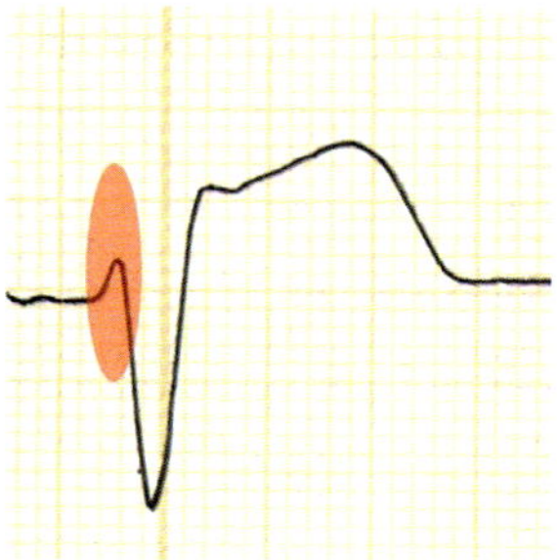

R-Reduktion in allen Brustwandableitungen

V3

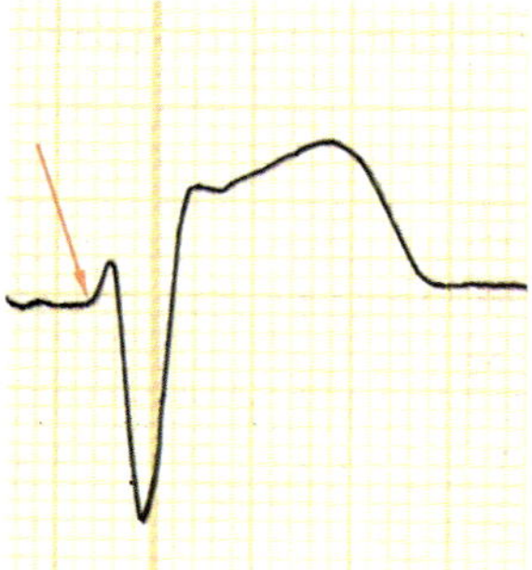

Noch nicht ausgebildete Q-Zacke

V3

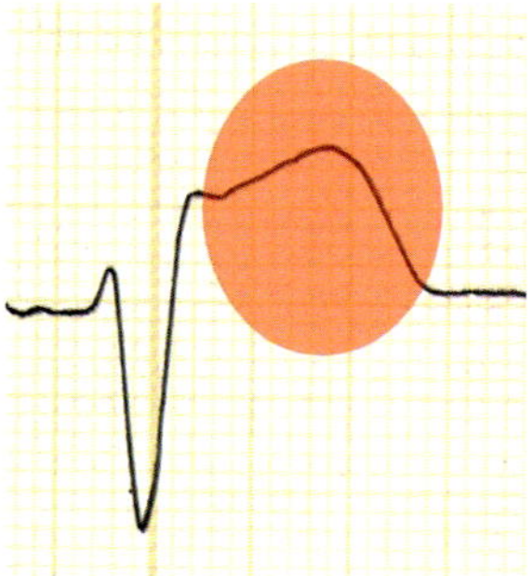

ST-Streckenhebung aus absteigender R-Zacke

Details von Abb. 6.4-1/EKG 54

- Akuter Vorderwandinfarkt, anterolateral
- ST-Streckenhebung über V_2-V_6, II, diskret in I, aVL, aVF
- Sinusrhythmus
- Indifferenztyp
- Path. Q‘s in II, III, aVF

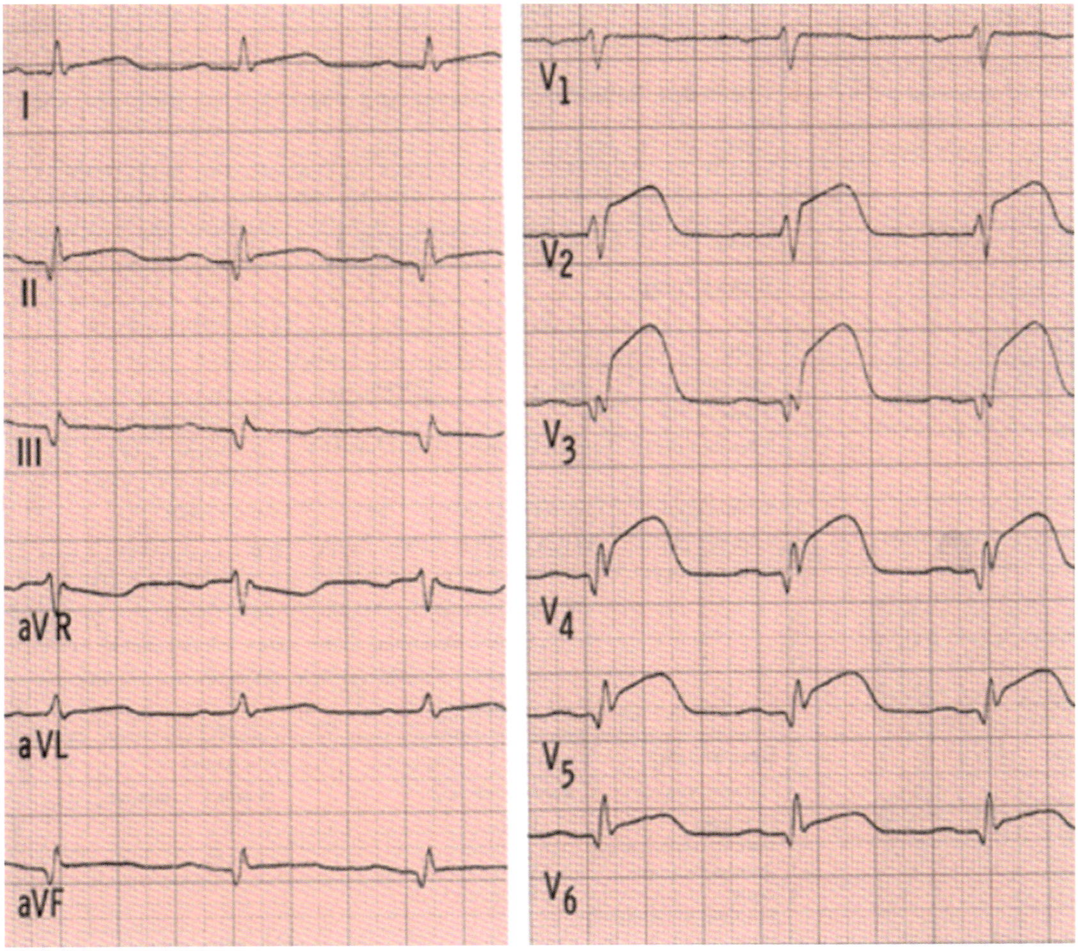

Abb. 6.4-2/EKG 55

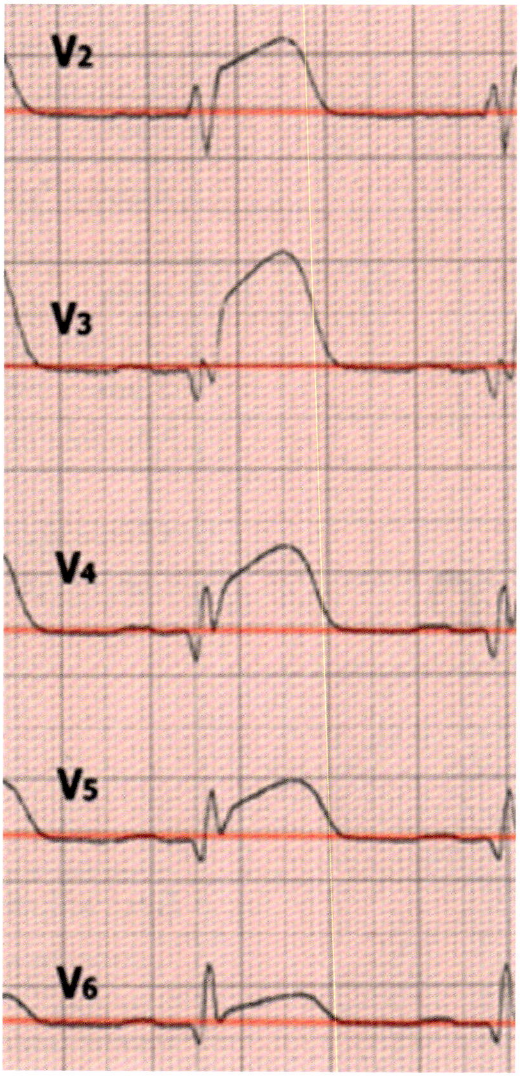

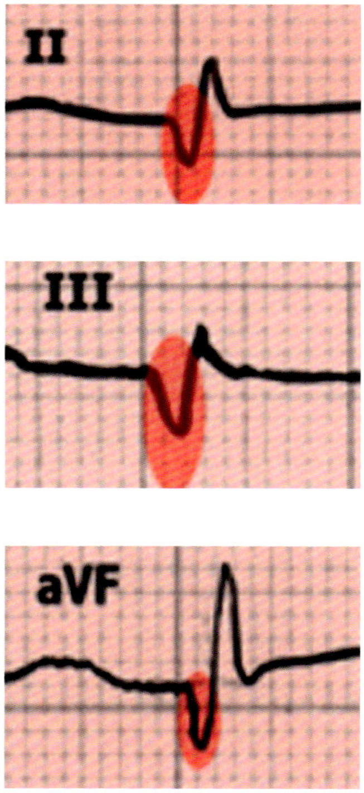

Details von Abb. 6.4-2/EKG 55

Einen alten Hinterwandinfarkt erkennt man an den tiefen pathologischen Q-Zacken in II, III und aVF (Abb. 6.4-2/EKG 55, Details).

6.5 Vorderwandinfarkt Stadium II (Abb. 6.5-1/EKG 56, Details)

- Sinusrhythmus
- Indifferenztyp

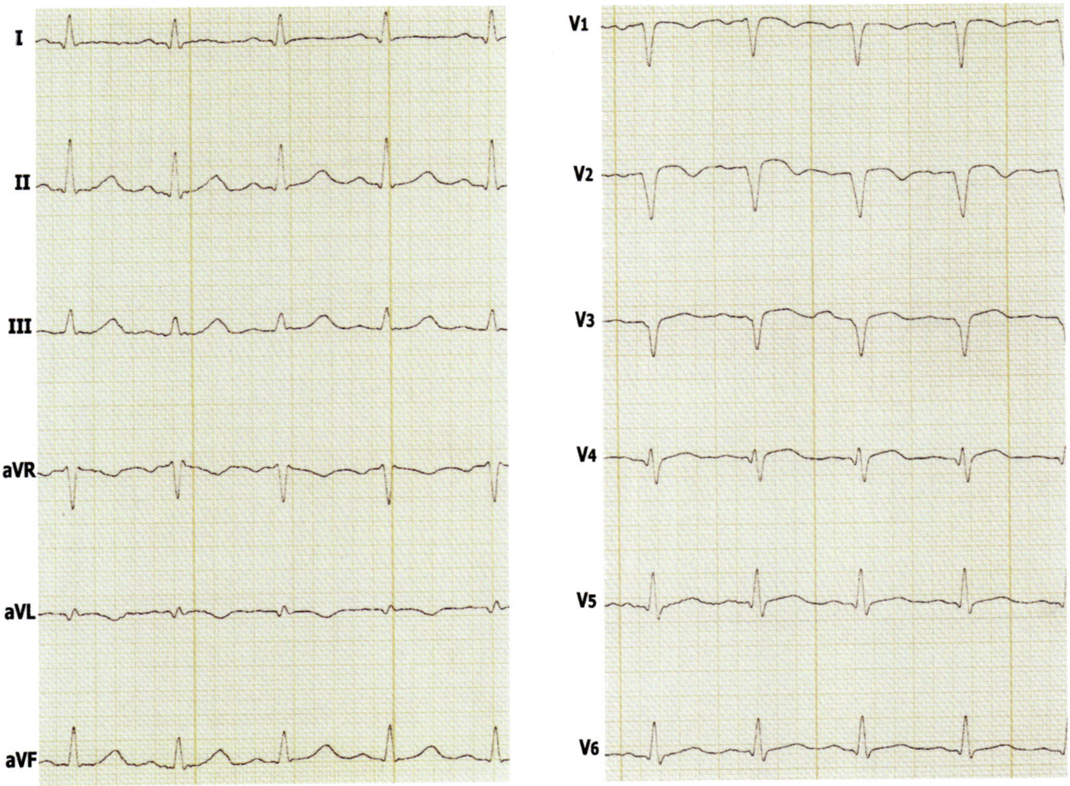

Abb. 6.5-1/EKG 56

In V_1, V_2 und V_3:

- R-Verlust
- Tiefe pathologische Q-Zacke (QS-Konfiguration)

- Terminal neg. T in V_1-V_3, aVL
- ST-Hebung in V_2-V_4

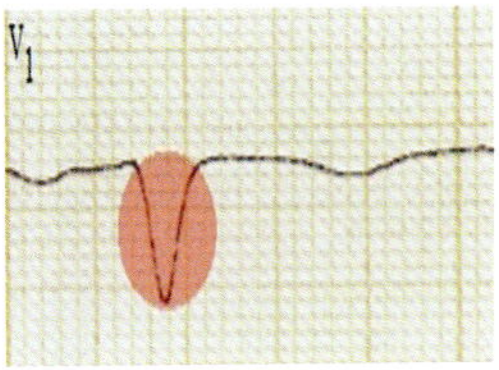

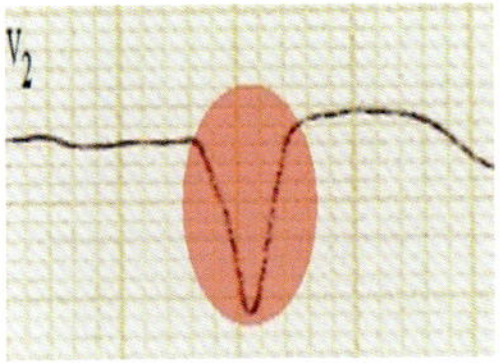

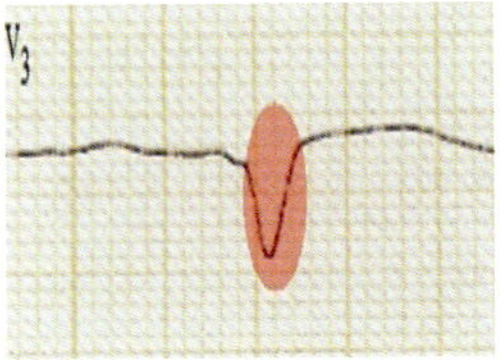

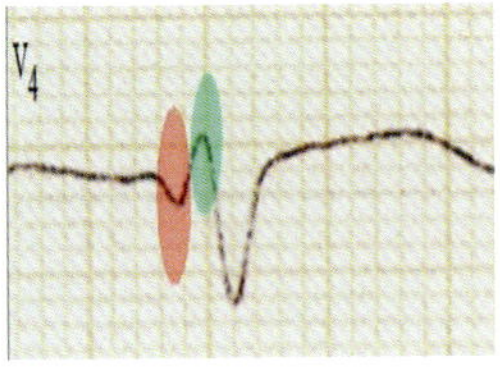

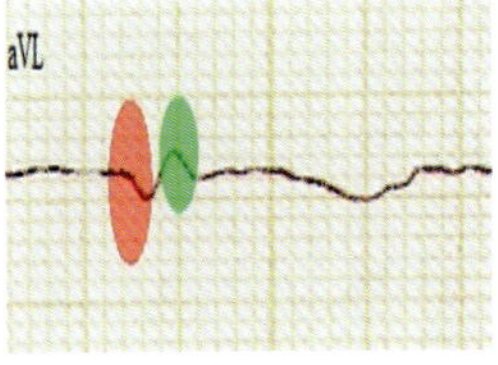

Details von Abb. 6.5-1/EKG 56

6.6 Vorderwandinfarkt Stadium IV (Abb. 6.6-1/EKG 57)

- Sinusrhythmus
- Indifferenztyp
- R-Verlust in V_2 und V_3
- Tiefe Q-Zacken in V_2 und V_3 Ausbildung von Q-S-Komplex
- Wieder positive T-Wellen in V_2 und V_3

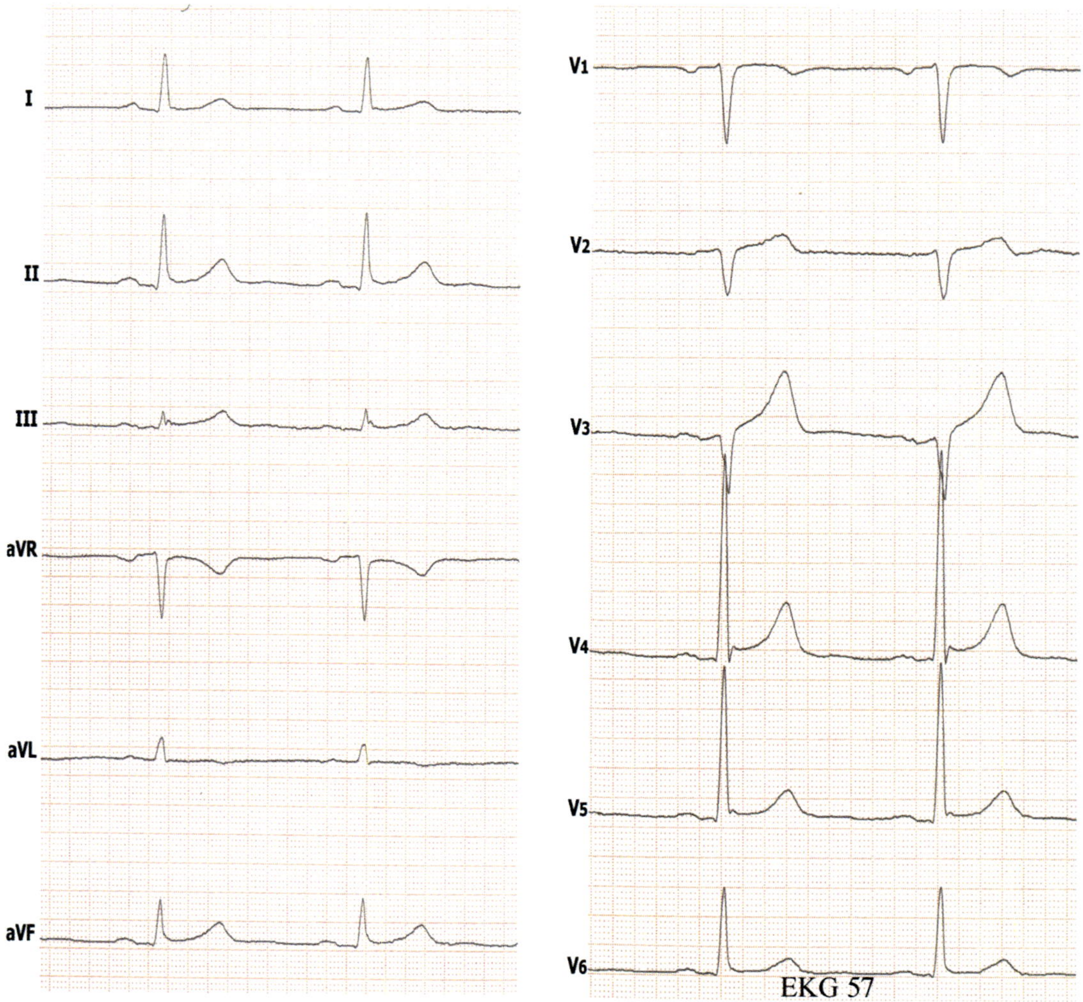

Abb. 6.6-1/EKG 57

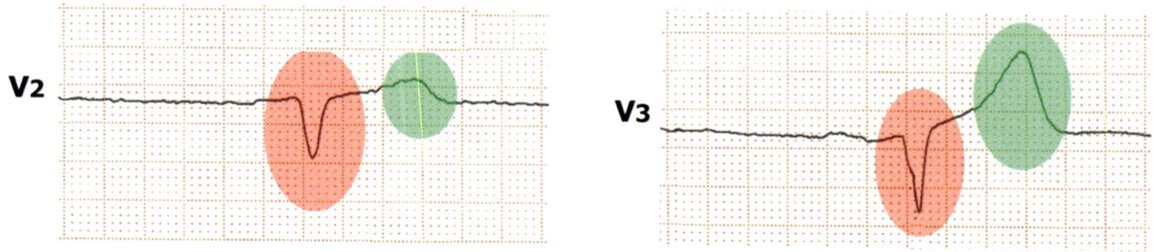

Details von Abb. 6.6-1/EKG 57

6.7 Hinterwandinfarkt Stadium I (Abb. 6.7-1/EKG 58)

- Sinusrhythmus
- Indifferenztyp
- ST-Streckenhebung in II, III, aVF
- Spiegelbildliche ST-Streckensenkung I, aVL, V_2-V_4
- Akuter Hinterwandinfarkt (mit Übergang in Stadium II

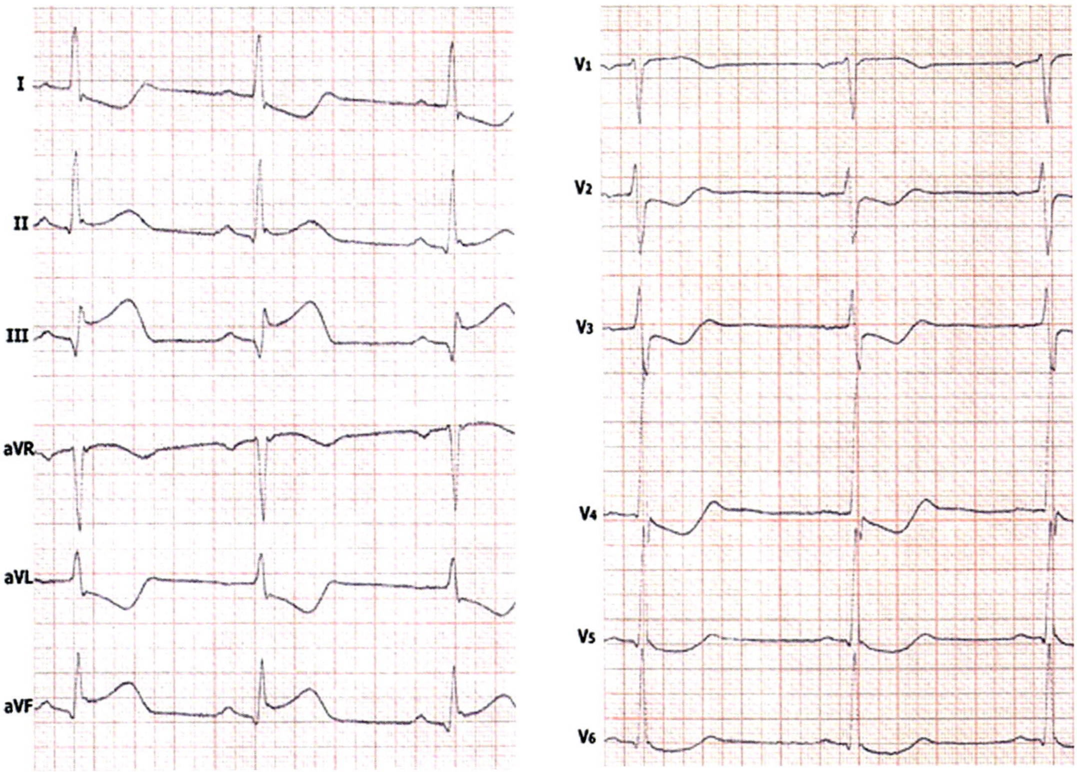

Abb. 6.7-1/EKG 58

ST-Streckenhebung in III, aVF

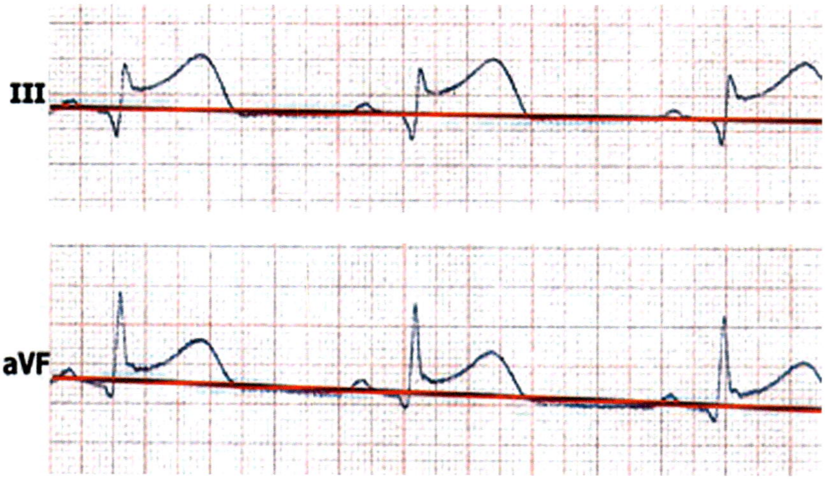

Details von Abb. 6.7-1/EKG 58

ST-Streckensenkung in V_2-V_4 wie auch in I und aVL

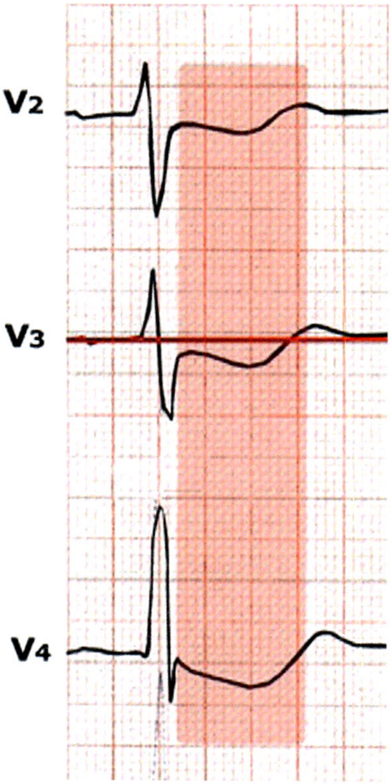

Detail von Abb. 6.7-1/EKG 58

- Sinusrhythmus
- Linkstyp
- Akuter Hinterwandinfarkt Stadium 0-I

(Abb. 6.7-2/EKG 59)

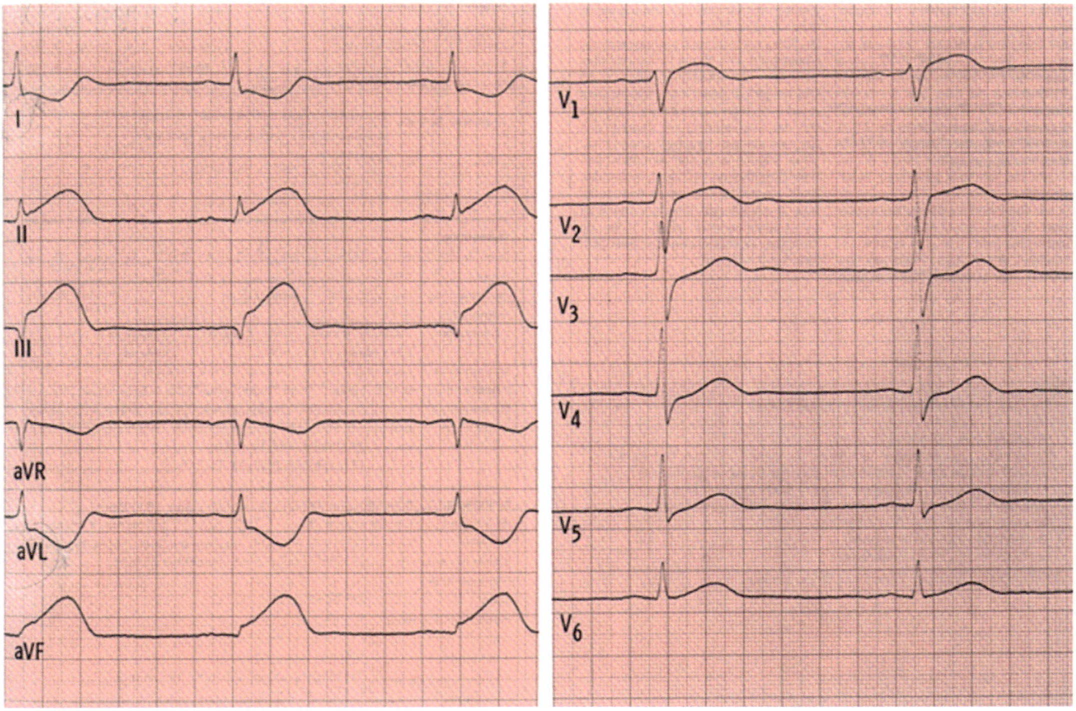

Abb. 6.7-2/EKG 59

- ST-Streckenhebung in II, III und aVF
- In III und aVF zeltförmige T-Wellen
- Spiegelbildliche ST-Senkungen I und aVL

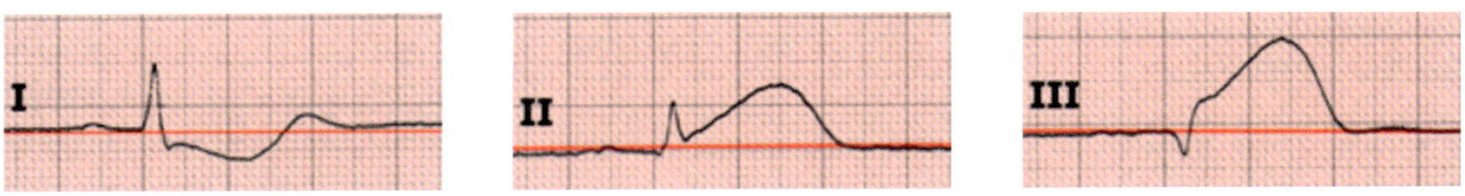

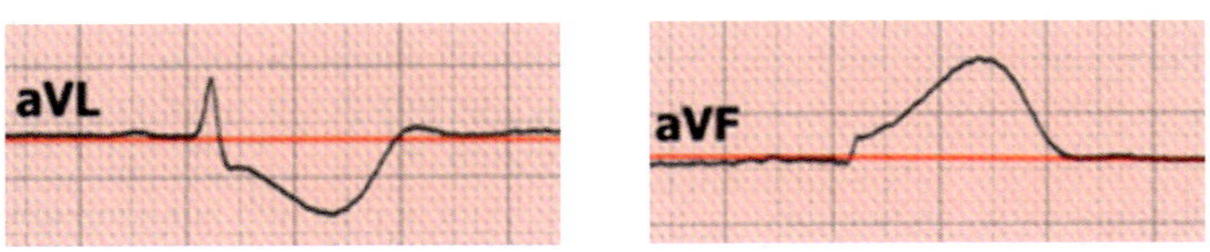

Details von Abb. 6.7-2/EKG 59

6.8 Hinterwandinfarkt Stadium II (Abb. 6.8-1/EKG 60)

- Sinusbradykardie (HF < 60/min)
- Indifferenztyp
- Pathologische Q-Zacken in II, III und aVF
- Terminal negative T-Wellen in II, III und aVF

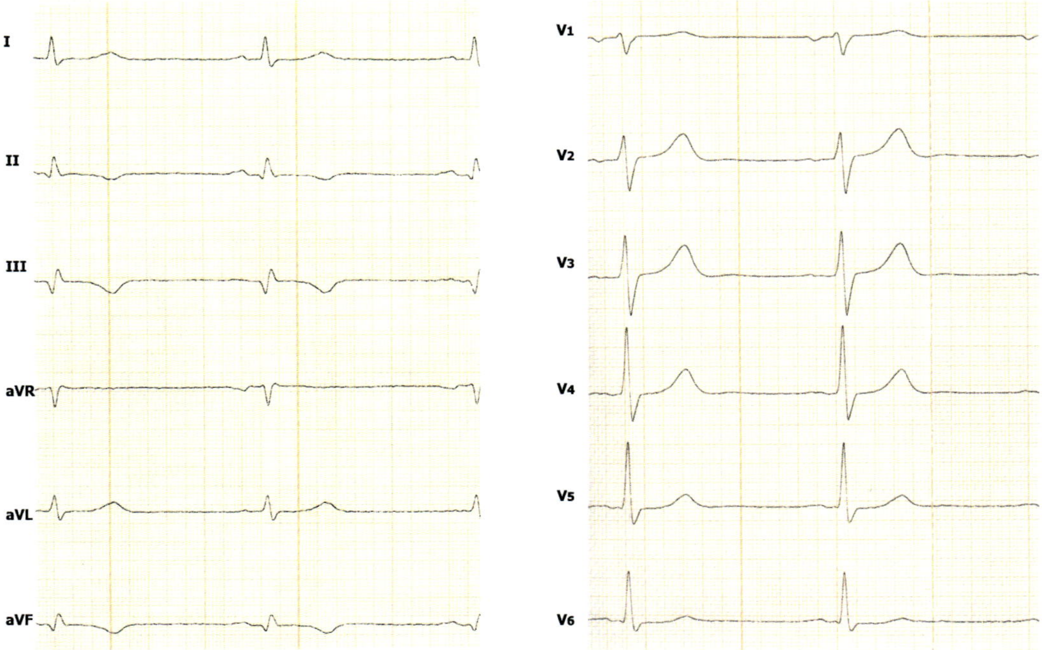

Abb. 6.8-1/EKG 60

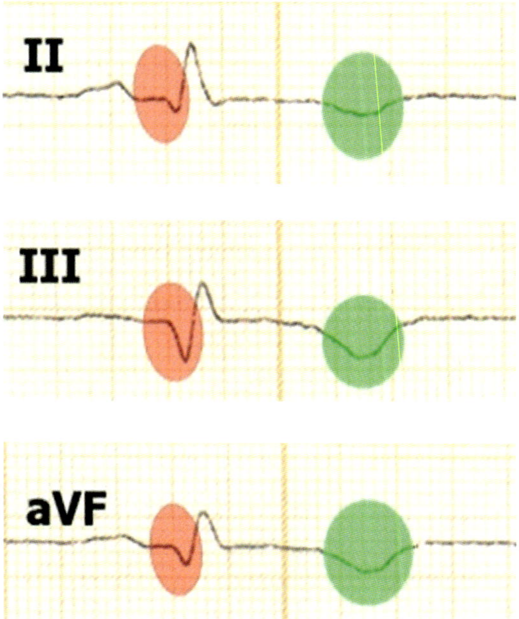

Details von Abb. 6.8-1/EKG 60

Schenkelblock und Herzinfarkt

Schenkelblöcke können einen Infarkt maskieren oder – je nach Blockbild und Infarktlokalisation – auch vortäuschen.

VWI und LSB

Ein LSB imitiert das Bild eines VWI. Im anteroseptalen Bereich (V1-V4) ist es aufgrund der LSB-Deformierung kaum möglich, einen VWI zu erkennen.

- Q-S-Komplexe und ausgeprägte ST-Streckenhebung bis V3, V4.
- Diskordanz von QRS und T-Welle

Drei Kriterien können die Infarktdiagnose erleichtern, beim antero-lateralen Infarkt sogar sichern:

- Breite Q-Zacken in den linkslateralen Ableitungen I, aVL, V5, V6
- Konkordante ST-Hebungen in den genannten Ableitungen
- Veränderungen der ST-Strecke beim Kontroll-EKG

VWI und RSB

Hier sind der Beginn des QRS-Komplexes und der ST-Streckenverlauf antero-lateral normal, womit die Diagnose recht sicher möglich ist.

Ein antero-septaler Infarkt ist schwer zu erkennen, weil durch die RSB deformierten QRS-Komplexe bis V4 ein tiefes breites Q vorangehen kann. Die Kammerendteile sind oft bis V2 diskordant, eine konkordante ST-Hebung kann auf einen antero-septalen Infarkt hinweisen.

HWI und LSB

In den rechts präkardialen Ableitungen V1-V3 fehlt die Diskordanz von QRS und T.

Die inferioren Ableitungen III, aVF und II zeigen deutliche Q-Zacken und ST-Hebungen.

HWI und RSB

Oft ohne Probleme erkennbar an den Q-Zacken und ST-Hebungen in III, aVF und II.

Die Sgarbossa-Kriterien

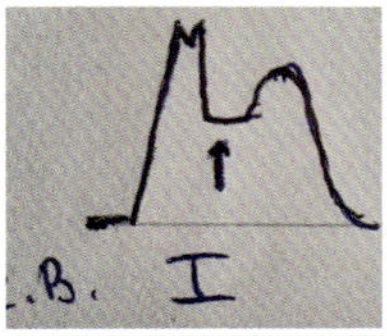

Konkordante ST-Hebung. Due Veränderung der ST-Strecke geht in dieselbe Richtung wie der QRS-Komplex. Als positiv gilt eine ST-Hebung um mindestens 1 mm (0,1 mV)

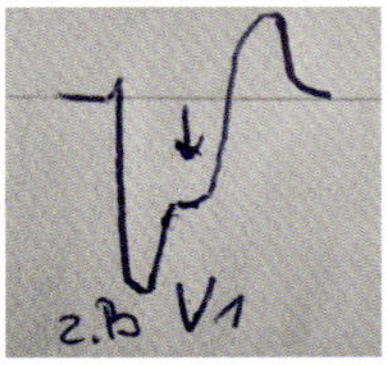

Konkordante ST-Senkung. Senkung um mindestens 1 mm (0,1 mV)

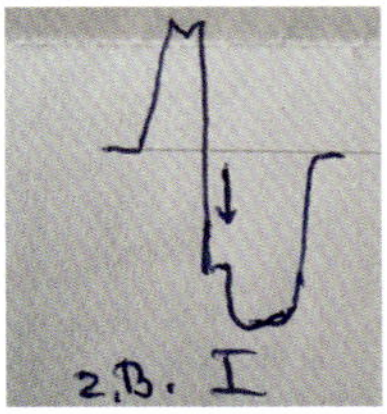

Diskordante ST-Senkung. Die Veränderung der ST-Strecke verhält sich umgekehrt zum QRS-Komplex. Als positiv gilt eine Senkung um mindestens 5 mm (0,5 mV)

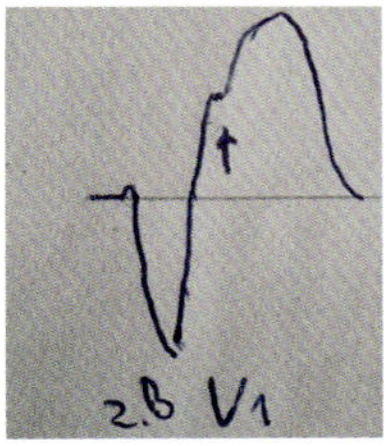

Diskordante ST-Hebung. Die Hebung verhält sich umgekehrt zum QRS-Komplex. Als positiv gilt eine Hebung um mindestens 5 mm (0,5 mV)

Die Troponine T und I (TnT/TnI)

Die Troponine T und I sind spezifische Marker für myokardiale Nekrosen. Die kardialen Troponine bilden einen Komplex von drei Proteinen (C, I und T). Das Troponin C findet sich auch in der Skelettmuskulatur und fällt für die Diagnostik einer Myokardischämie aus.

Die beiden Troponine I und T finden sich ausschließlich im Herzmuskel und lassen sich etwa 6-8 Stunden nach einem Infarkt nachweisen, als Folge der Zerstörung von Herzmuskelzellen. Die Freisetzung der Troponine läuft über mehrere Tage. Bis zu 10 Tagen nach dem Akutereignis finden sich erhöhte Troponinwerte.

Bei einem STEMI ist dieser Nachweis ohne diagnostischen Belang. Die Erhöhung der Troponinwerte ist nur bei Patienten von Bedeutung, die eine typische AP-Symptomatik mit unauffälligem EKG aufweisen. Die erhöhten Werte sind ein Nachweis myokardialen Zellschadens.

Bei 30-40 % aller Patienten mit einem akuten Koronarsyndrom ist dieser Nachweis nur durch die Erhöhung der Troponinwerte möglich.

Ohne EKG-Veränderungen nach 6-8 Stunden erlaubt ein negativer Troponintest mit hoher Sicherheit den Ausschluss eines Infarktes. Andererseits bedeutet eine Troponinerhöhung mit entsprechender Symptomatik den sicheren Nachweis einer Ischämie.

Erhöhte Troponinwerte weisen auf eine Zerstörung von Herzmuskelzellen hin, sind aber nicht immer mit einer koronaren Perfusionsstörung gleichzusetzen. Folgende Erkrankungen können auch zu einer Troponinerhöhung führen:

- akute LAE
- akute Myokarditis
- nach elektrischer Kardioversion
- nach Herzkatheteruntersuchung
- akute und chronische Niereninsuffizienz
- Sepsis

7 Einflussfaktoren EKG

7.1 Brugada-Syndrom (auch Brugada-Brugada-Syndrom)

Das Brugada-Syndrom wurde in den 90er Jahren des 20. Jahrhunderts identifiziert. Es ist eine vererbbare Erkrankung des Herzens und zählt zu den primär angeborenen Kardiomyopathien.
Patienten scheinen völlig herzgesund zu sein, können aber bereits im Kindes- oder frühen Erwachsenenalter einen plötzlichen Herztod erleiden. Bei jungen Patienten, die ein plötzliches Kammerflimmern durch Reanimation überlebt haben, zeigten sich im EKG häufig ST-Streckenhebungen, typischerweise von dem aufsteigenden Ast der S-Zacke in V_1 bis V_3 mit kompletten oder inkompletten Rechtsschenkelblöcken.

Die Klassifikation erfolgt in drei Kategorien:

Typ 1 (Abb.7.1-1)
- Bild wie inkompletter RSB
- V_1-V_3 deutliche ST-Streckenhebung
- Im V_2 gewölbte rutschenförmige Hebung mit Übergang in präterminal negative T-Wellen

Typ 2 (Abb. 7.1-2)
- Inkompletter RSB
- V_1 und V_3 angehobene ST-Strecke
- In V_2 deutliche, staffelförmige Hebung der ST-Strecke

Typ 3 (Abb. 7.1-3)
- Inkompletter RSB
- V_1-V_3 leichte ST-Hebung
- In V_2 rSr-Konfiguration mit sattelförmiger ST-Hebung

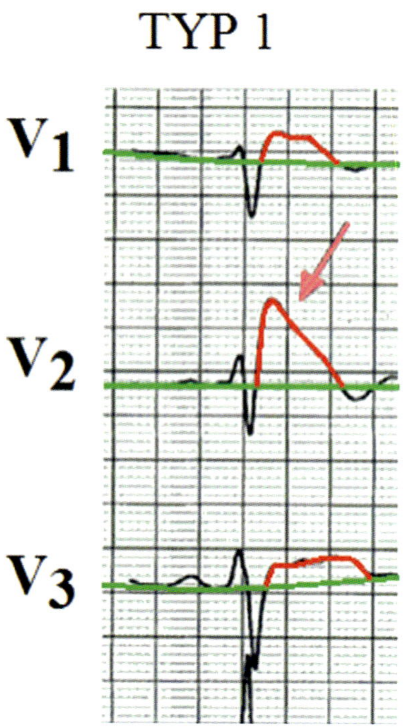

Abb. 7.1-1

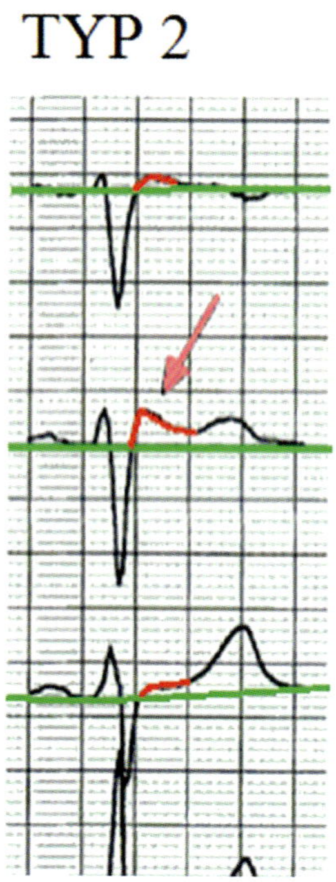

Abb. 7.1-2

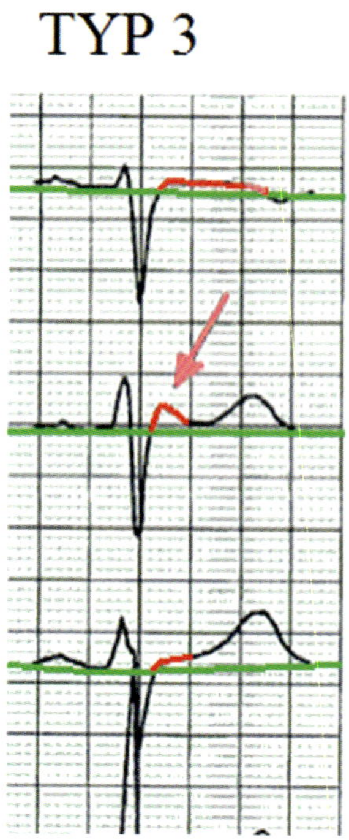

Abb. 7.1-3

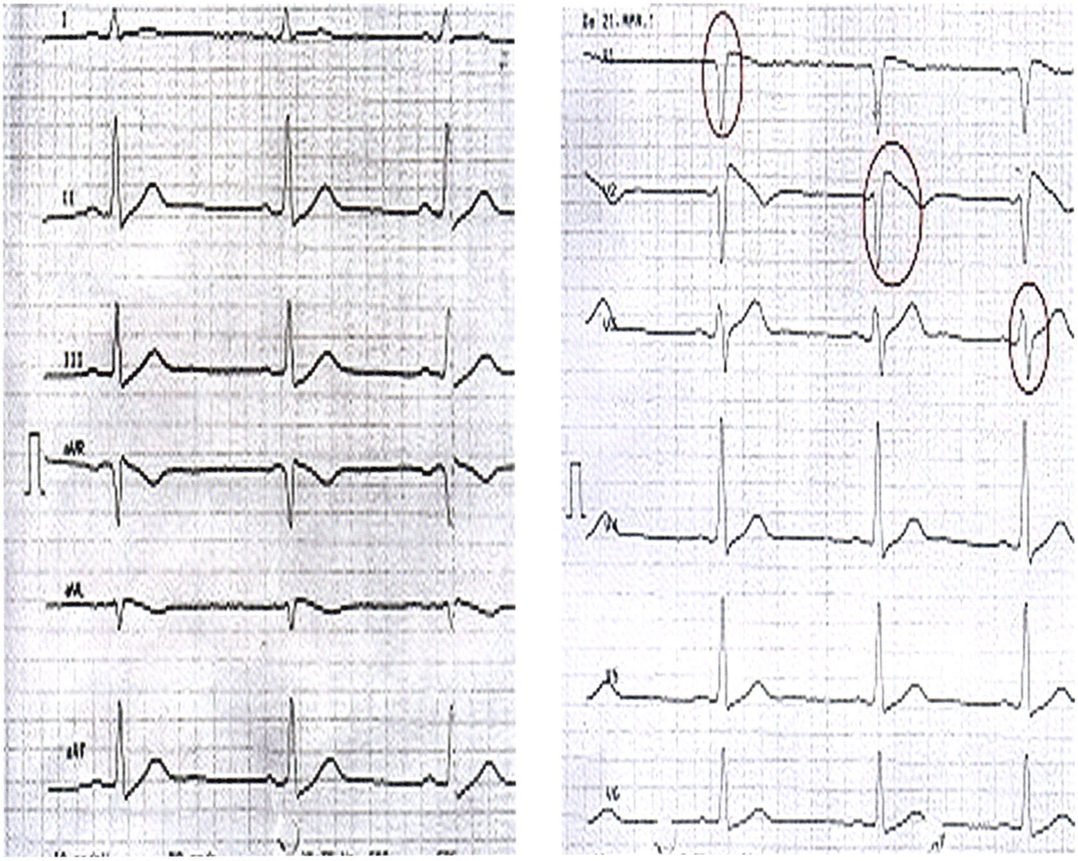

Abb. 7.1-4/EKG 61

- SR
- Steiltyp
- Inkompletter RSB
- ST-Streckenhebung V_1, V_2, V_3 aus der aufsteigenden S-Zacke
- V.a Brugada-Syndrom Typ I

(Abb. 7.1-4/EKG 61)

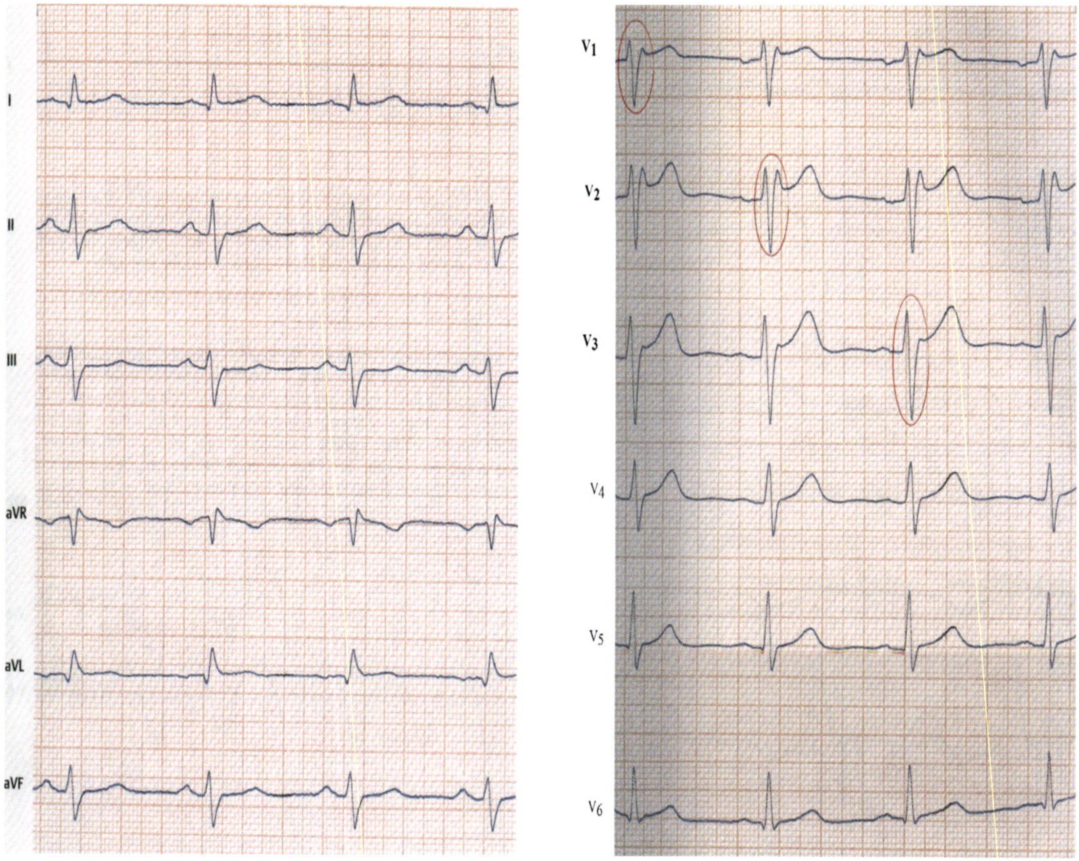

Abb. 7.1-5/EKG 62

- SR
- Linkstyp
- Inkompletter RSB mit ST-Streckenhebung in V_1-V_3
- In V_2 rSr Konfiguration mit sattelförmiger ST-Hebung
- V.a Brugada-Syndrom Typ II

(Abb. 7.1-5/EKG 62)

7.2 Lungenarterienembolie (LAE)

Eine LAE (Abb. 7.2-1/EKG 63) kann (muss nicht immer) mit typischen EKG-Veränderungen einhergehen, bedingt durch die plötzliche und massive Drucksteigerung im kleinen Kreislauf. Es kommt zu einer Überlastung des rechten Ventrikels, oft mit infarkttypischen Veränderungen in der Vorderwand. Durch diese plötzliche Rechtsbelastung kann es zu einer Drehung der Herzachse und somit zu einer Lagetypänderung kommen. Oft kommt es zu einem SI-QIII-Typ oder zu einem rechts- bzw. überdrehten Rechtstyp und zu einer Tachykardie wegen der verminderten Auswurfleistung. Häufig findet man einen inkompletten oder kompletten RSB mit rSr Konfiguration in V_1 und V_2. Diese EKG-Veränderung erfolgt aber keineswegs in allen Fällen. Eine LAE kann in Schüben verlaufen, die EKG-Veränderungen können flüchtig sein. Durch die Gasaustauschstörung kann es zur Ischämie kommen.

Drei Veränderungen können zusammen oder vereinzelt vorkommen:

- path. Lagetyp: SI-QIII-Typ, rechts- bzw. überdrehter Rechtstyp
- Rechtsherzbelastung mit intraventrikulärer Erregungsausbreitungsstörung: inkompletter bzw. kompletter RSB
- infarkttypische Veränderungen der Vorderwand

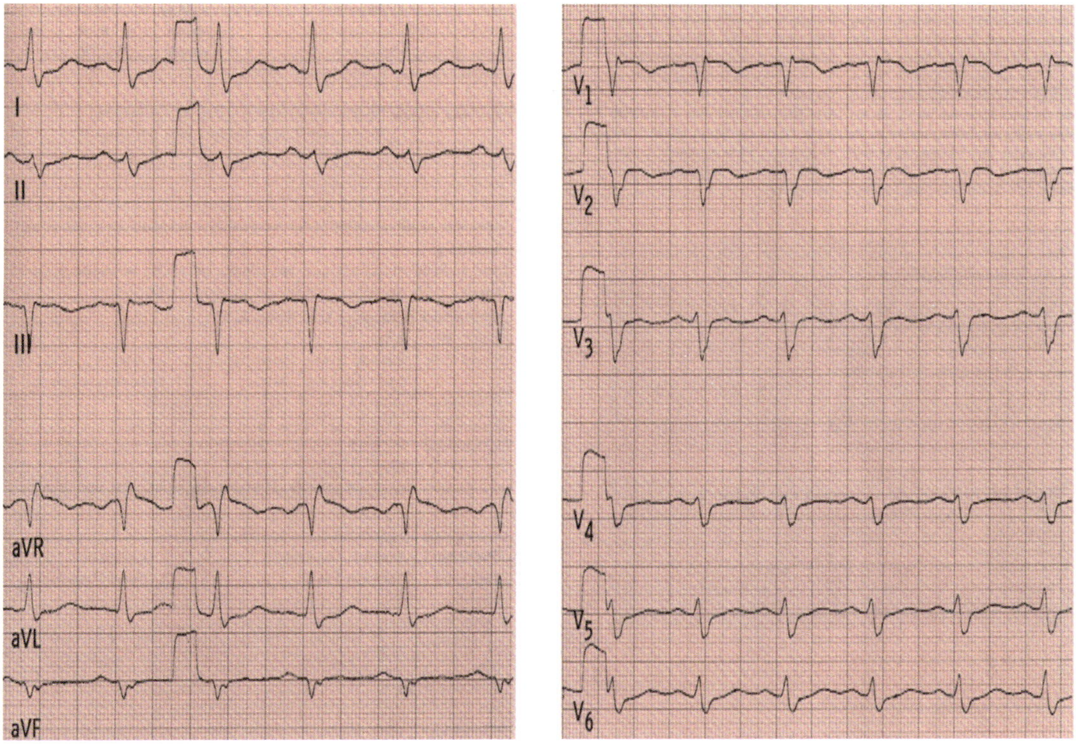

Abb. 7.2-1/EKG 63

- SR
- Sagitaltyp (SI-QIII-Typ)
- inkompletter RSB
- negatives T in III
- infarktähnliche Veränderungen in V_1 und V_6 mit R-Reduktion
- Frequenz 120

7.3 Peri-Myokarditis

Eine akute Perikarditis führt oft zu subperikardialer Ischämie und somit zur ST-Streckenhebung, die üblicherweise aus der S-Zacke entspringt, ohne spiegelbildliche ST-Streckensenkungen, und ohne sich an die infarkttypischen Verteilungsmuster zu halten, sind also keinem Gefäßversorgungsgebiet zuzuordnen.

EKG-Zeichen:

- ST-Hebungen über der Hinter- und der Vorderwand
- Keine spiegelbildlichen ST-Streckensenkungen
- Die ST-Hebungen – in aller Regel – von der aufsteigenden S-Zacke aus
- Die Veränderungen sind über Tage weitgehend unverändert, im Gegensatz zum Infarkt
- Keine Veränderungen von Q, R und T

Die entzündliche Aktivität kann im EKG nicht abgelesen werden. Schwere Entzündungen können ohne EKG-Veränderungen einhergehen, während eine diskrete Perikarditis oft tiefe T-Negativierung zeigen kann.

Wenn keine eindeutige Zuordnung möglich ist, muss immer eine Ischämie ausgeschlossen werden.

akute Perikarditis vs. akuter Herzinfarkt

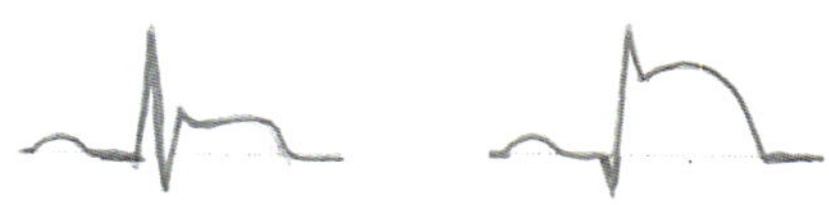

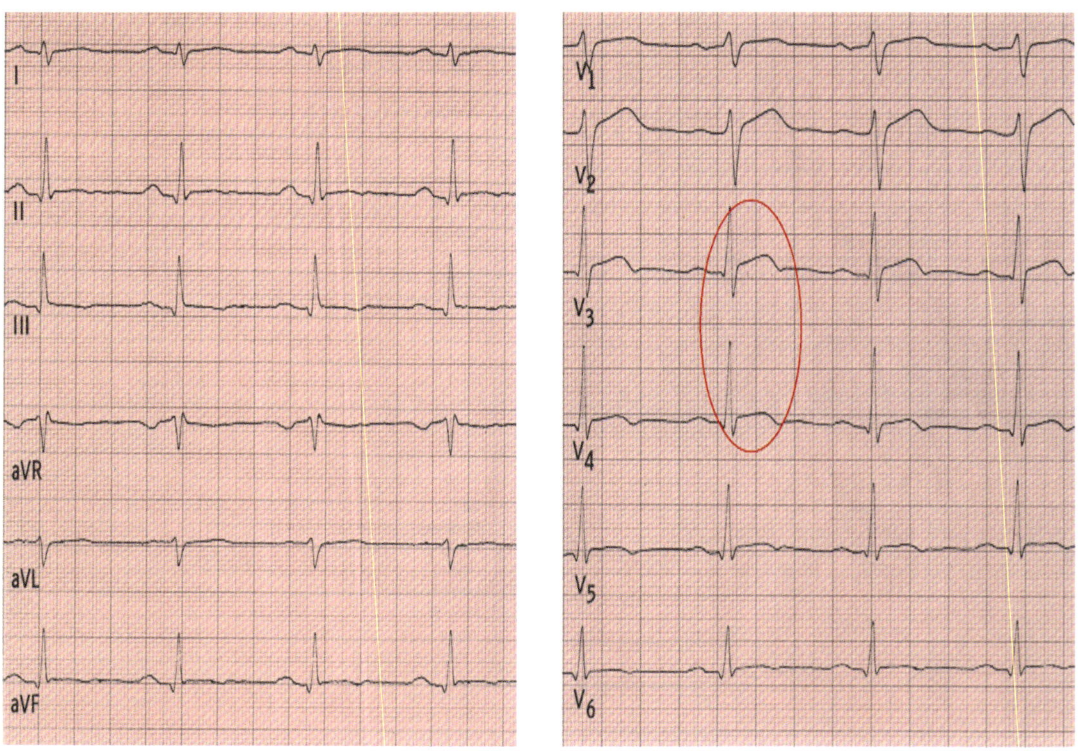

Abb. 7.3-1/EKG 64

- SR
- Rechtstyp
- leichte ST-Streckenhebung in I-III und aVF

- deutliche ST-Streckenhebung in (V_2), V_3-V_4 und angedeutet V_5-V_6 aus der aufsteigenden S-Zacke

7.4 Elektrolytstörungen

7.4.1 Hyperkaliämie

Eine geringgradige Erhöhung (bis etwa 6 mmol/l) führt stets zu einem „Erstickungs-T“, eine spitze hohe gleichschenklige T-Welle. Hochgradige Erhöhung (> 8 mmol/l) führt zur Verplumpung der T-Welle, der QRS-Komplex verbreitert sich massiv, tachykarde Rhythmusstörungen bis hin zum Kammerflimmern treten hinzu.

Das EKG kann aussehen, als würde der QRS-Komplex auf die isoelektrische Linie zusammengepresst werden, bis es schließlich zur Asystolie kommen kann.

QT-Zeit bei Kalium/Calcium:
Hyper verkürzt
Hypo verlängert
> die QT-Zeit

Abb. 7.4-1 *ab ca. 6 mmol/l* *über 7 mmol/l*

- breites flaches P
- normal breiter QRS-Komplex
- hohes spitzes zeltförmiges T
- QT-Zeit normal bis verkürzt

- P-Welle abgeflacht oder komplett verschwunden
- breiter QRS-Komplex (diffuse intraventrikuläre Leitungsstörung)
- T-Welle hoch, relativ breit, direkt am QRS-Komplex
- QT-Zeit verkürzt. Wenn zusätzlich noch eine Hypocalciämie vorliegt, ist QT-zeit verlängert.

7.4.2 Hypokaliämie

Es kommt zu Erregungsrückbildungsstörungen und ST-Streckensenkungen, verbunden mit einer prominenten U-Welle bis hin zu T-U-Verschmelzungswellen. Die QT-Zeit ist verlängert. Auch eine Hypokaliämie neigt zu tachykarden Rhythmusstörungen.

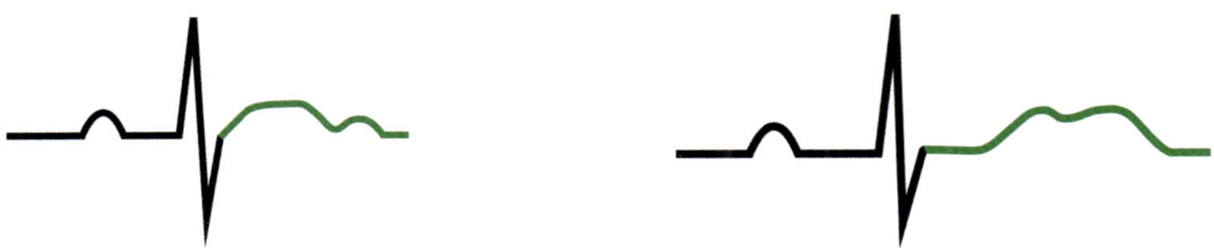

Abb. 7.4-2 *leicht erniedrigt ca. 3,0 mmol/l* *extrem erniedrigt < 2,0 mmol/l*

- P-Welle und QRS-Komplex normal
- flache T-Welle
- U-Welle direkt an T-Welle
- QT-Zeit normal

- P-Welle und QRS-Komplex normal
- deutliche T-U-Verschmelzungswelle
- durch die T-U-Verschmelzungswelle ist eine korrekte QT-Zeit-Messung schwer möglich

7.4.3 Hyper-/Hypocalciämie

Abb. 7.4-3

Hypercalciämie

- P-QRS-T normal
- QT-Zeit verkürzt

Hypocalciämie

- P-QRS-T normal
- QT-Zeit verlängert

Hyperkaliämie

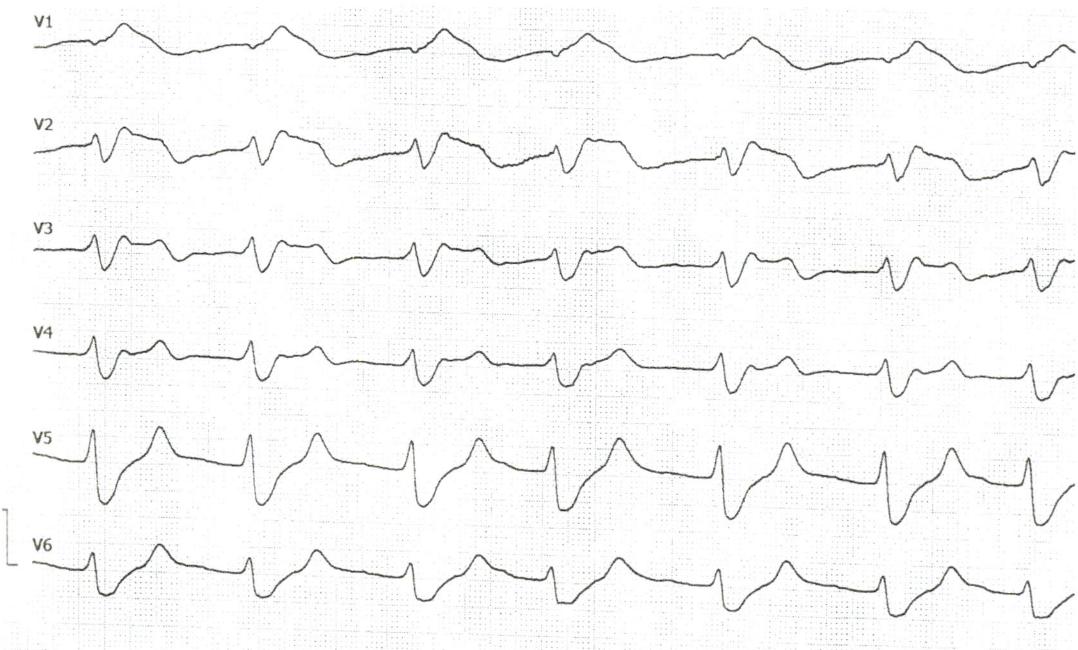

Abb. 7.4-4/EKG 66

Bei K+ >7 mmol verschwinden die P-Wellen und die QRS-Komplexe werden breit, es drohen Asystolie oder Kammerflimmern.

Keine P-Wellen erkennbar.
Der QRS-Komplex ist deutlich verbreitert auf 0,17 sec. Es zeigt sich das Bild einer diffusen, intraventrikulären Leitungsstörung. Tiefe, breite S-Zacken bis V_6. Die QT-Zeit ist mit 0,26 sec. leicht verkürzt. Die T-Wellen folgen in direktem Anschluss an den QRS-Komplex. Es kann zu AV-Blockierungen höheren Grades, AV-junktionalen und ventrikulären Ersatzrhythmen kommen. (Abb. 7.4-1/EKG 66)

Hyperkaliämie

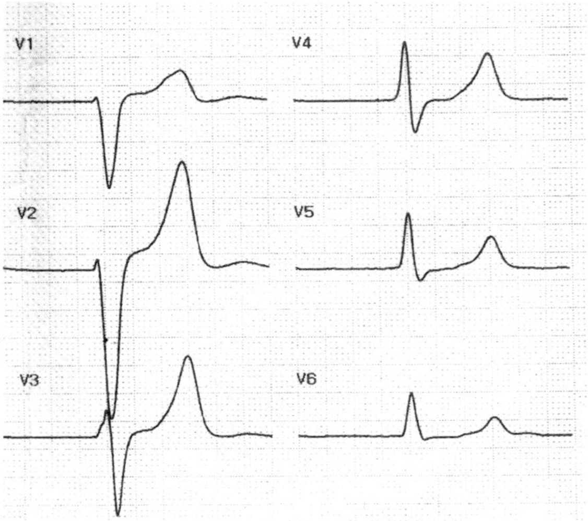

- hohe, spitze, gleichschenklige T-Wellen in V2-V4
- K^+ 6,2 mmol

Abb. 7.4-5/EKG 67

Hypokaliämie

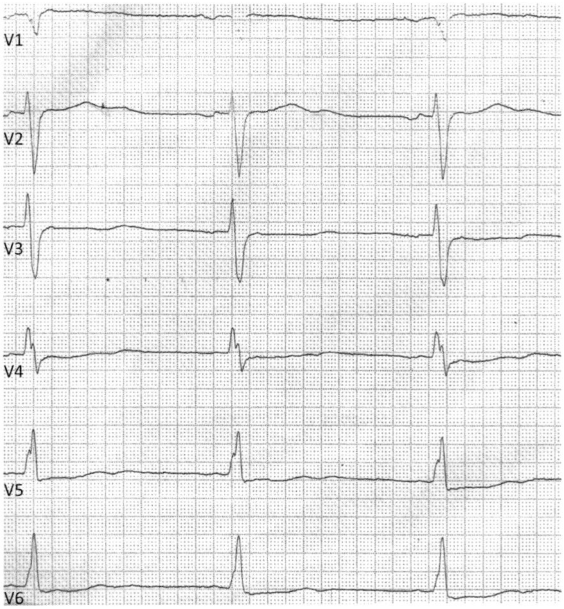

- bei K^+↓ und Ca↓:
- ST-↓ und TU-Verschmelzungswellen mit durch die Ca↓ bedingte QT-Verlängerung!
- In V_2 -V_6 deutlich zu sehen

Abb. 7.4-6/EKG 68

7.5 Herzschrittmacher

Die Stimulation eines SM zeigt sich als senkrechte Linie, Spike genannt. Nach Lage der Sonde erscheint der Spike vor einer P-Welle (bei VH-Stimulation) mit anschließendem normal konfigurierten QRS-Komplex. Bei ventrikulärer Stimulation erscheint der Spike vor einem QRS-Komplex, mit dann linksschenkelblockartig deformiertem QRS-Komplex (da die Elektrode i.d.R. in der rechten Kammer liegt).
Es gibt Einkammer- und Zweikammer-SM.

Einkammerschrittmacher
Beim Lokalisieren der SM-Sonde im Vorhof (AAI-Stimulation) oder Ventrikel (VVI-Stimulation) sieht man kleine Spikes gefolgt von einer Depolarisation im Vorhof (AAI) oder in der Kammer (VVI).

- AAI-Vorhofspikes, schlanker QRS-Komplex
- VVI-Kammerspikes, LSB-artige Deformierung des QRS-Komplexes

Zweikammerschrittmacher
Lokalisation der SM-Elektrode in Vorhof und Ventrikel. SM-Spikes in VH und Kammer mit deformierten QRS-Komplex.

Die verschiedenen SM-Typen werden mit einem Buchstabencode bezeichnet.

- Der erste Buchstabe zeigt an, wo der SM stimuliert (pacing), ein elektrischer Impuls wird über eine Sonde in den rechten Ventrikel geleitet und löst dort eine Aktion aus.
- Der zweite Buchstabe gibt an, wo der SM wahrnimmt, ventrikuläre Aktionen werden erkannt (sensing).
- Der dritte Buchstabe gibt die mögliche Funktion wieder.
- Ein möglicher vierter Buchstabe gibt an, ob der SM die Frequenz an körperliche Belastung anpassen kann.

Stimulation	**Wahrnehmung**	**Funktionsart**
A = Atrium	A = Atrium	I = Inhibieren
V = Ventrikel	V = Ventrikel	I = Inhibieren
D = Double Atrium / Ventrikel	D = Double Atrium / Ventrikel	D = Double Inhibieren / Triggern
V = Ventrikel	D = Double	D = Double

- **Inhibation** heißt, vorzeitig auftretende kardiale Impulse erkennen und die SM-Stimulation inhibieren (unterdrücken)

Inhibation: unterdrücken, hemmen, nach Erkennung eines eigenen Herzschlages wird die Stimulation unterdrückt.

- Trigger ist eine zeitliche Steuerung der ventrikulären Impulsabgabe durch atriale Eigenreaktion, womit die atrioventrikuläre Synchronisation erhalten bleibt.

Trigger: einen Schaltvorgang auslösender Impuls, d.h. der SM wird durch Herzeigenaktionen aktiviert, die vor dem ihm eingegebenen Intervall auftreten. Die SM-Sonde übermittelt die elektrischen Impulse vom Aggregat an das Myocard und bei Eigenaktionen vom Myocard an das Aggregat.

AAI-Einkammer-SM, Sonde im Vorhof

- A-Stimulation (pacing) im Vorhof
- A-eigene Herzschläge werden im Vorhof erkannt (sensing)
- I-Inhibation: wird ein eigener Herzschlag erkannt, wird die Stimulation unterdrückt

VVI-Einkammer-SM, Sonde im Ventrikel

- V-Stimulation im Ventrikel
- V-Erkennen eigener Aktion im Ventrikel
- I-Inhibation

DDD-Zweikammer-SM, Sonde im VH und Ventrikel

- D-pacing im VH und Ventrikel
- D-sensing im VH und Ventrikel
- D-Inhibation und Trigger
- Hat AAI- und VVI-Modus

VDD-Zweikammer-SM, Sonde im Ventrikel, die aber durch eine Vorhofelektrode Signale aus dem VH wahrnehmen kann

- V-pacing im Ventrikel
- D-sensing im VH und Ventrikel
- D-Inhibation und Trigger

Der ICD, Implantierbarer Kardioverter Defibrillator, erfüllt neben der SM-Funktion auch eine Therapie gegen potenziell tödliche ventrikuläre Tachykardien. Eine Elektrode im Bereich der Ventrikel hat eine besonders große Oberfläche, über die ein Elektroschock abgegeben werden kann.

VES Fusionsschlag

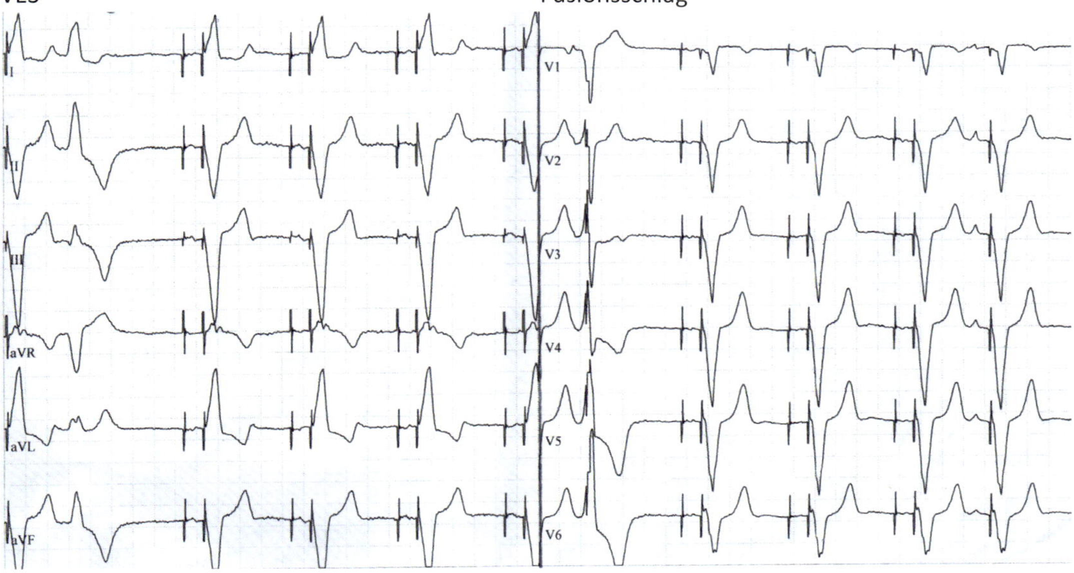

Abb. 7.5-1/EKG 69

- SM-EKG VES DDD

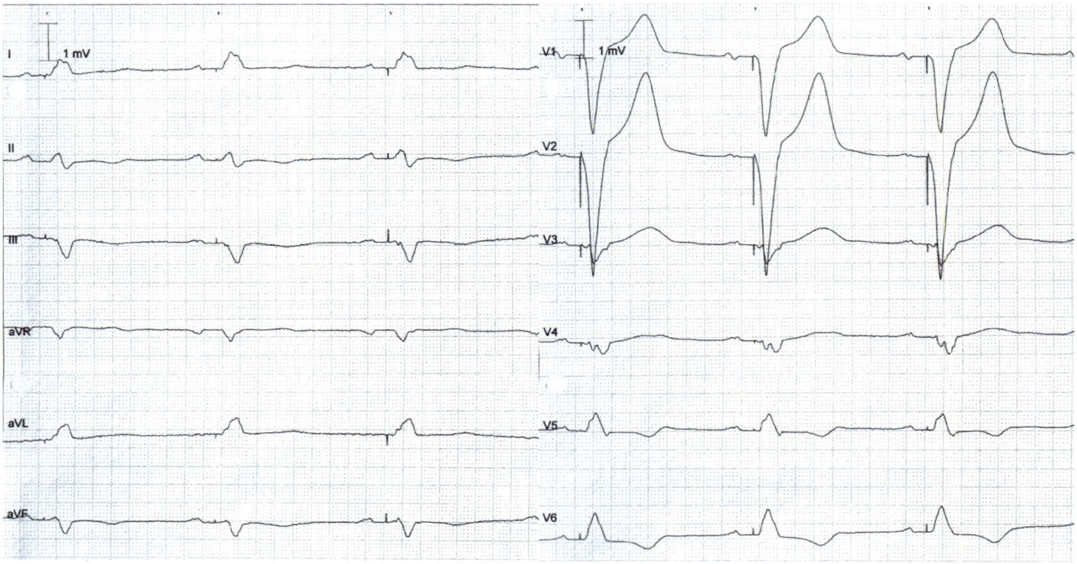

Abb. 7.5-2/EKG 70

- P-Sinistroatriale
- SM-EKG
- VVI SM-Spikes vor QRS

7.6 Digitaliseinwirkung

Typisch sind die muldenförmigen ST-Senkungen (Salvadore Dali's Oberlippenbart), die auch hier diffus verteilt sind. Man kann in der Regel nur eine Digitalisüberdosierung vermuten. (siehe Abb. 7.6-1/EKG 71).

- SR, Linkstyp, AV-Block I°
- zweite Aktion in BWA, sogenannter Fusionsschlag (Kombinationsschlag), d. h. eine Sinuserregung kombiniert sich mit der Kammererregung durch eine VES

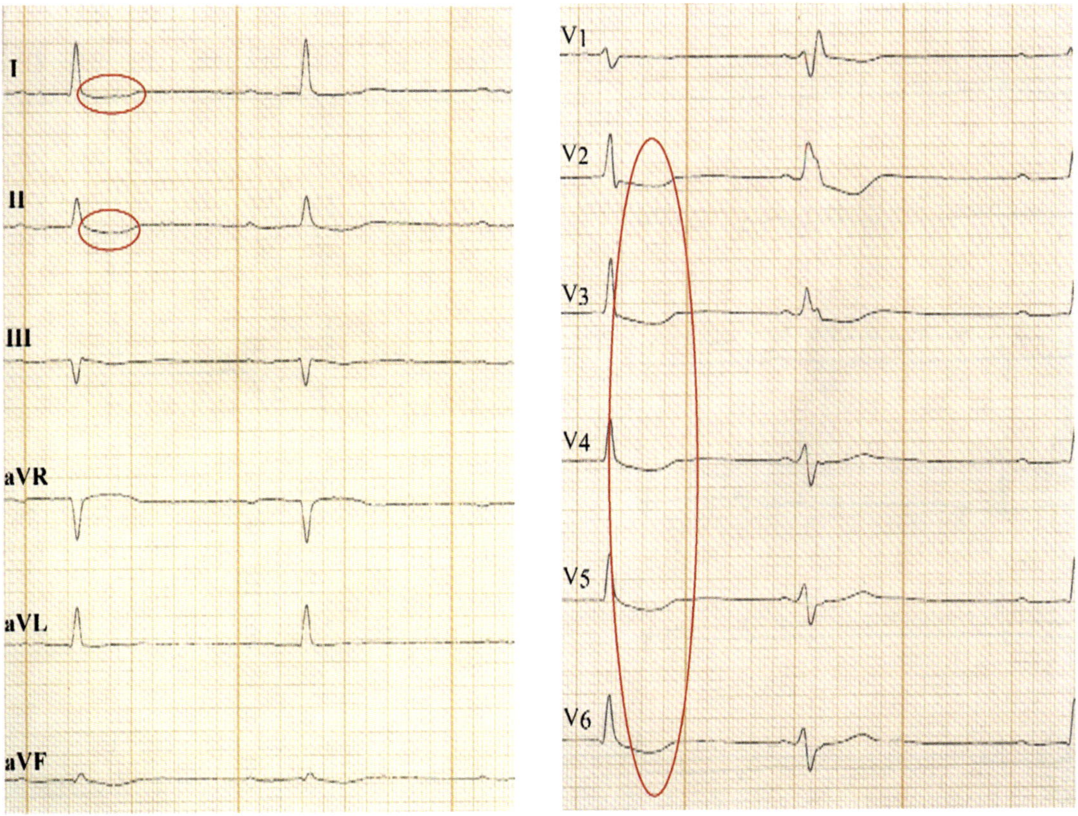

Abb. 7.6-1/EKG 71

7.7 Das long QT-Syndrom

Es ist eine seltene, lebensgefährliche Krankheit, die bei sonst herzgesunden Menschen zum plötzlichen Herztod führen kann. Es ist angeboren oder erworben, dann Folge meist unerwünschter Arzneimittelwirkung, Elektrolytstörungen (K+↓) und Vorsicht bei Tablettenintoxikation mit Antidepressiva! Das namensgebende Krankheitszeichen ist eine Verlängerung der QT-Zeit. Die QT-Zeit für sich genommen ist wenig aussagekräftig, sie ist abhängig von der Herzfrequenz (siehe Tabelle S. 153). Das QT-Intervall verhält sich umgekehrt proportional zur HF: Schnelle HF verkürzt, langsame HF verlängert das QT-Intervall. Das QT-Intervall ist die Zeitspanne zwischen Beginn der Q-Zacke und dem Ende der T-Welle. Als oberer Grenzwert, gilt eine QT-Zeit von 0,44 Sekunden. Ab 0,50 Sekunden ist von einem hohen Risiko auszugehen. Die QT-Zeit kann im EKG „abgeschätzt" werden. Man misst den RR-Abstand zweier QRS-Komplexe. Ist die QT-Zeit länger als der halbe RR-Abstand, ist das QT-Intervall auf jeden Fall verlängert (siehe Abb. 7.7-1 und Abb. 7.7-2/EKG 72).

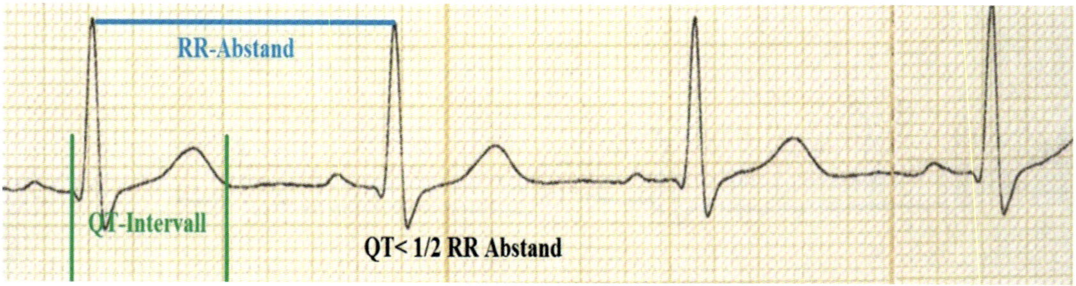

Abb. 7.7-1

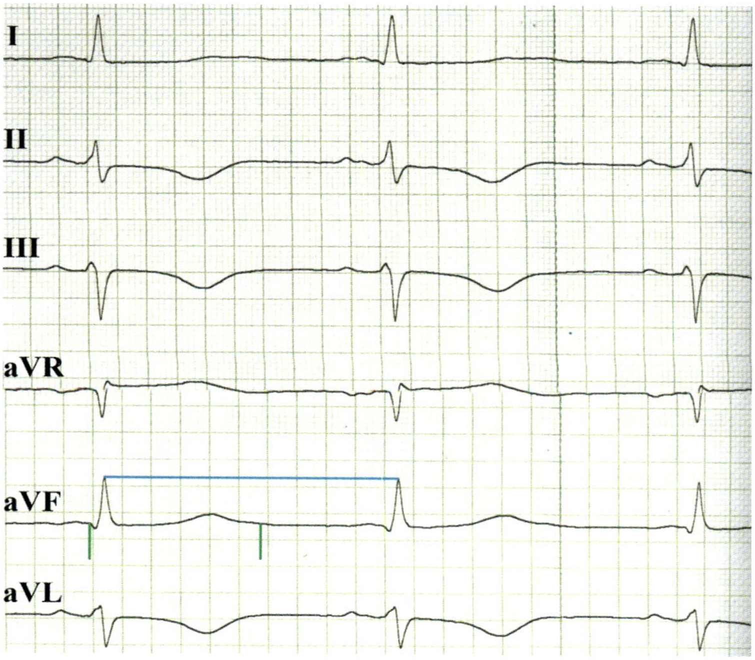

Abb. 7.7-2/EKG 72

• *QT-Zeit bei HF von 60/min > 0,50 Sekunden*

Viele „Antis" können die QT-Zeit verlängern:

- Antiarrhythmika
- Antibiotika
- Antidepressiva
- Antiemetika
- Antipsychotika
- Antihistaminika

Herzfrequenz (min)	QT-Zeit (sec.)
50	0,40
60	0,38
70	0,36
80	0,34
90	0,32
100	0,30
110	0,29
120	0,28

Torsade de pointes

Auch Spitzenumkehrtachykardie genannt. Eine gefürchtete Rhythmusstörung, die bei einem long QT-Syndrom auftreten kann. Sie ist definiert als polymorphe VT mit wechselnden QRS-Komplexen, variierender QRS-Achse von positiv zu negativ mit Frequenzen bis zu 300 Schlägen pro Minute. Die Episoden sind gewöhnlich kurz und enden oft spontan.
(siehe Abbildung 7.7-3)

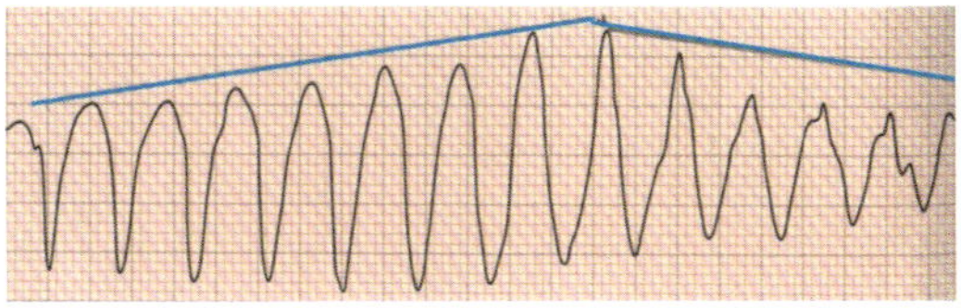

Abb. 7.7-3

7.8 EKG-Veränderungen bei Dextrokardie

Bei einem kompletten Situs inversus liegen die Abdominalorgane und auch das Herz seitenverkehrt.

(siehe Abb. 7.8-1/EKG 73)

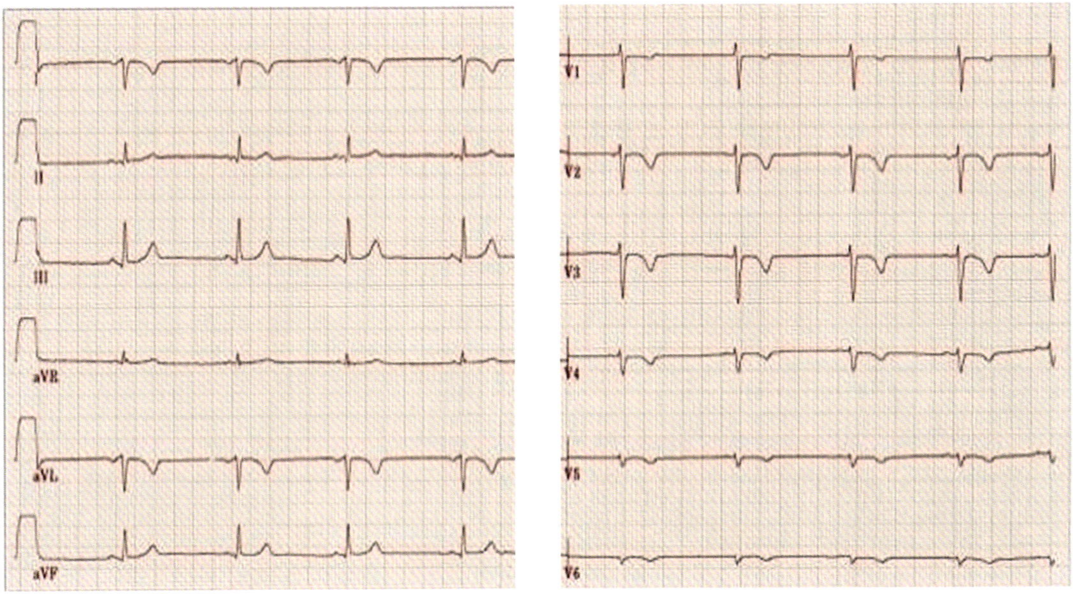

Abb. 7.8-1/EKG 73

- SR
- Rechtstyp
- fehlende R-Progression über der Vorderwand
- Erregungsrückbildungsstörung in I, aVL und V_1-V_6
- P-Welle in I ist negativ

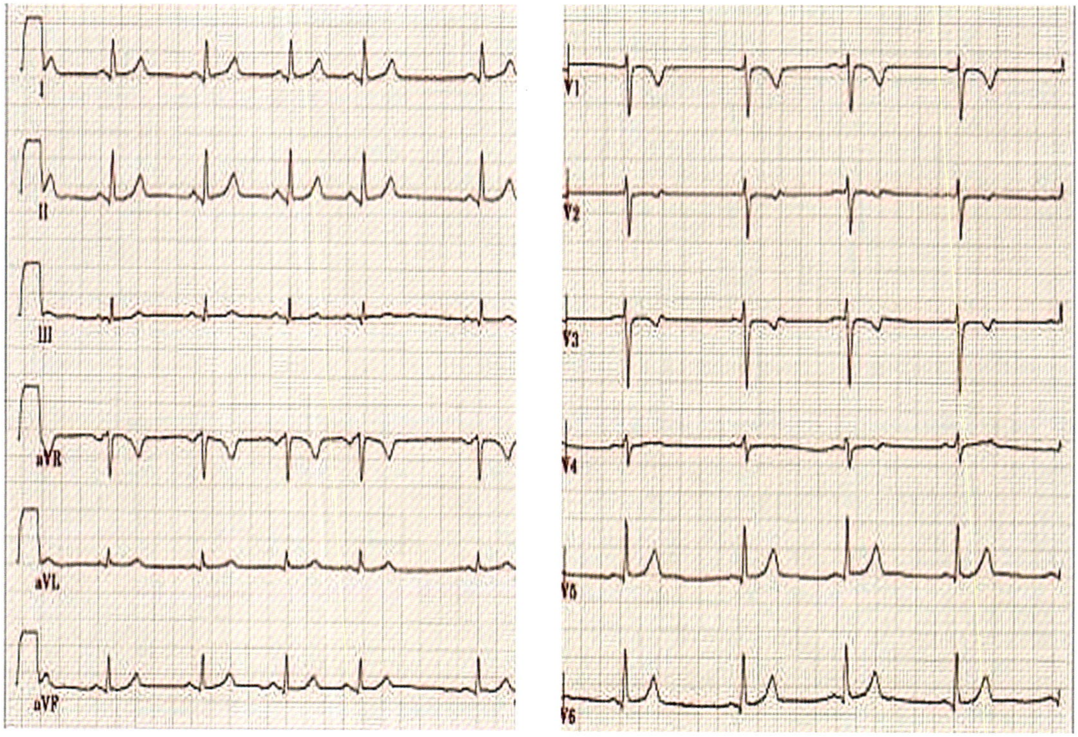

Abb. 7.8-2/EKG 74

Nach dem Vertauschen der Armelektroden:

linker Arm (rot)
rechter Arm (gelb)
rechter Fuß (grün)
und dem seitenverkehrten Anlegen der Brustwandelektroden zeigt sich ein normales EKG. Das entlarvende Zeichen bei Situs inversus ist das negative P in I.

- SR (Sinus-Arrhythmie)
- Indifferenztyp
- regelrechter R-Zuwachs
- R/S Umschlag in V4/V5
- keine Veränderungen der ST-Strecke und der T-Welle
- P-Welle in I wieder positiv

(siehe Abb. 7.8-2/EKG 74)

Mögliche Veränderungen in den einzelnen EKG-Abschnitten

Lagetyp

• Linkstyp	- Linksherzhypertrophie - Arterieller Hypertonus - >50. Lebensjahr - LSB/RSB
• überdrehter Linkstyp	- Linksherzhypertrophie - LAH - inferiorer Infarkt
• Rechtstyp	- Rechtsherzhypertrophie
• überdrehter Rechtstyp	- Rechtsherzhypertrophie - LPH - Dextrokardie - vertauschte Extremitätenelektroden
• Sagittaltyp	- Lungenembolie - Cor pulmonale

P-Welle

• negatives P	- AV-junktionaler Rhythmus - in I negativ: vertauschte Extremitätenelektroden
• wechselndes P	- multifokaler Vorhofrhythmus
• doppelgipfliges P	- Mitralinsuffizienz - Aortenstenose
• nicht sichtbares P	- mittlerer AV-Knotenrhythmus - VHF - Sinusknotenarrest
• mehrere Ps	- VHFl - EAT - AV-Block II° Typ Mobitz II

P-Q-Zeit

• verlängert	- AV-Block I°
• zunehmend verlängert	- AV-Block II° Typ Mobitz I (Wenckenbach-Periodik)
• verkürzt	- WPW-Syndrom

Q-Zacke

• pathologisch	- Herzinfarkt - Hyperkaliämie - VES

QRS-Komplex

• R-Zacke erhöht	- Linksherzhypertrophie - Rechtsherzhypertrophie
• R-Zacke erniedrigt	- Herzinfarkt - Peri-Myokarditis

• QRS >	- LSB - RSB - VT - Hyperkaliämie - diffuse Erregungsausbreitungsstörung - antidrome Tachykardie beim WPW-Syndrom
• QRS wechselnd	- intermittierende LSB/RSB - intermittierendes WPW-Syndrom - SVES - VES

ST-Strecke

• ST-Hebung	- Herzinfarkt - Peri-Myokarditis - LSB - persistierend: Herzwandaneurysma - ohne pathologische Bedeutung: V1-V3 bis zu 0,2mV
• ST-Senkung	- LSB - Herzhypertrophie - Hypokaliämie - spiegelbildlich bei Herzinfarkt - V1-V2 bei strikt posteriorem Infarkt

T-Welle

• präterminal negativ	- Linksherzhypertrophie - Rechtsherzhypertrophie
• terminal negativ	- Herzinfarkt - Peri-Myokarditis
• abgeflachtes T	- Hypokaliämie - Kardiomyopathie
• überhöhtes T	- Hyperkaliämie - Herzinfarkt Stadium 0 („Erstickungs-T“)

U-Welle

• T-U Verschmelzungswelle bei Hypokaliämie

Delta-Welle

• WPW-Syndrom

QT-Zeit

• verlängert	- angeboren - Intoxikation - Hypercalciämie (hochgradig) - Hyperkaliämie (‚‘ ‚‘)
• verkürzt	- Hypercalciämie

Hilfestellung zur EKG-Interpretation

Lagetyp:	Rhythmus:
Kammerfrequenz:	Vorhoffrequenz:
P-Q-Zeit: sec.	QRS: sec.
QT: sec.	R/S Umschlag:
T neg. präterminal:	T neg. terminal:
Sokolow-Index:	path. Q:
ST-Hebung:	ST-Senkung:
Auswertung:	

EKG 1

- Steiltyp
- regelmäßiger supraventrikulärer Rhythmus, Freqenz 74/min, P-Wellen schwer erkennbar, in V_1 könnte eine flache P-Welle vorhanden sein, P-Q 0,11 sec
- in II, III, aVF und V_3-V_6 zeigen sich von der aufsteigenden S-Zacke abgehend kleine Höcker, die sog. Osborn-Höcker als Ausdruck einer ausgeprägten Hypothermie (Patient hatte eine Körpertemperatur von 28,3°), ebenso die deszendierenden ST-Senkungen mit Übergang in breite TU-Verschmelzungswellen
- deutliche QT-Verlängerung auf > 140 % (QT 0,51 sec)
- SA-Block II° mit 2:1 Blockierung

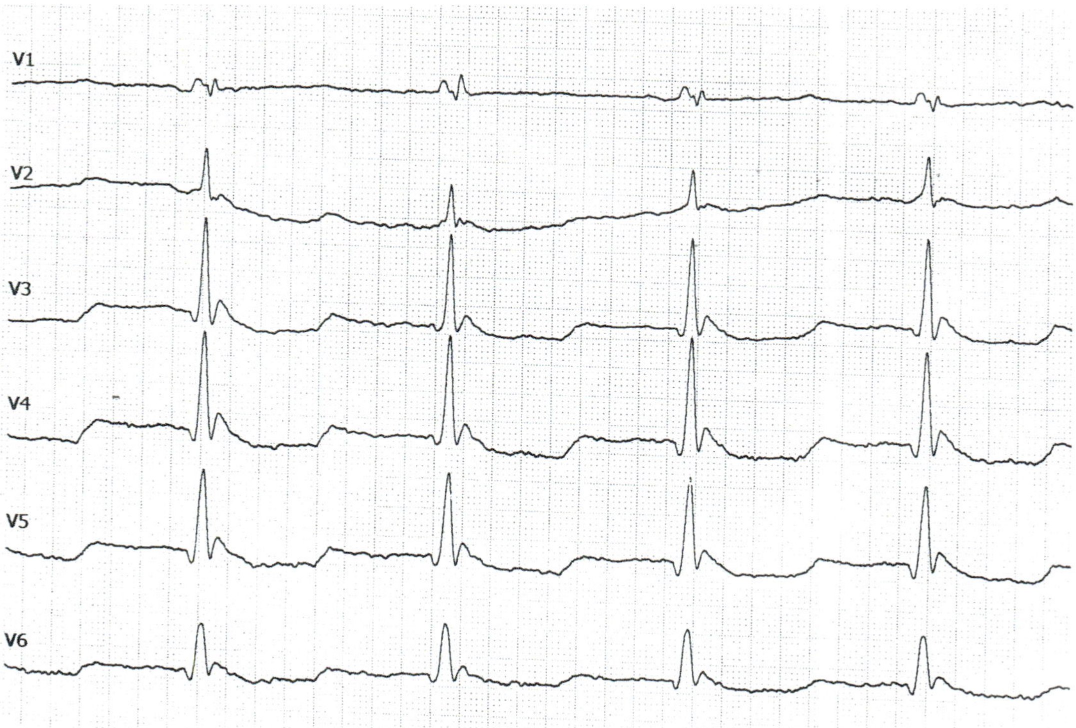

	PA	PPA	QA	QD	RA	RD	SA	SD	RPA	RPD	SPA	STJ	STM	STE	TA	TPA
I			78	33	415	46	73	18	68	35		43	-15	-74	-102	
II	39		131	28	1113	53	39	6	209	45		92	-103	-240	-253	
III	29		73	27	849	105						48	-88	-167	-185	
aVR	-24				97	29	703	51	48	9	136	-69	58	156	170	
aVL					19	16	312	116				0	39	48	68	
aVF	34		102	27	981	105						73	-93	-201	-219	
V1	39				205	59	166	14	219	29		-10	4	34	97	
V2	24				849	68	112	9	97	55		48	-59	-35	24	-19
V3	34		136	34	1699	39	205	20	200	39		87	-147	-210	-239	
V4	29		234	34	1870	42	224	16	273	40		97	-162	-279	-322	
V5	24		219	33	1469	45	170	15	224	39		87	-118	-201	-258	
V6	34		151	32	874	47	107	14	161	39		58	-79	-142	-166	

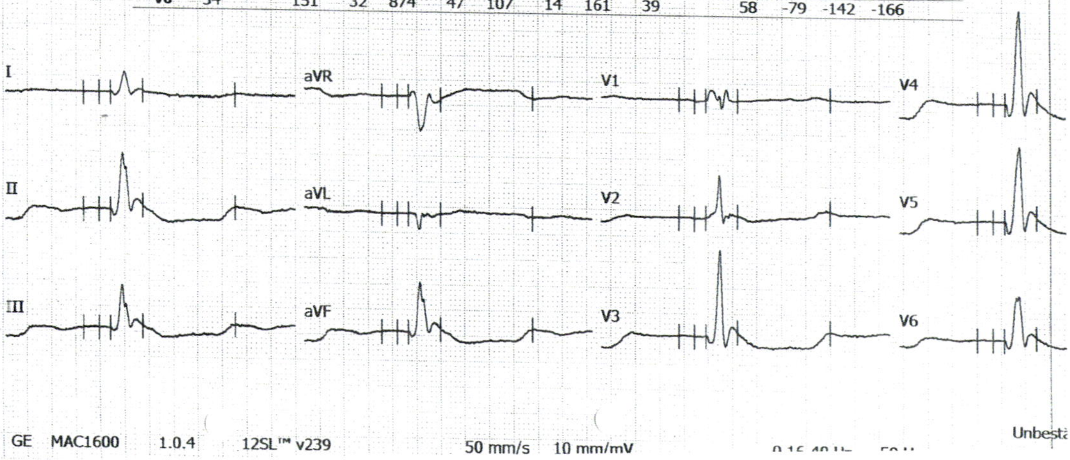

EKG 2

- Linkstyp
- SR-Freqenz 94/min
- ST-Senkung horizontal-aszendierend mit Übergang in pos. T-Wellen in II, III, aVF, V_3 bis V_6
- S in V_1 = 1,3 mV }
  R in V_5 = 2,2 mV }= 3,5 mV positiver Sokolow-Index
  Hinweis auf Linksherzhypertrophie

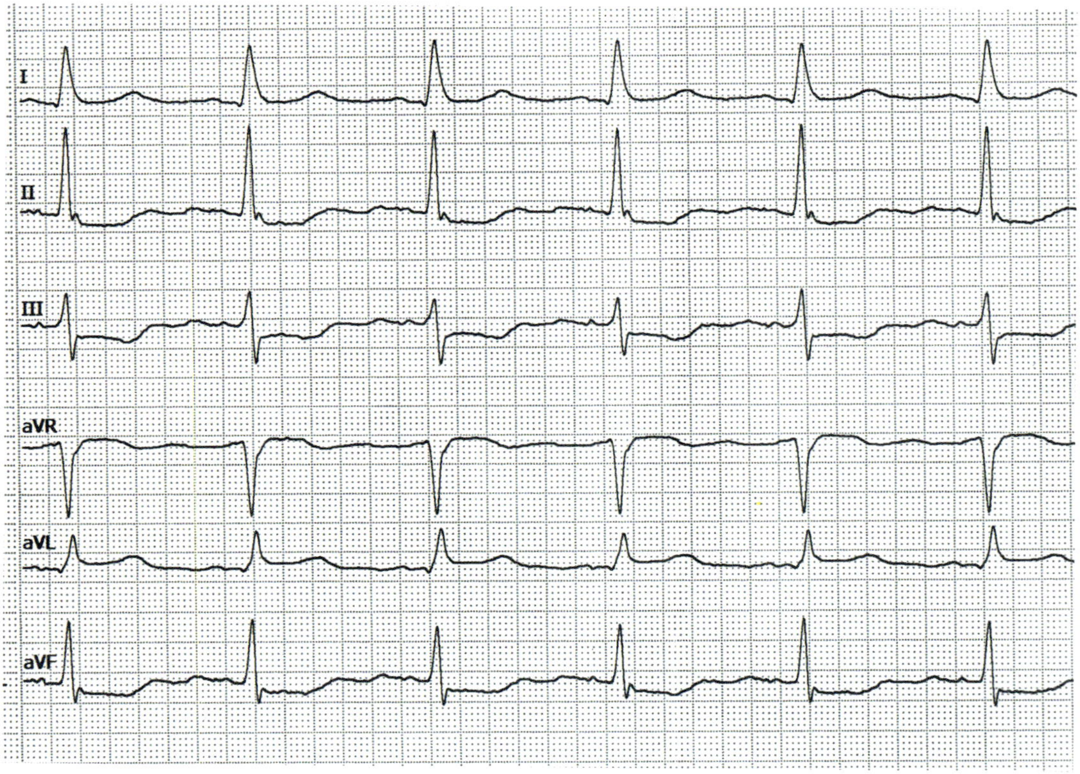

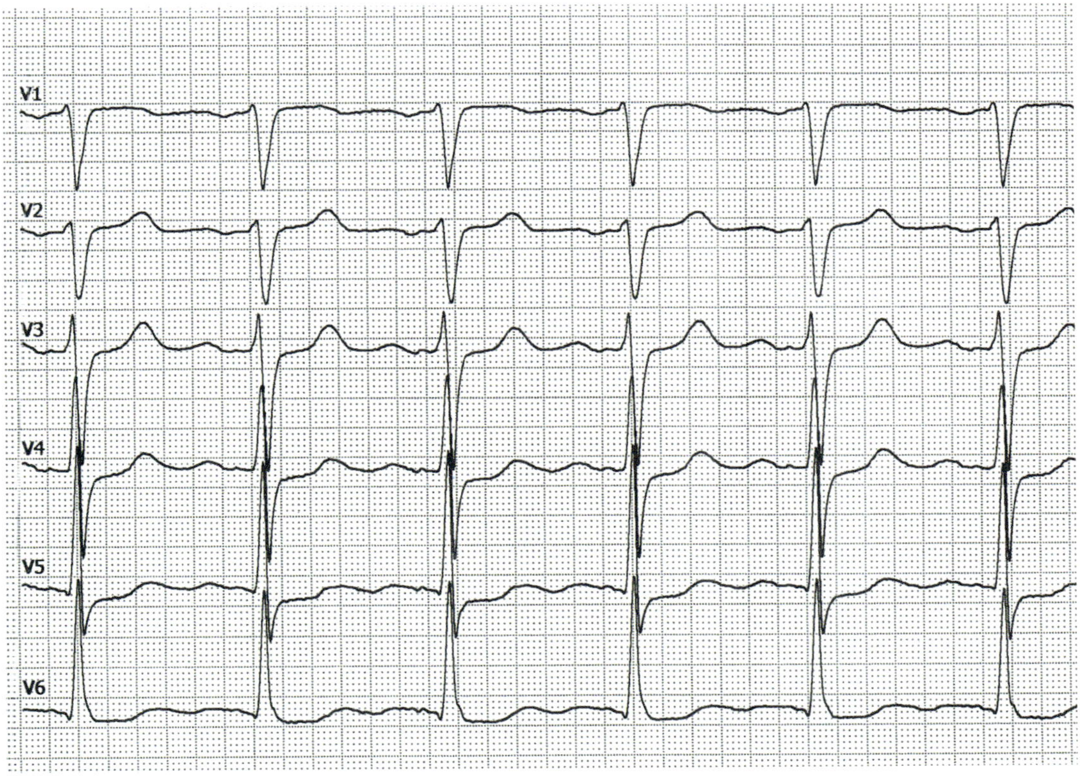
V1
V2
V3
V4
V5
V6

EKG 3

- Indifferenztyp
- AV-Block III; VH und KA haben einen eigenen Rhythmus: VH 96/min., KA 44/min. P-P immer gleich, P-Q ändert sich
- ST-Hebung in II, III, aVF mit beginnender R-Reduktion und Q-Zackenbildung in III, aVF, noch pos. T-Welle – STEMI inferior (St. 1-2)
- spiegelbildliche ST-Senkung in I, aVL, V_2-V_6.
- LSB, die konkordanten ST-Senkungen in V_1-V_4 als zusätzlicher Hinweis für den inferioren Infarkt.

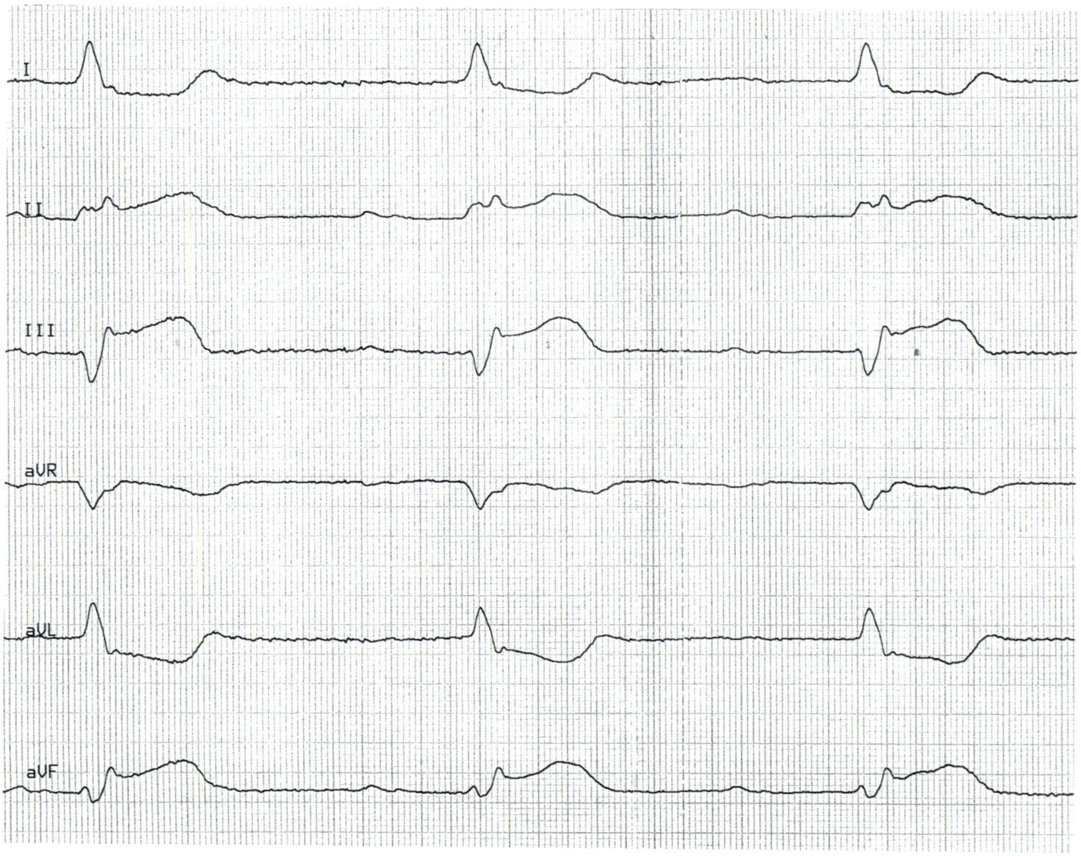

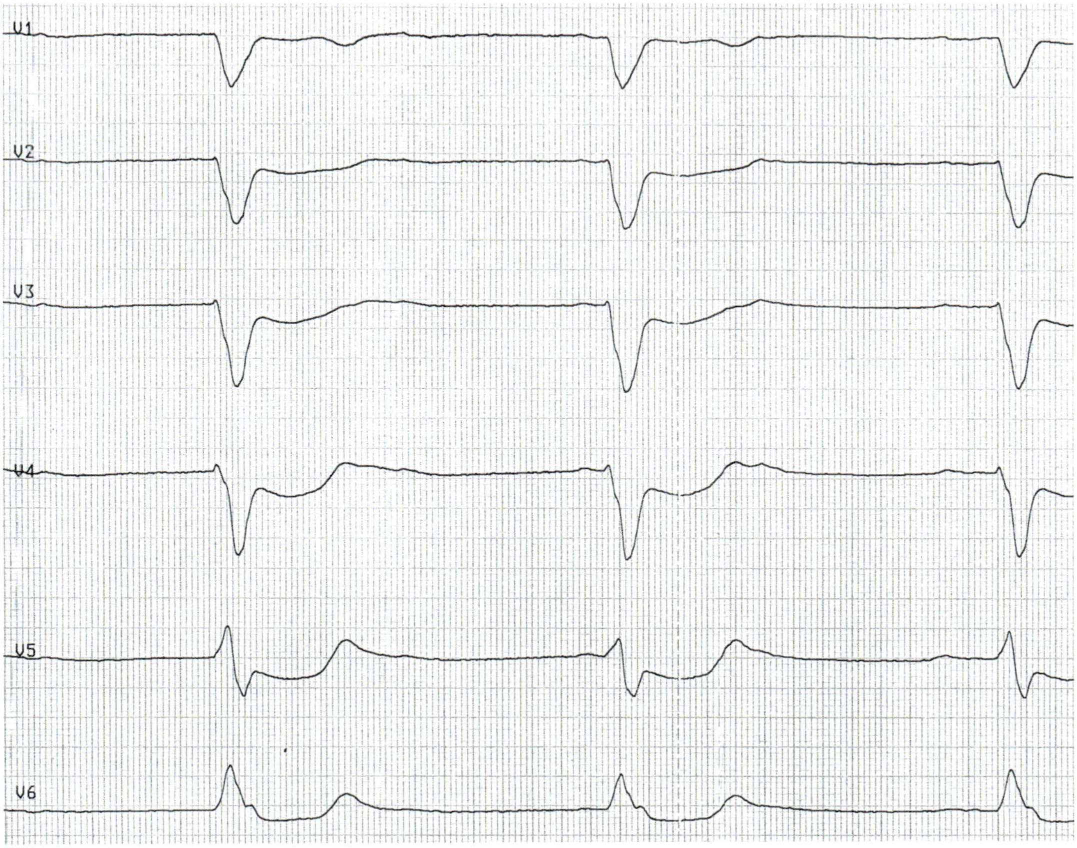
V1
V2
V3
V4
V5
V6

EKG 4

- Steiltyp
- AV-junktionaler Ersatzrhythmus, Freqenz ca. 44/min, Ersatz aus mittlerem AV-junktionalem Gebiet (ø P-Wellen)
- R-Verlust bzw. R-Reduktion in V_1-V_4 – abgelaufener Vorderwandinfarkt (anteroseptal)

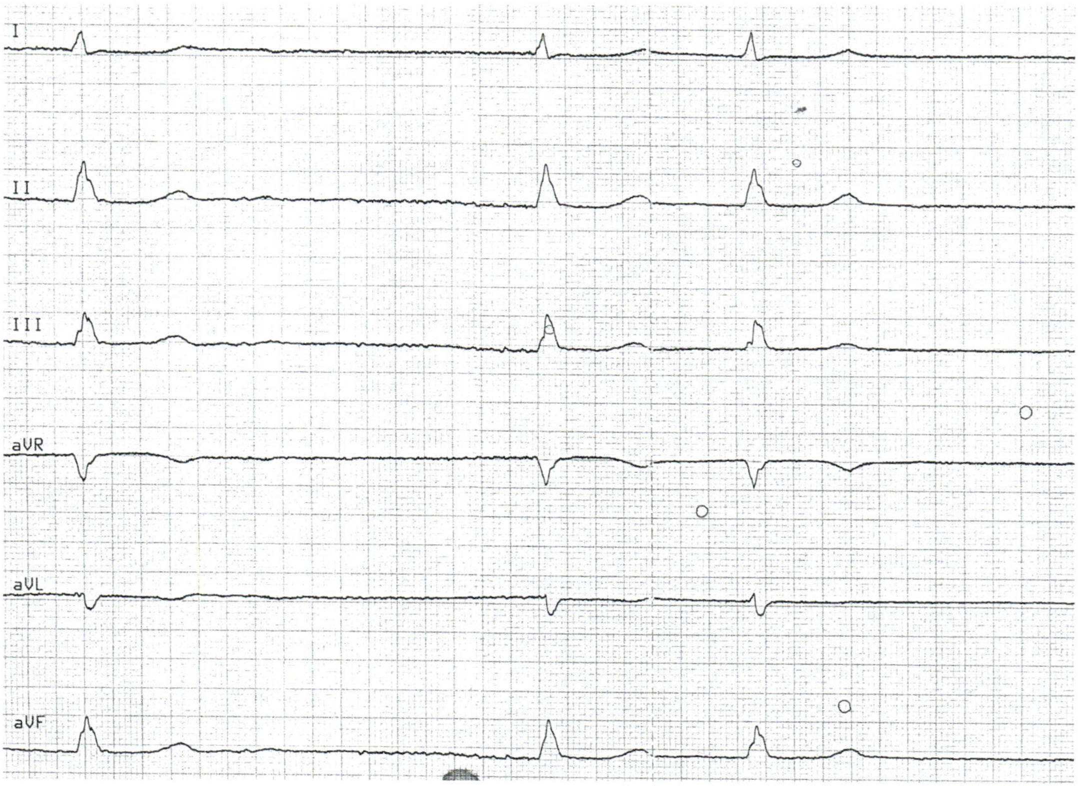

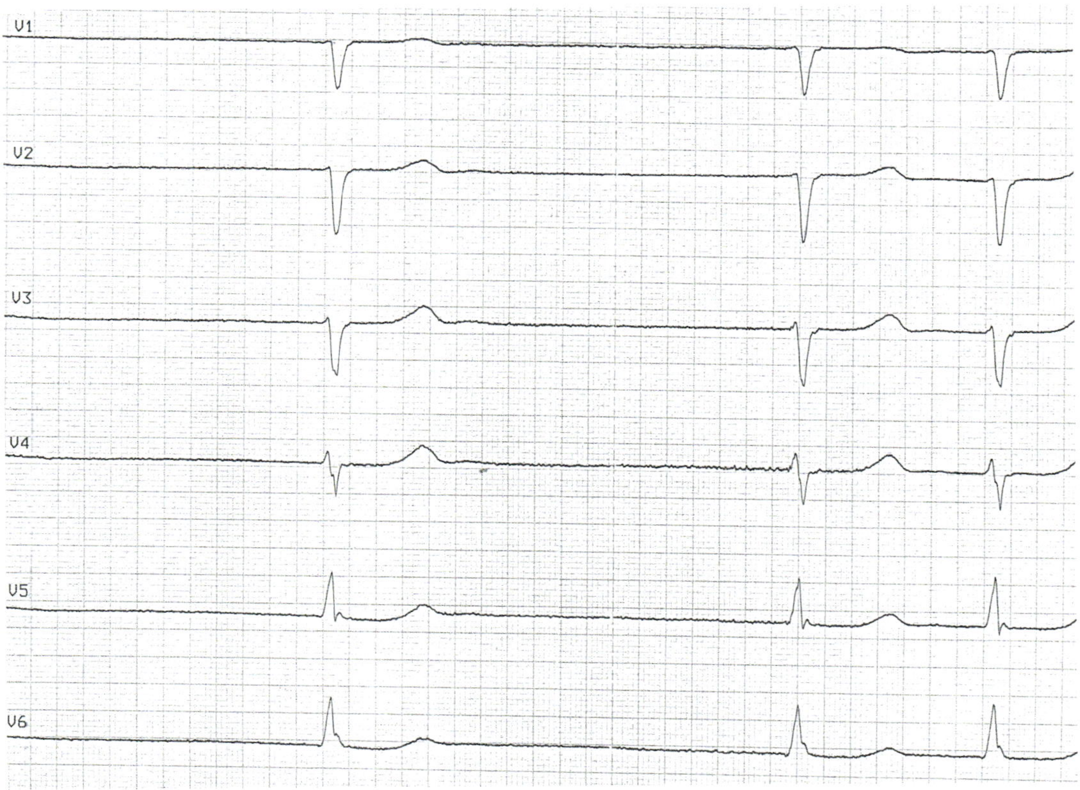
V1
V2
V3
V4
V5
V6

EKG 5

- Rechtstyp
- unregelmäßiger breiter QRS-Rhythmus, Freqenz 96/min, QRS 0,16 sec
- P-Wellen nicht auszumachen
- aszendierende ST-Senkung mit Übergang in konvexe TU-Verschmelzungswellen (K^+ 2,4 mmol)
- wenn QT-Messung korrekt (schwer zu messen) 0,39 sec, entspricht einer QT-Verlängerung von 130 % (möglicherweise durch eine Hypocalciämie)

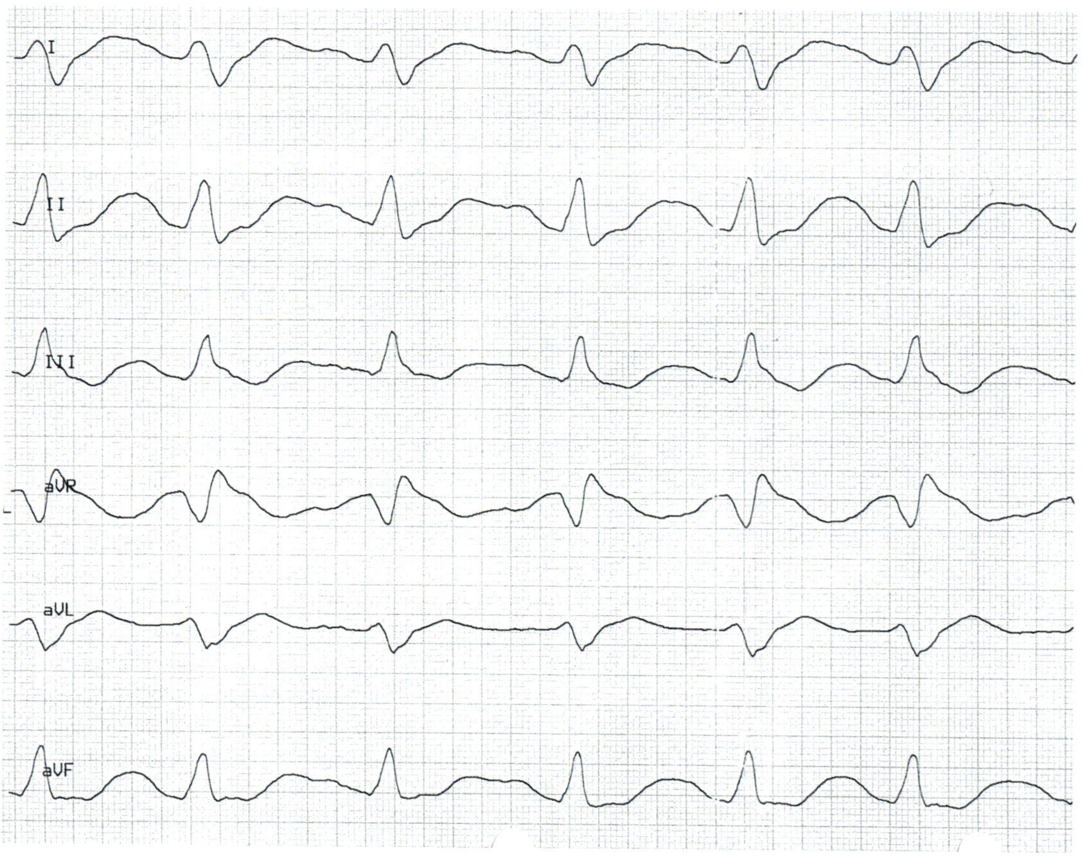

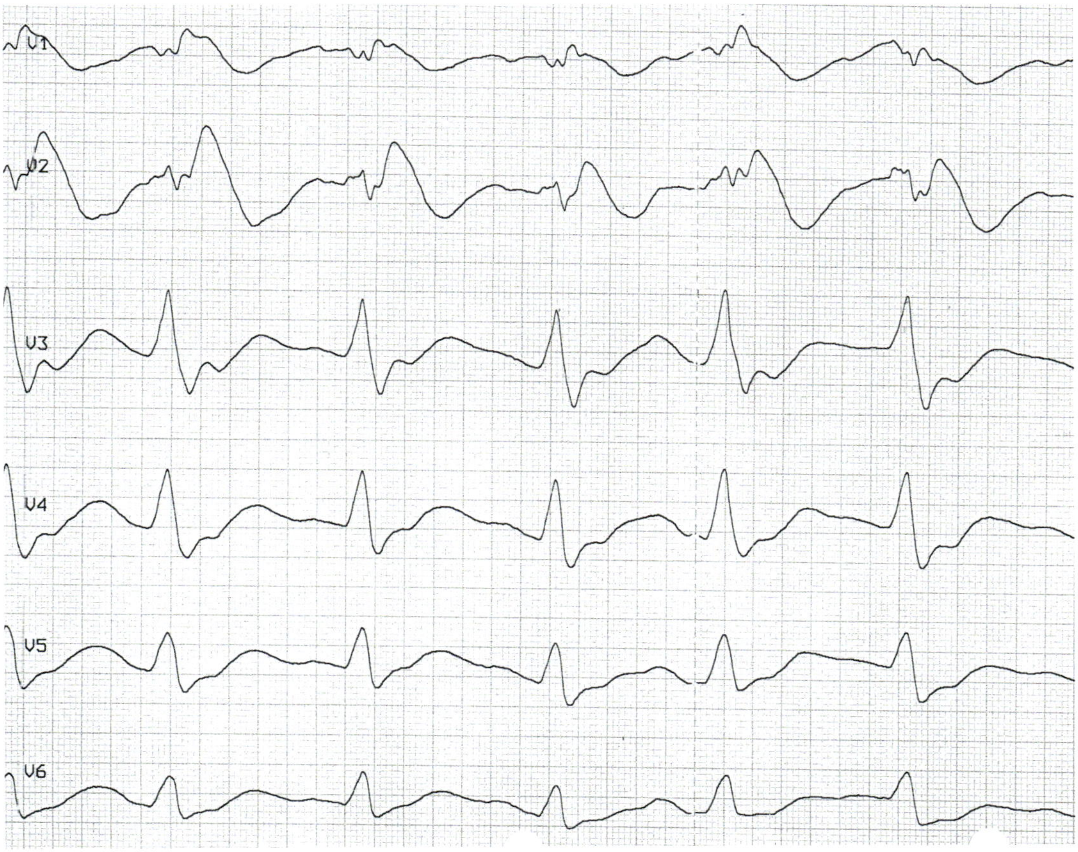
V1
V2
V3
V4
V5
V6

EKG 6

- überdrehter Rechtstyp
- Sinusarrythmie: PQ-Zeit 0,13 s
- Rechtshypertrophie
    - Sokolow-Index: R im V_1 : 1,3 mV, S in V_5: 0,7 mV → 2,0 mV
    - tiefes S in den linksgerichteten Ableitungen I, II, aVL, V_5/V_6
- präterminal negative T's in II, III, aVF, V_1–V_6 als Zeichen ausgeprägter Erregungsrückbildungs-störungen (ERST)

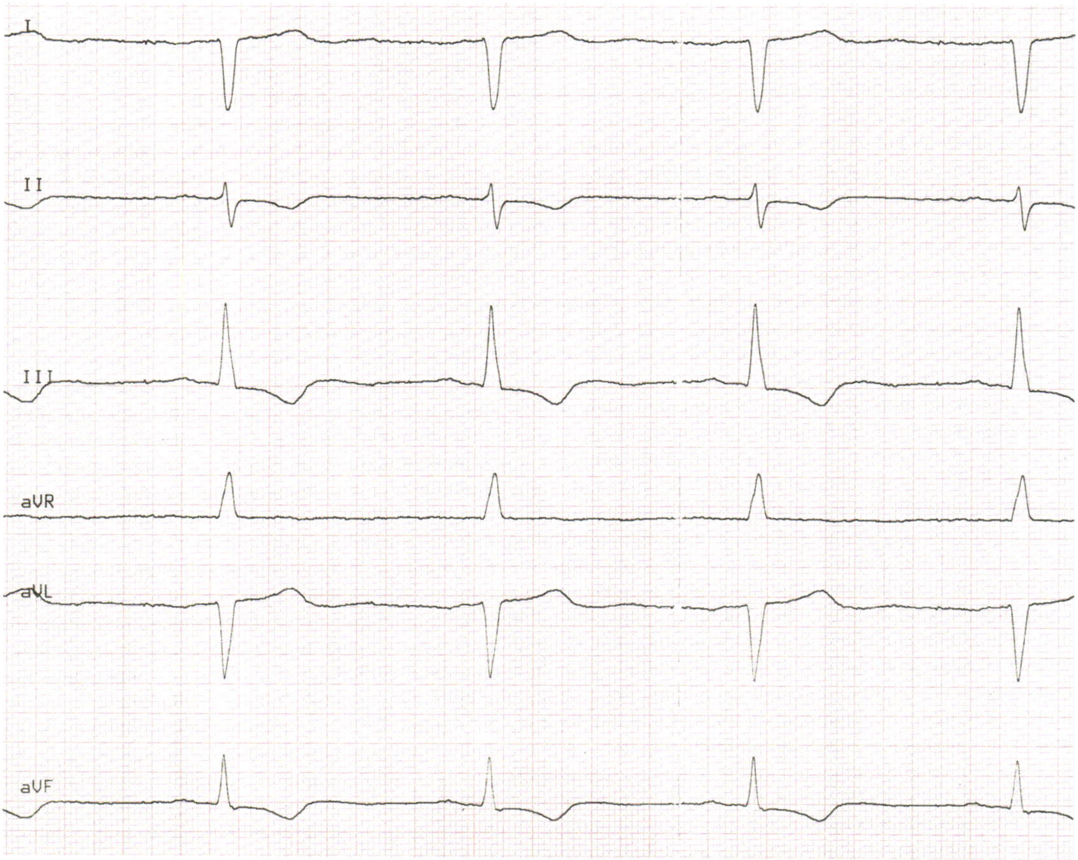

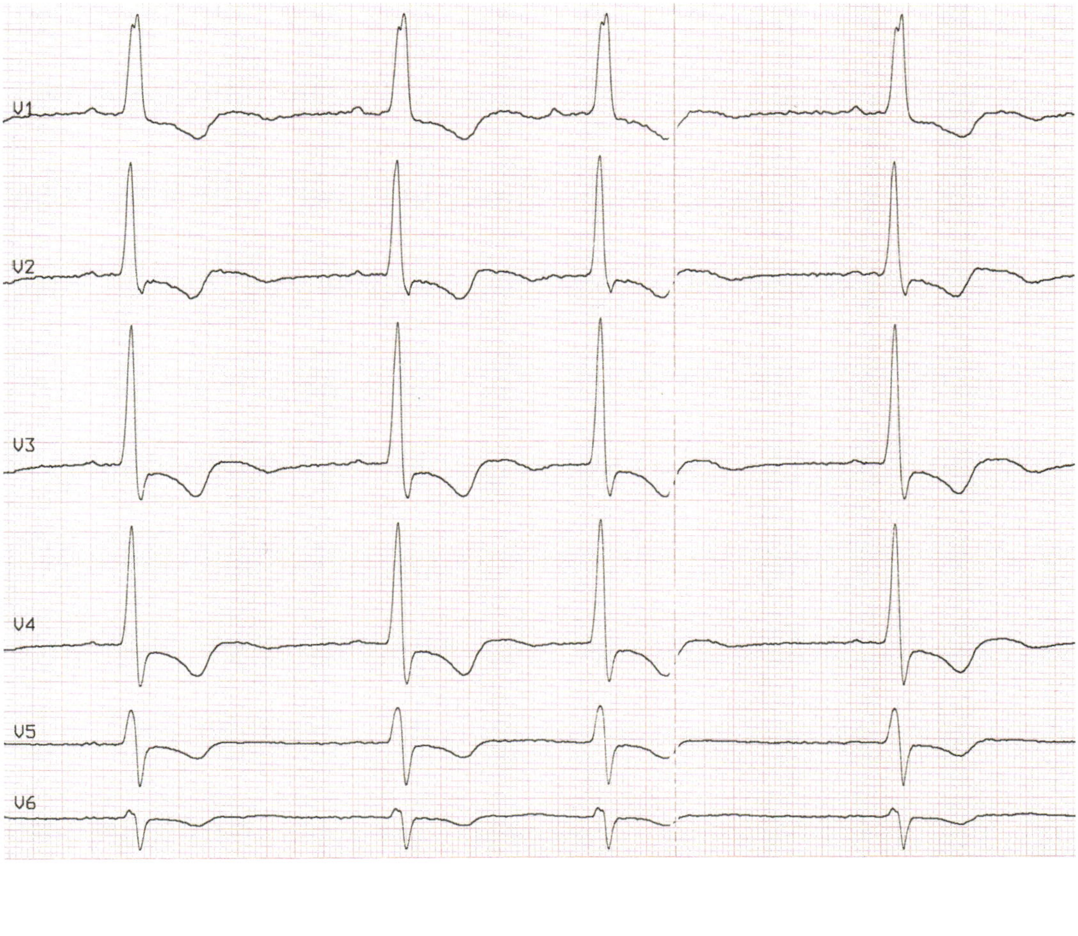
V1
V2
V3
V4
V5
V6

EKG 7

- Steiltyp
- Sinusrhythmus
- AV-Block I° (PQ-Zeit: 0,24 s)
- ST-Hebungen in II, III, aVF
    - Spiegelbildliche ST-Senkungen in I, aVL, V_2

→ Hinterwand-STEMI Stadium 0-1 (Erstickungs-T, noch keine Q-Zacke)

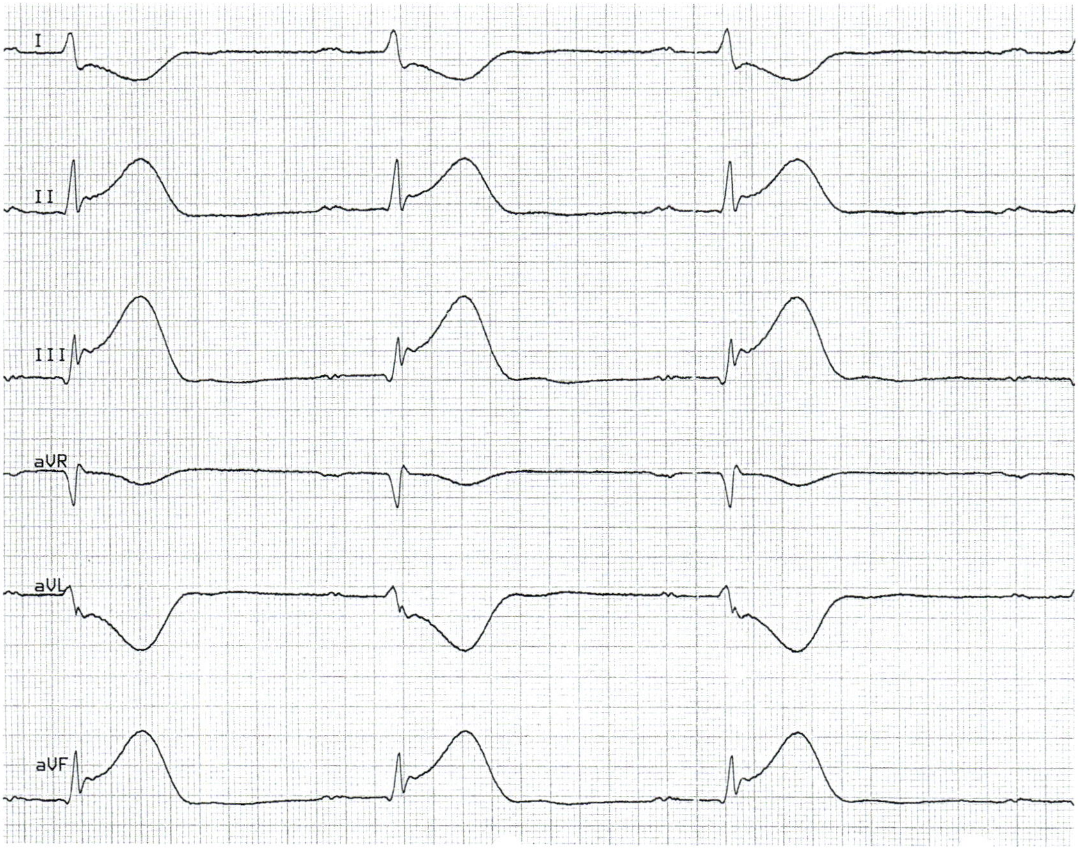

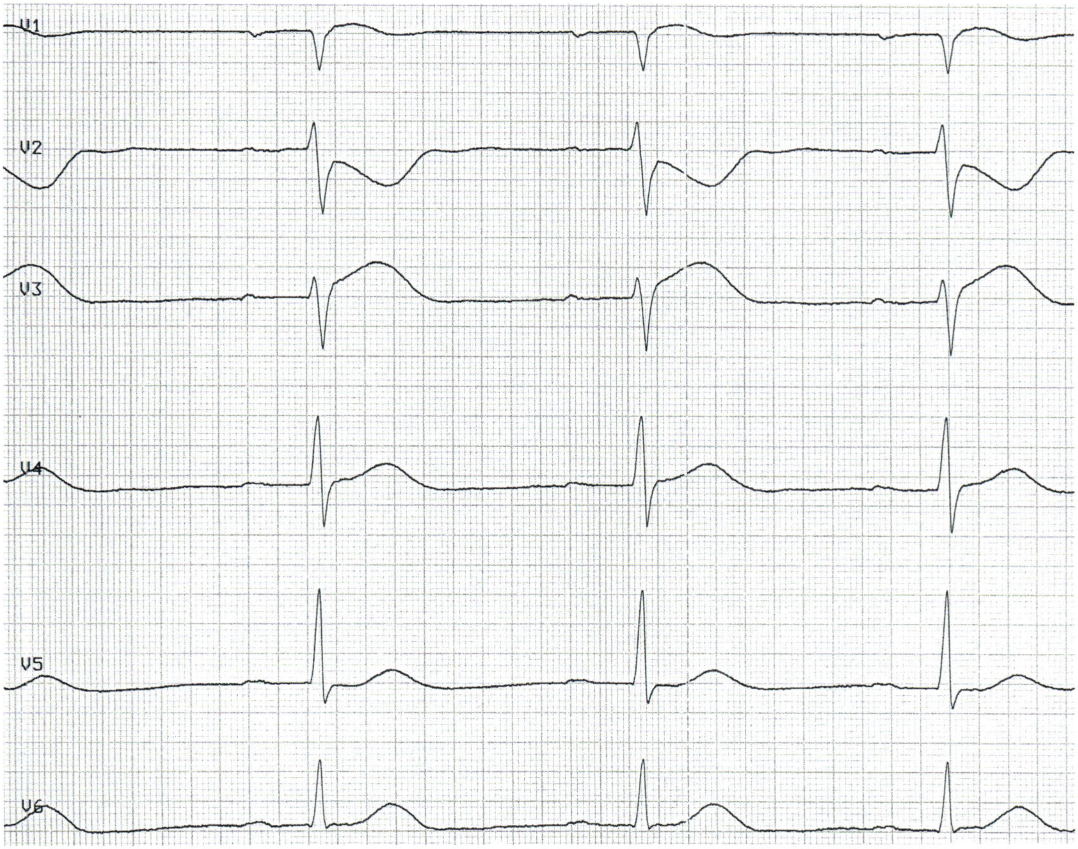
V1
V2
V3
V4
V5
V6

EKG 8

- überdrehter Rechtstyp
  - Aber in I ist die P-Welle negativ, das heißt die Armelektroden wurden vertauscht
- Sinusarrhythmie
  - P's deutlich sichtbar
  - PQ-Zeit 0,14 s und immer gleich
- QRS 0,16 s: unspezifische intraventrikuläre Leitungsstörungen, kein LSB oder RSB
- V_1–V_4 minimale (0,1 mV) Hebungen der ST-Strecke, in V_6 ST-Senkungen (0,1 mV)
- R-Reduktion über die gesamte Vorderwand → Anterolateraler Infarkt chronisches Stadium

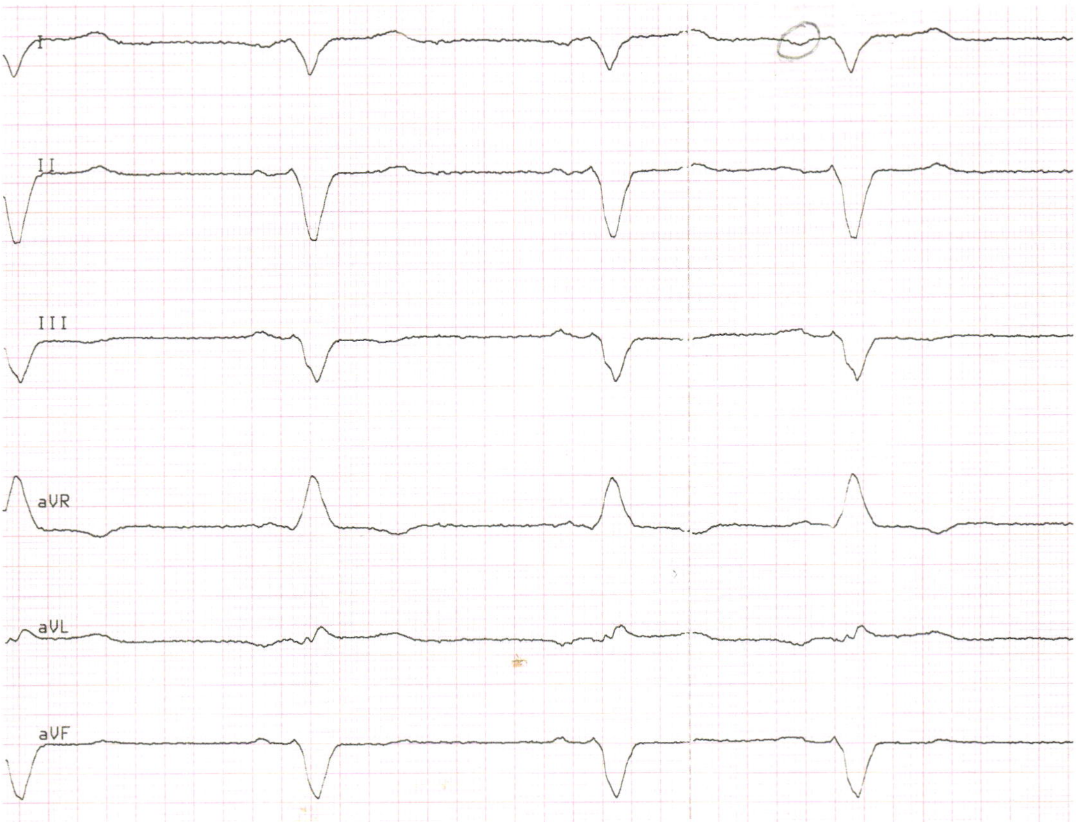

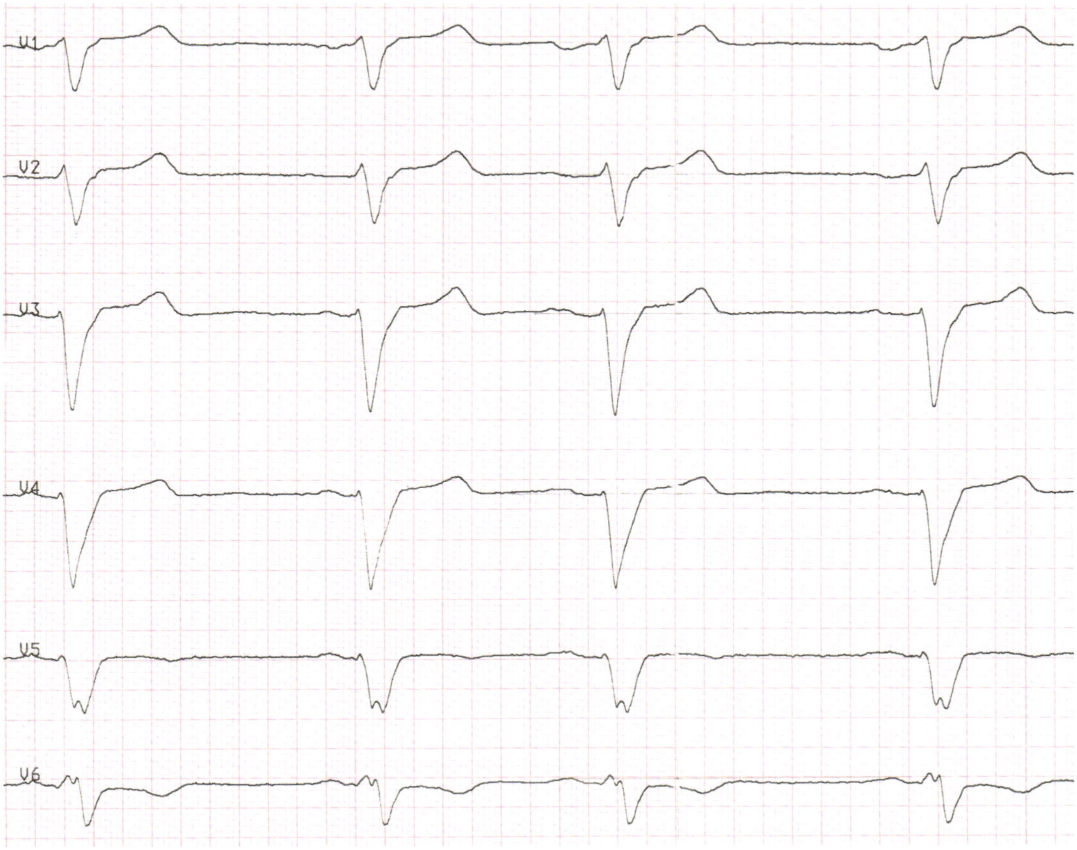
V1
V2
V3
V4
V5
V6

EKG 9

- Indifferenztyp
- VHF
- ausgeprägte ST-Strecken Hebungen in V_2–V_4 mit R-Reduktion und pathologischen Q-Zacken

→ Vorderwand-STEMI Stadium 1

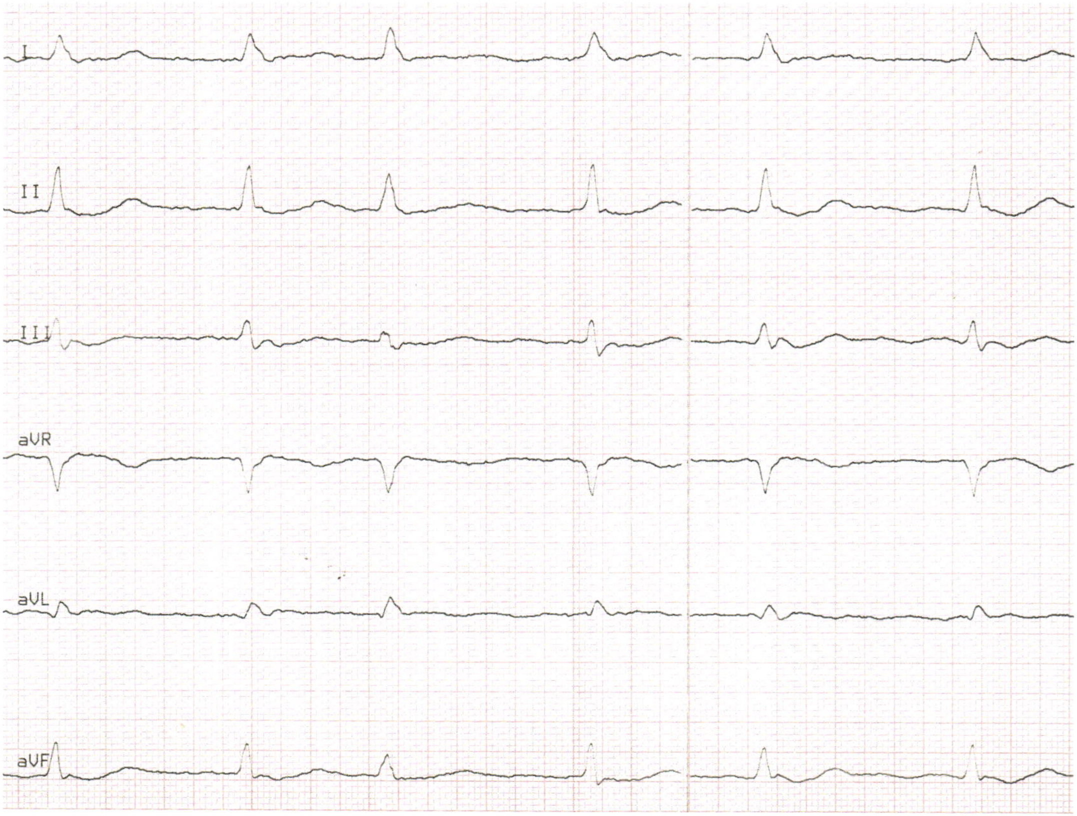

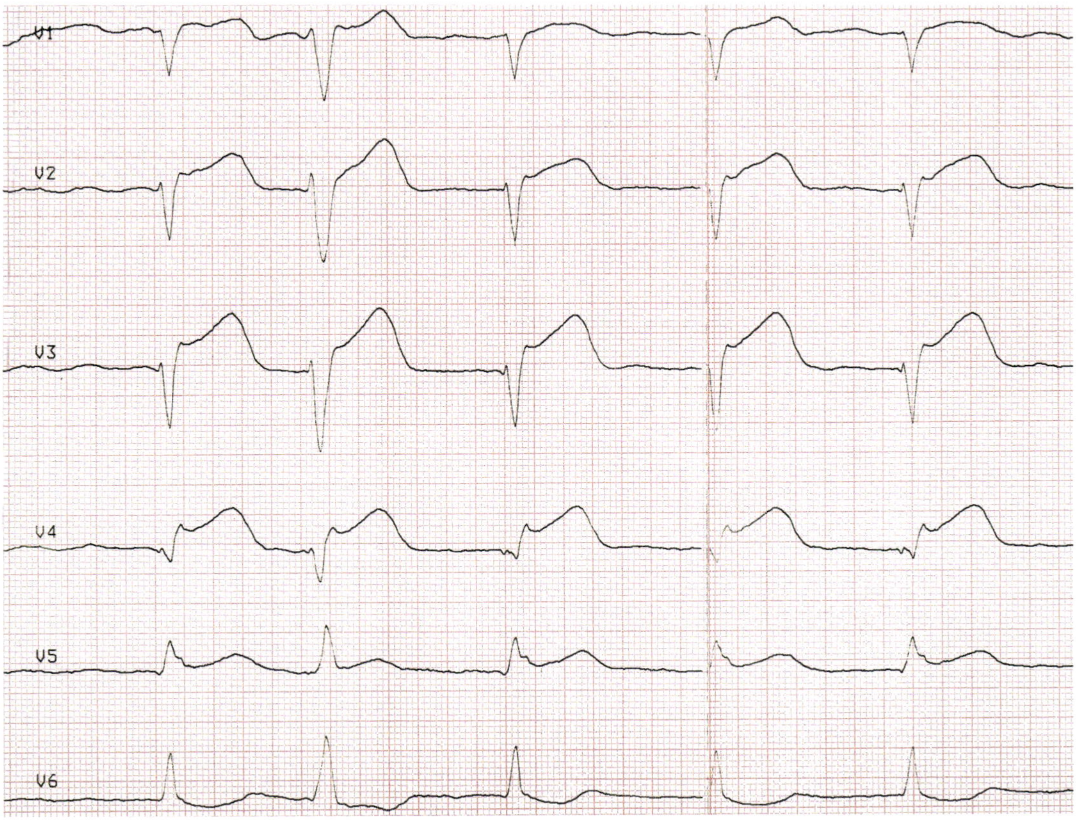
V1
V2
V3
V4
V5
V6

EKG 10

- Indifferenz- bis Steiltyp
- SA-Block II° Typ II: PQ-Zeit bei der Überleitung konstant 0,22 s = AV-Block I°
- übergeleitete Aktion 1,0 s SA Pause: 2,8 s, das heißt die Frequenz ist gedrittelt
- SA-Block II° mit 3:1 Blockierung

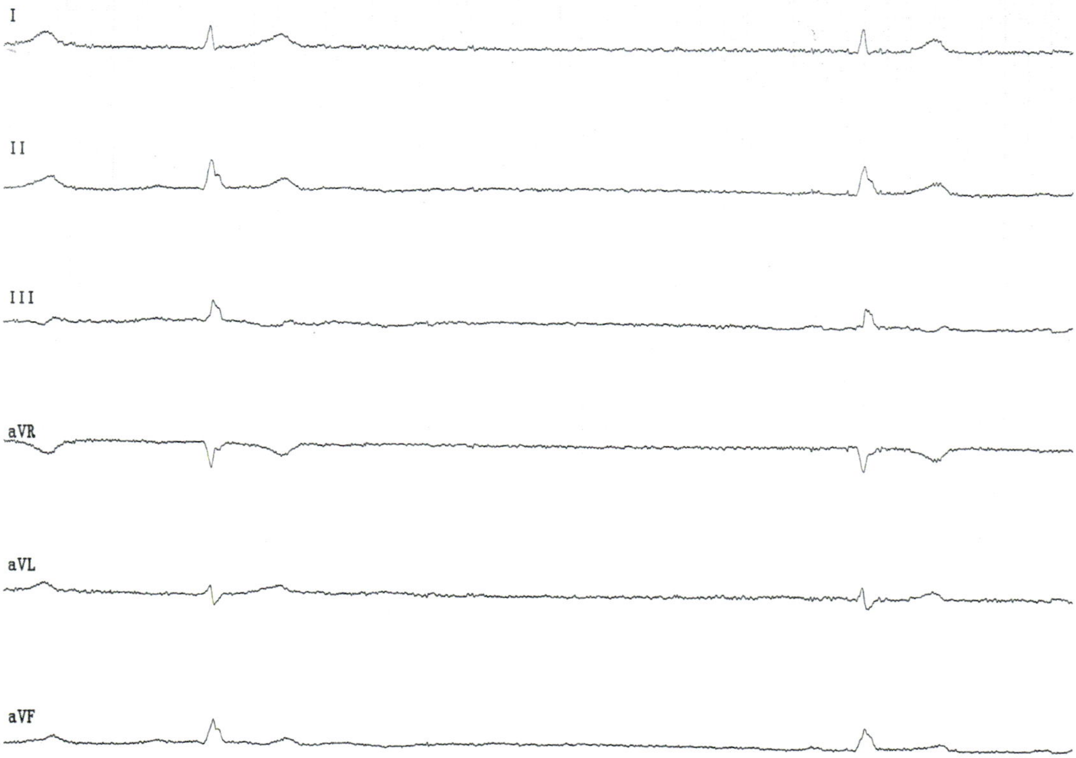

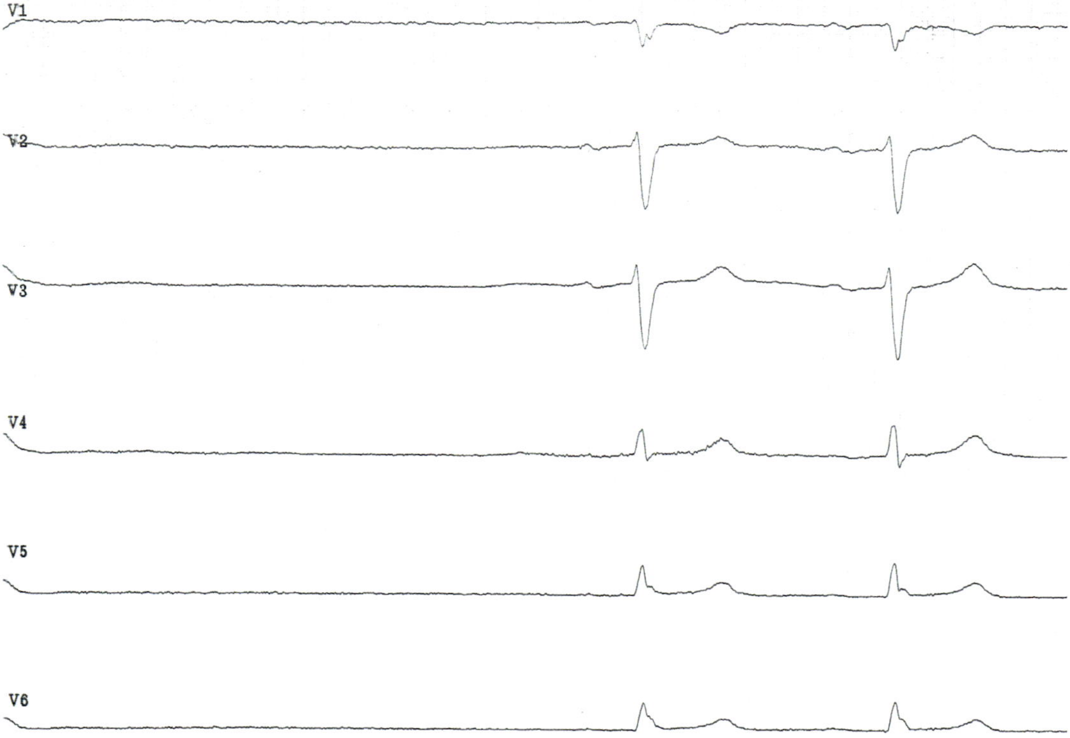
V1
V2
V3
V4
V5
V6

EKG 11

- Linkstyp
- Sinusrhythmus
- P-sinistroatriale: doppelgipflig in III, aVF und biphasisch in V_1
- Ventrikulärer Bigeminus
- AV-Block II° mit 2:1 Überleitung

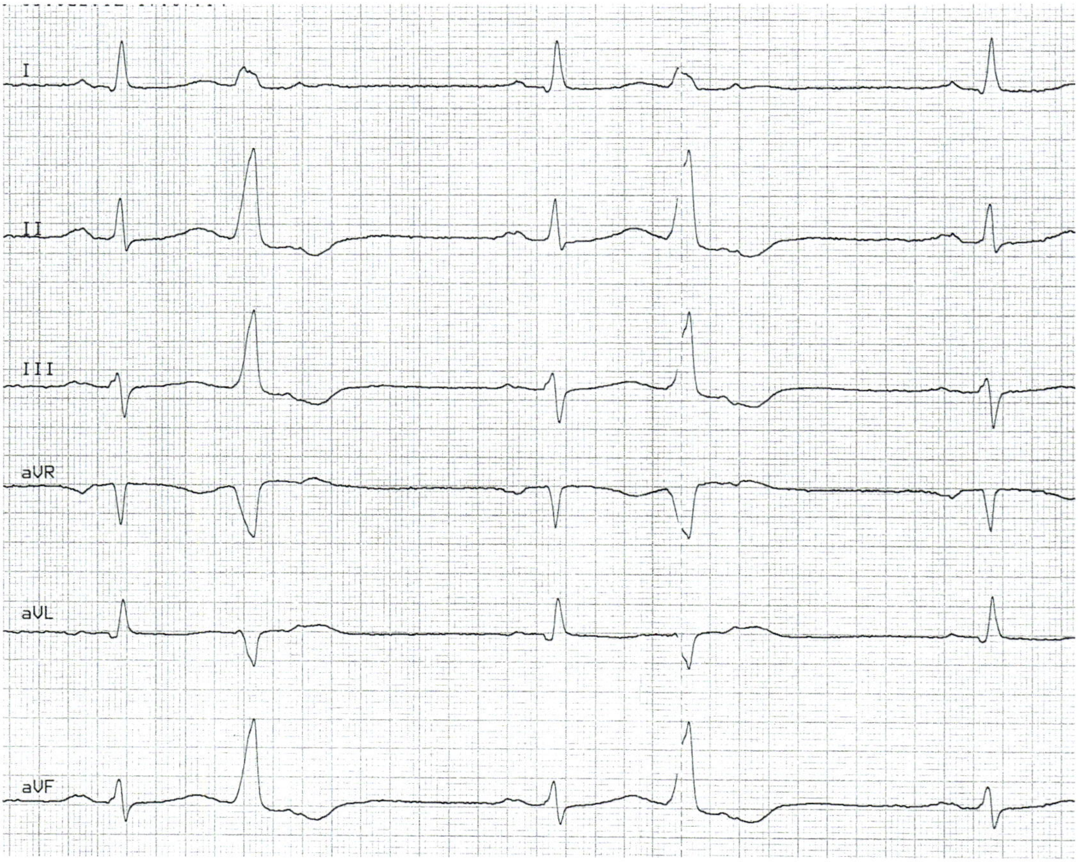

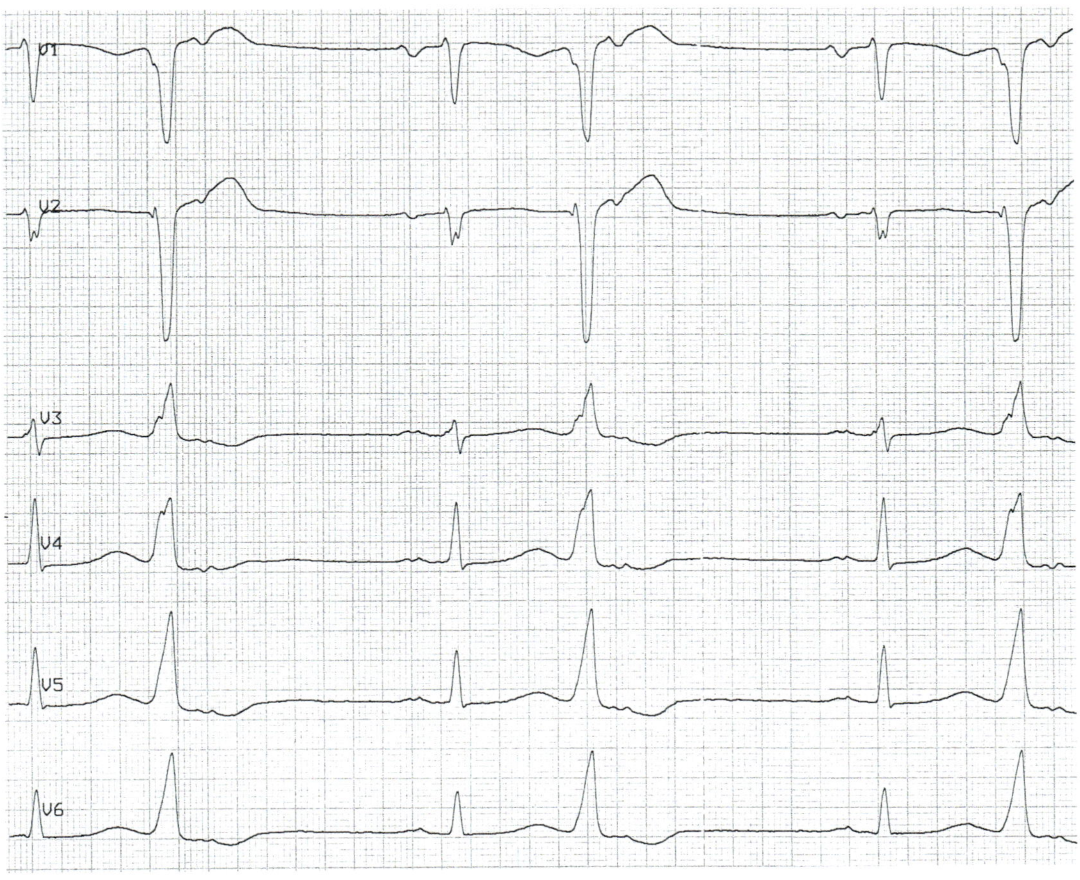
V1
V2
V3
V4
V5
V6

EKG 12

- überdrehter LT mit linksanteriorem Hemiblock (LAH)
- SR
- P-sinistroatiale
- QRS 0,15 sec, intraventrikuläre Leitungsstörung
- rS-Konfiguration in II, III, aVF mit pos. T-Wellen-Hinweis auf abgelaufenen inferioren Infarkt
- deutliche ST-Streckenhebung in V_2-V_6 mit R-Verlust, bzw. R-Reduktion
- akuter anterolateraler Infarkt

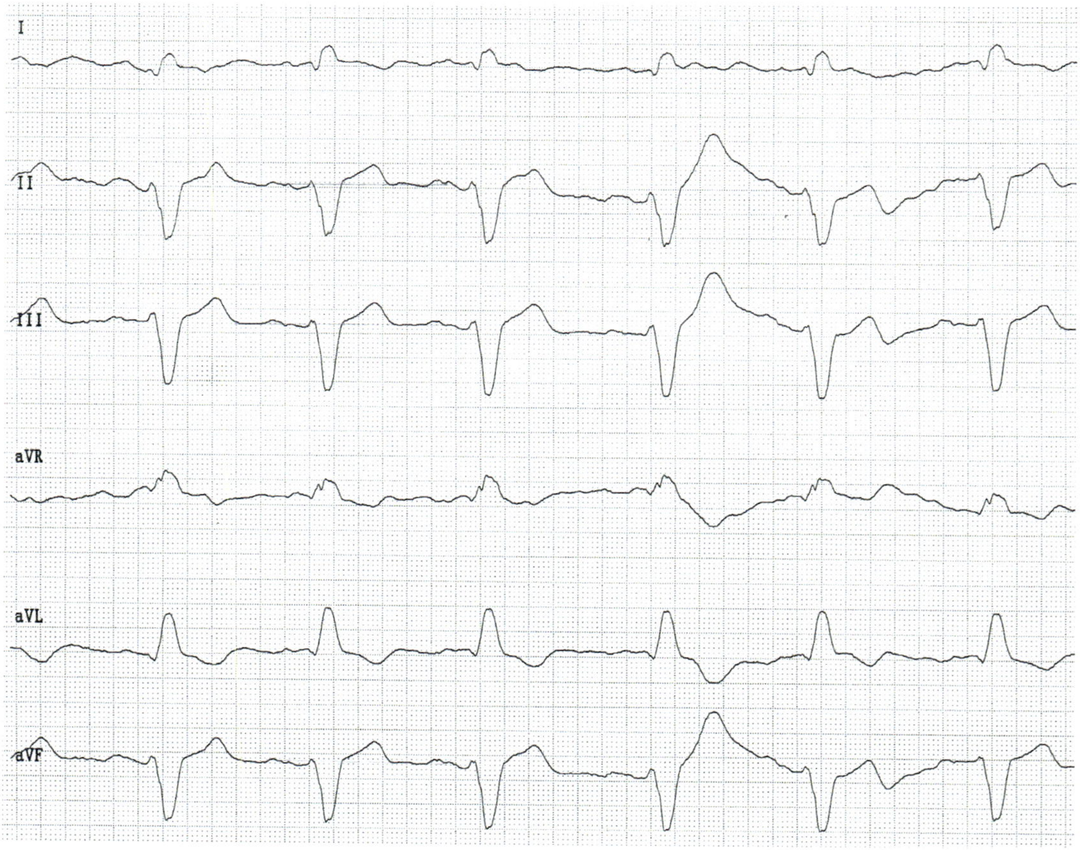

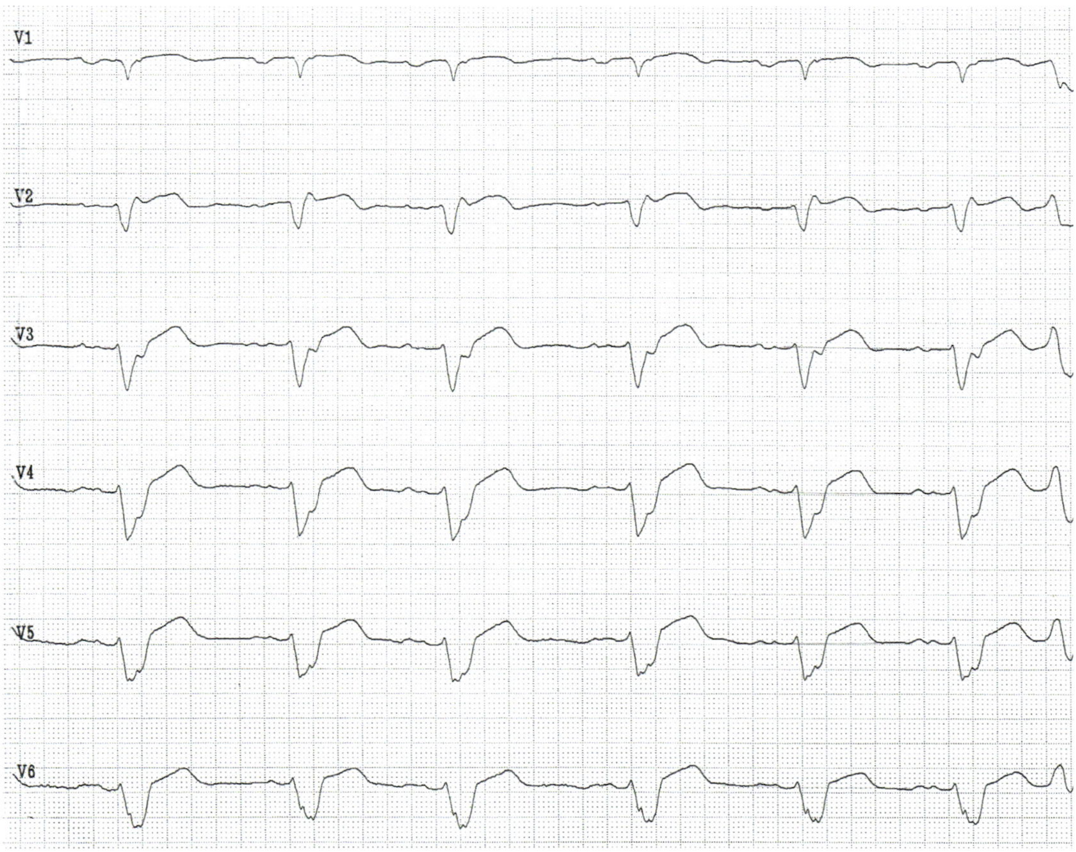
V1
V2
V3
V4
V5
V6

EKG 13

- überdrehter Linkstyp mit LAH
- P-Wellen schwer erkennbar, am besten in I, II mit einer P-Q-Zeit von 0,18 sec = AV-Block Iº
- QRS deutlich verbreitert auf 0,17 sec, diffuse intraventrikuläre Leitungsstörung
- tiefe breite S-Zacken in I, II, V_2–V_6
- hohe T-Wellen direkt am QRS-Komplex
- Hyperkaliämie (K^+ 8,2 mmol)

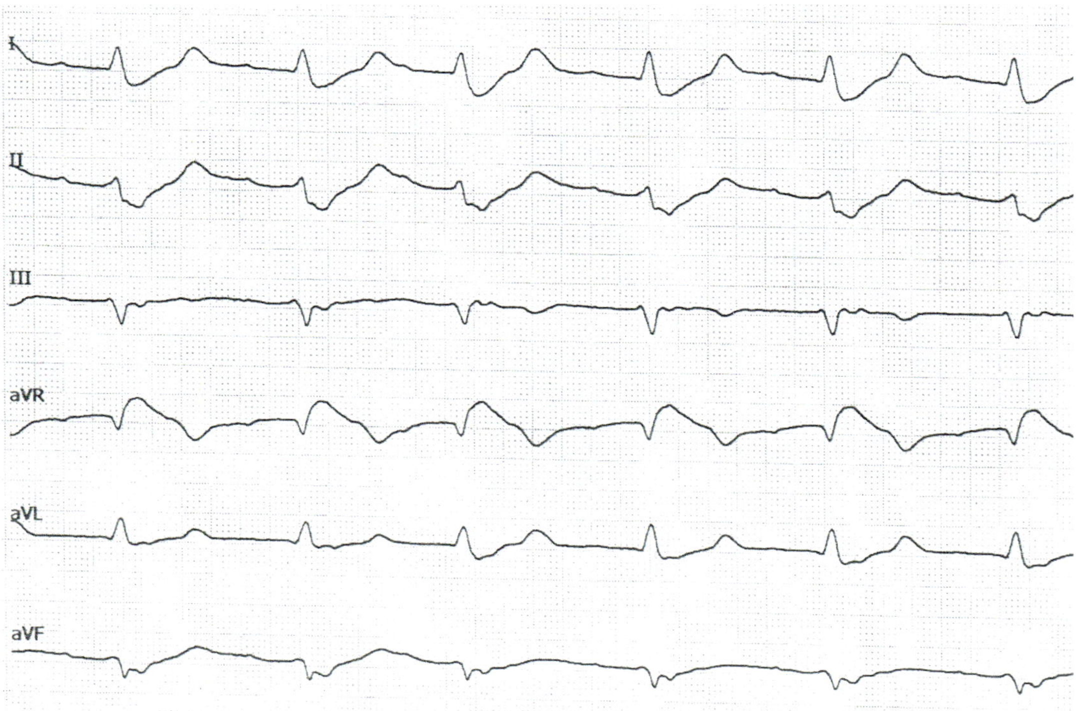

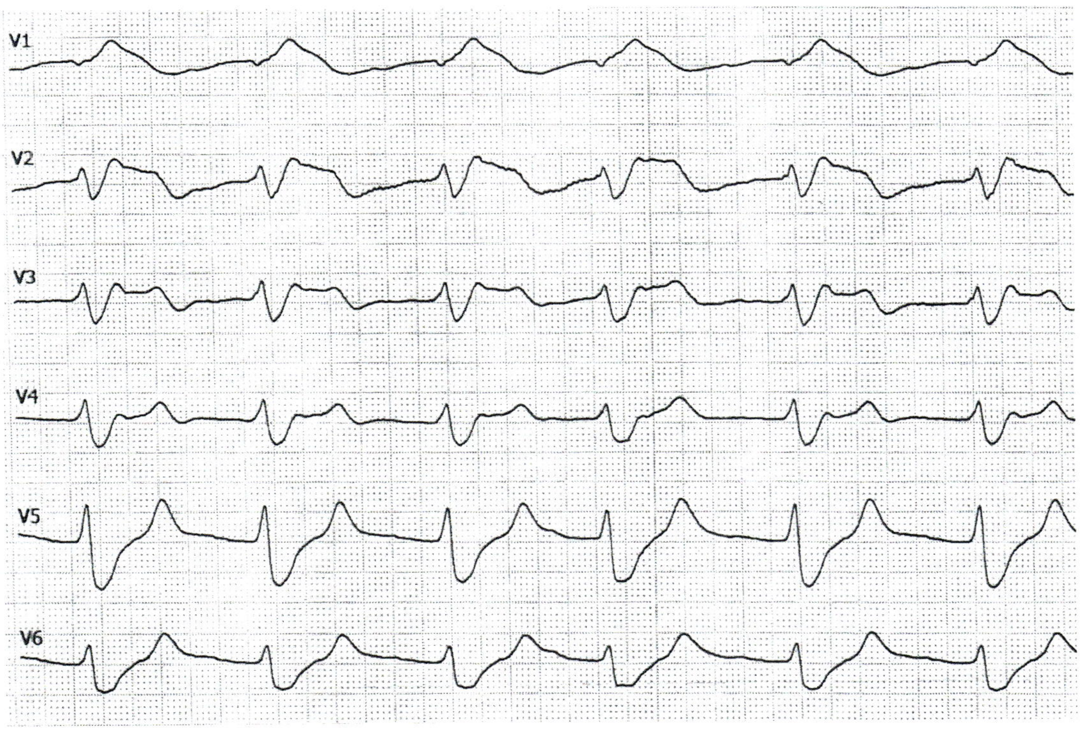
V1
V2
V3
V4
V5
V6

EKG 14

- überdrehter Linkstyp mit LAH
- Sinusrhythmus
- Vorderwandinfarkt septal-lateral Stadium I
    - ST-Strecken Hebungen V_1–V_6 mit QS-Konfiguration

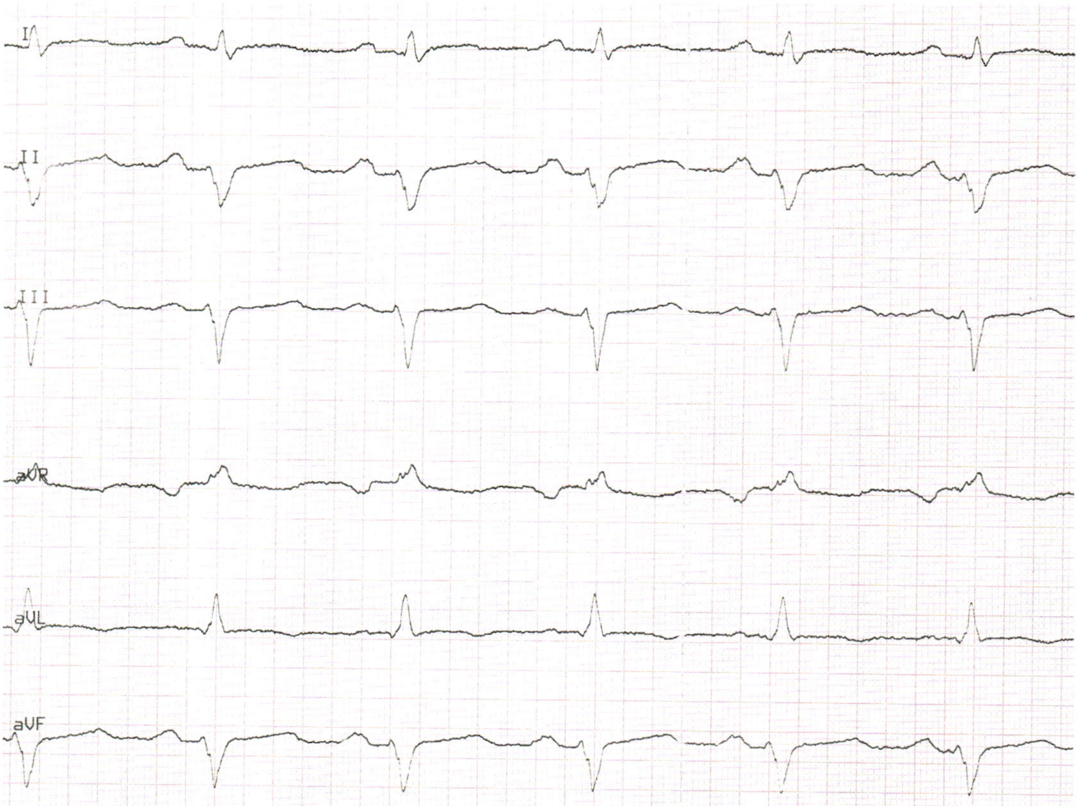

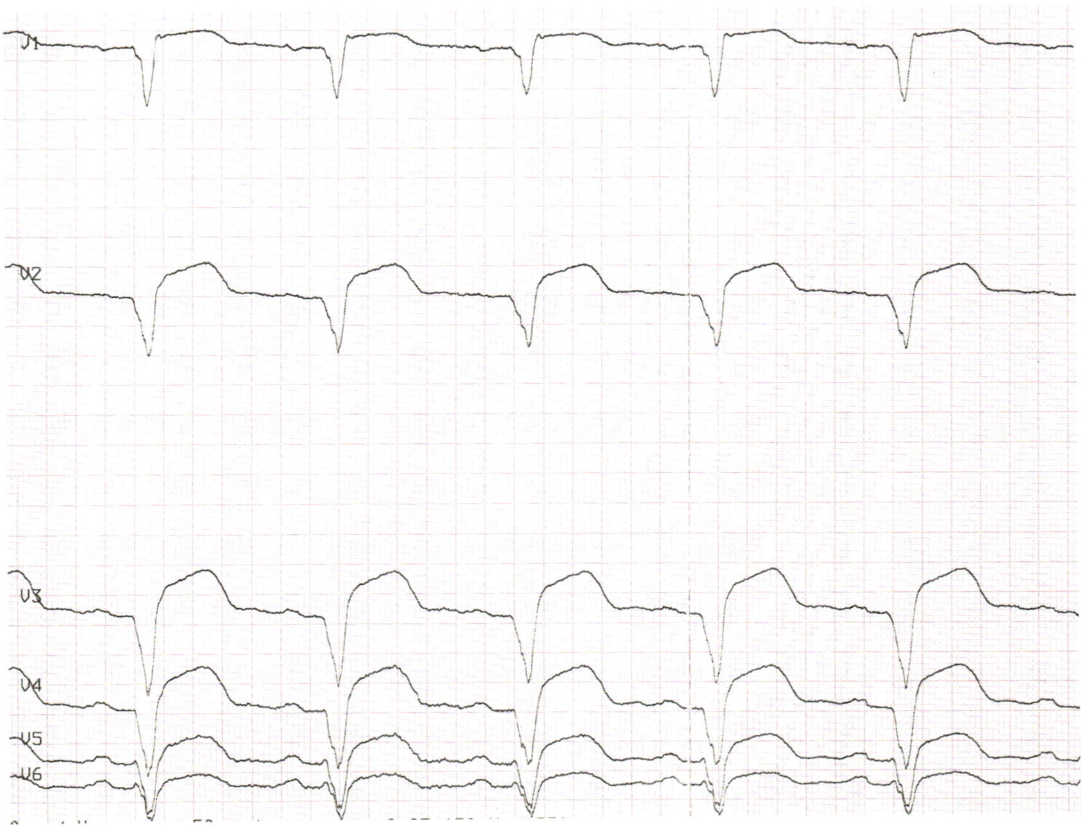
V1
V2
V3
V4
V5
V6

EKG 15

- überdrehter Linkstyp mit LAH
- regelmäßige, schmalkomplexe Tachykardie: 116/min
- deutliche, schmale, spitze P-Wellen in V_1/V_2 mit einer Frequenz 232/min
- ektope atriale Tachykardie (EAT) mit 2:1 Überleitung

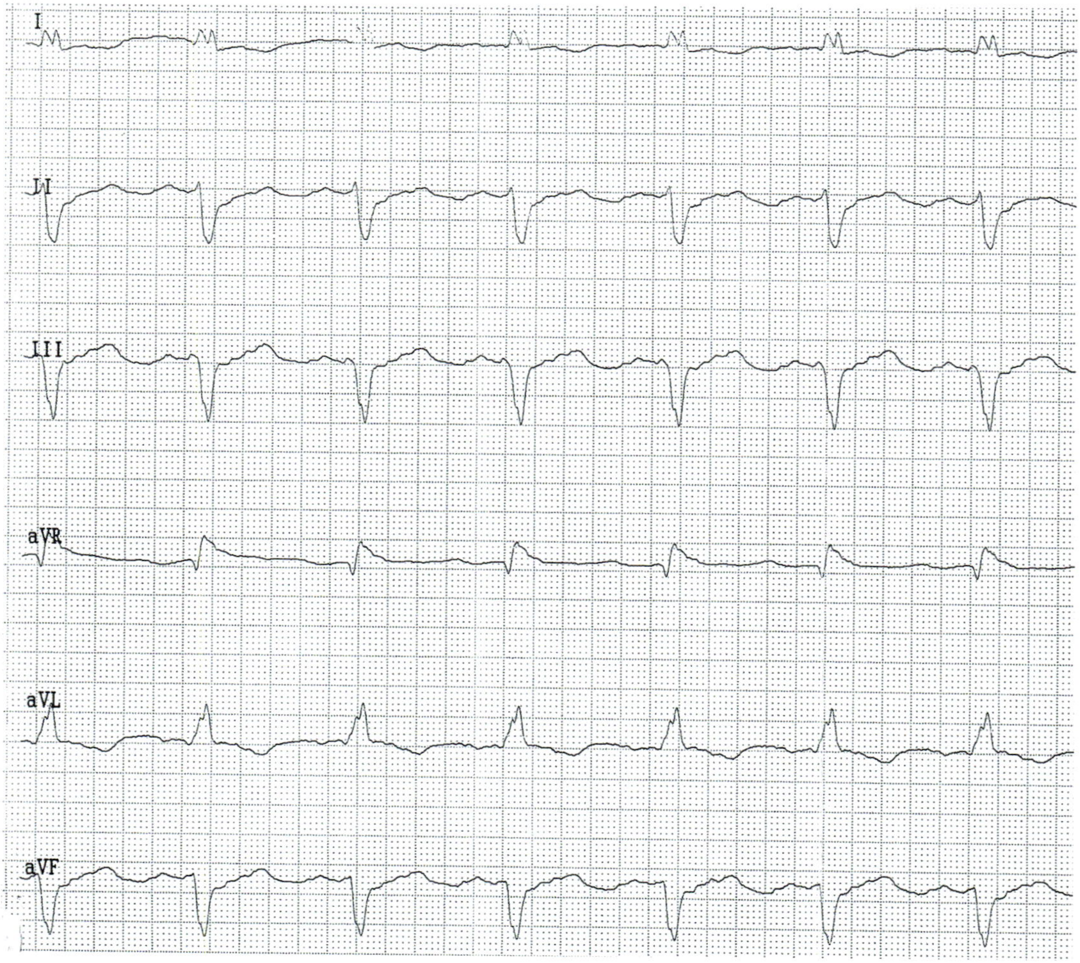

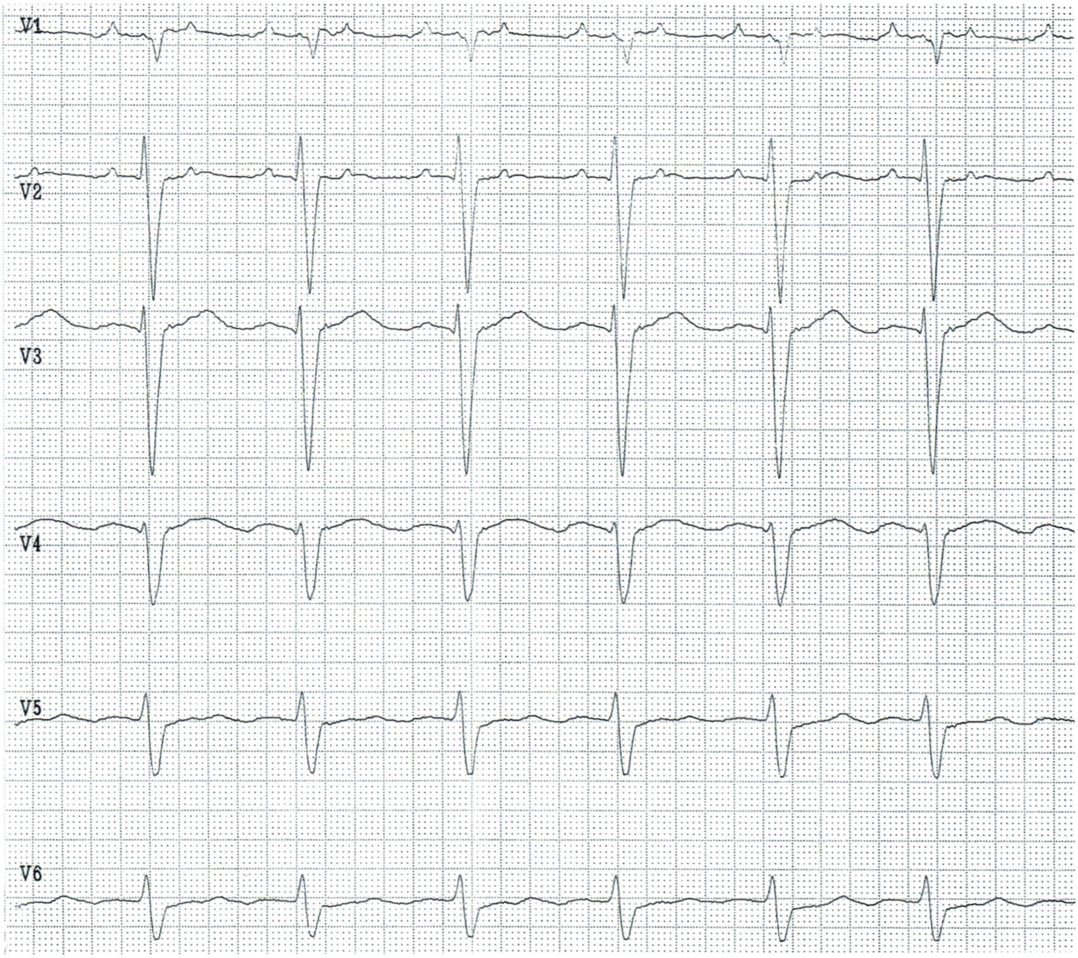
V1
V2
V3
V4
V5
V6

EKG 16

- Linkstyp
- Sinusbradykardie
- AV-Block I° (PQ-Zeit: 0,24 s)
- P-sinistroatriale
- ST-Hebungen in II, III, aVF, diskret V_5/V_6
    - horizontal aszendierend ST-Senkungen in I, aVL, V_2
    → Hinterwand-STEMI mit Lateralwand-Beteiligung

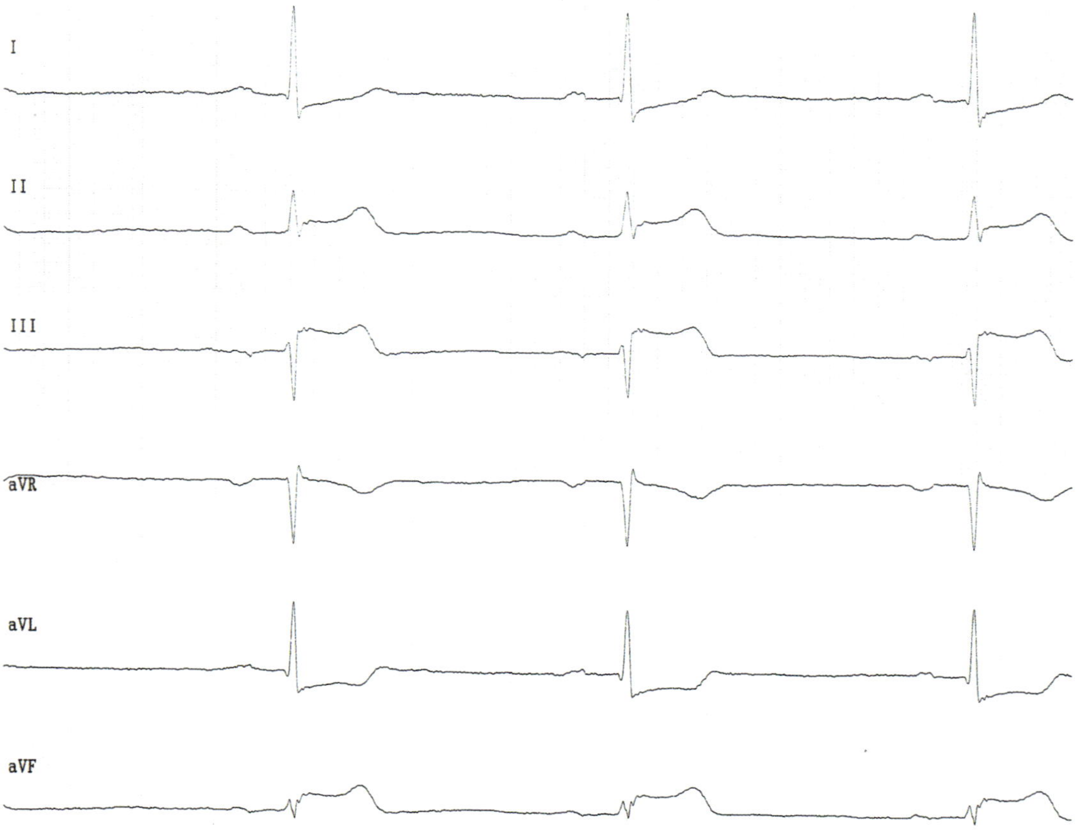

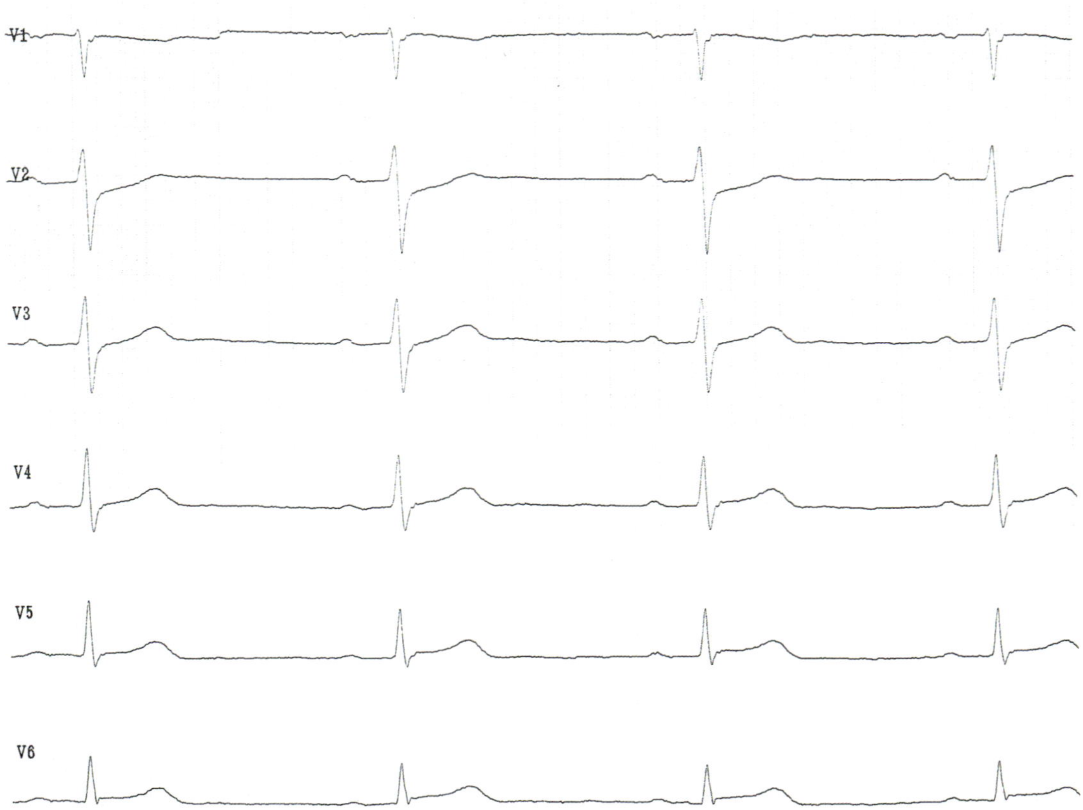
V1
V2
V3
V4
V5
V6

EKG 17

- regelmäßige breitkomplexe Tachykardie 165/min QRS 0,14 s
- Vektor: Nord-West-Achse („no men's land")
- Ventrikuläre Tachykardie (VT)
    - Brugada-Kriterien:
    - AV-Dissoziation (siehe Pfeile im EKG)
    - Gipfel R-Zacke bis tiefster Punkt S-Zacke 0,18 s
    - QRS in BW-Abl. Konkordant positiv, in V_4–V_6 QRS-Wellen
    - außerdem aVR positiv

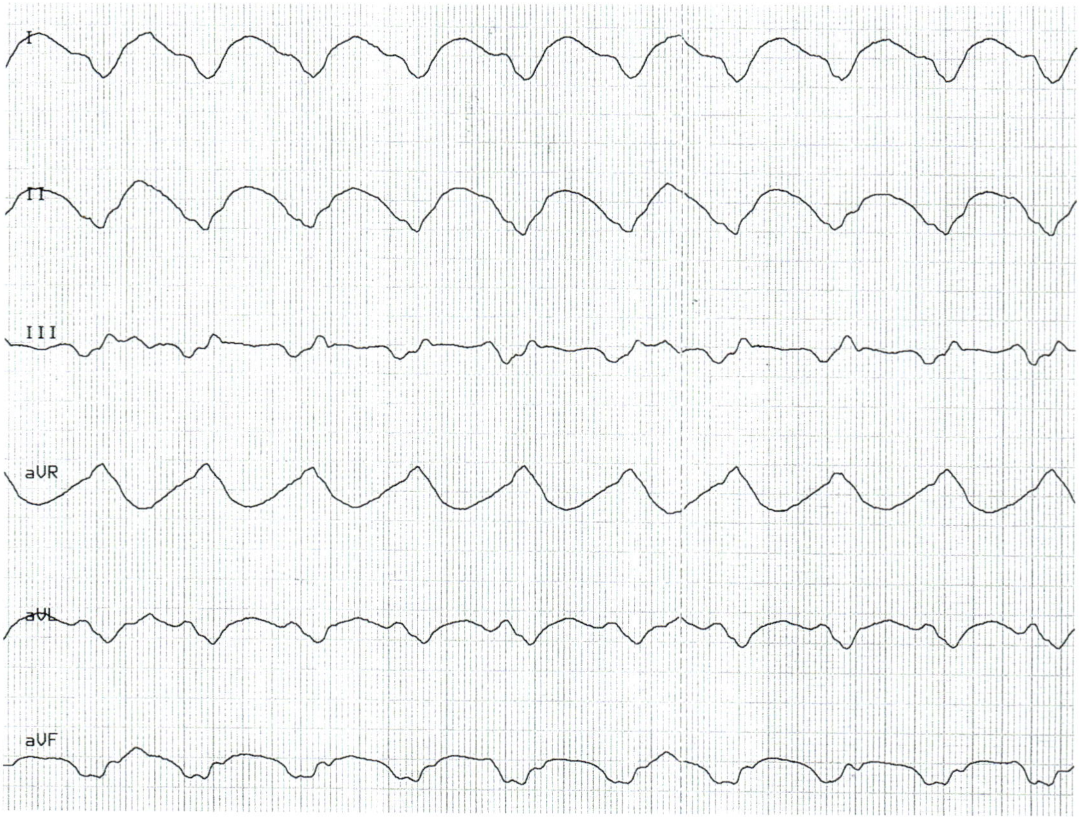

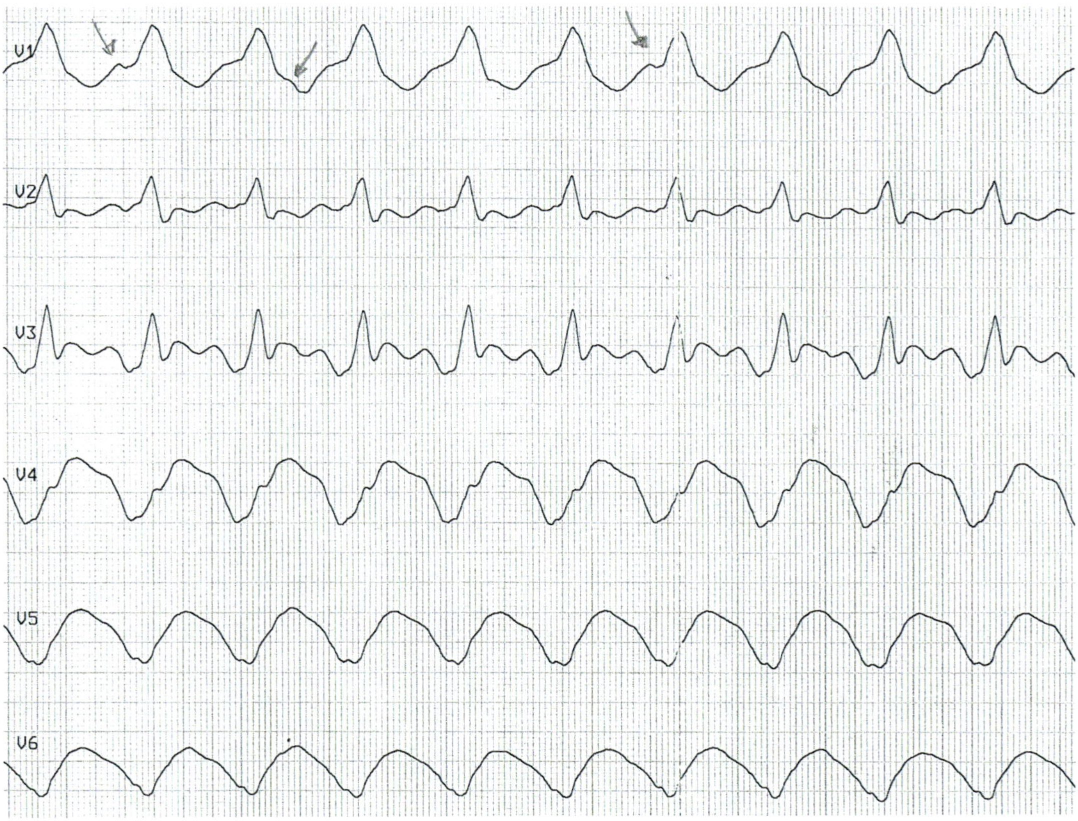
V1
V2
V3
V4
V5
V6

EKG 18

- Steiltyp
- regelmäßige supraventrikuläre Tachykardie, Freqenz 150/min
- R/S-Umschlag V_3/V_4
- ø ERST
- retrograde P's zu sehen (II, III, V_4)
    - AV-Knoten Reentry-Tachykardie/AV-Reentry-Tachykardie

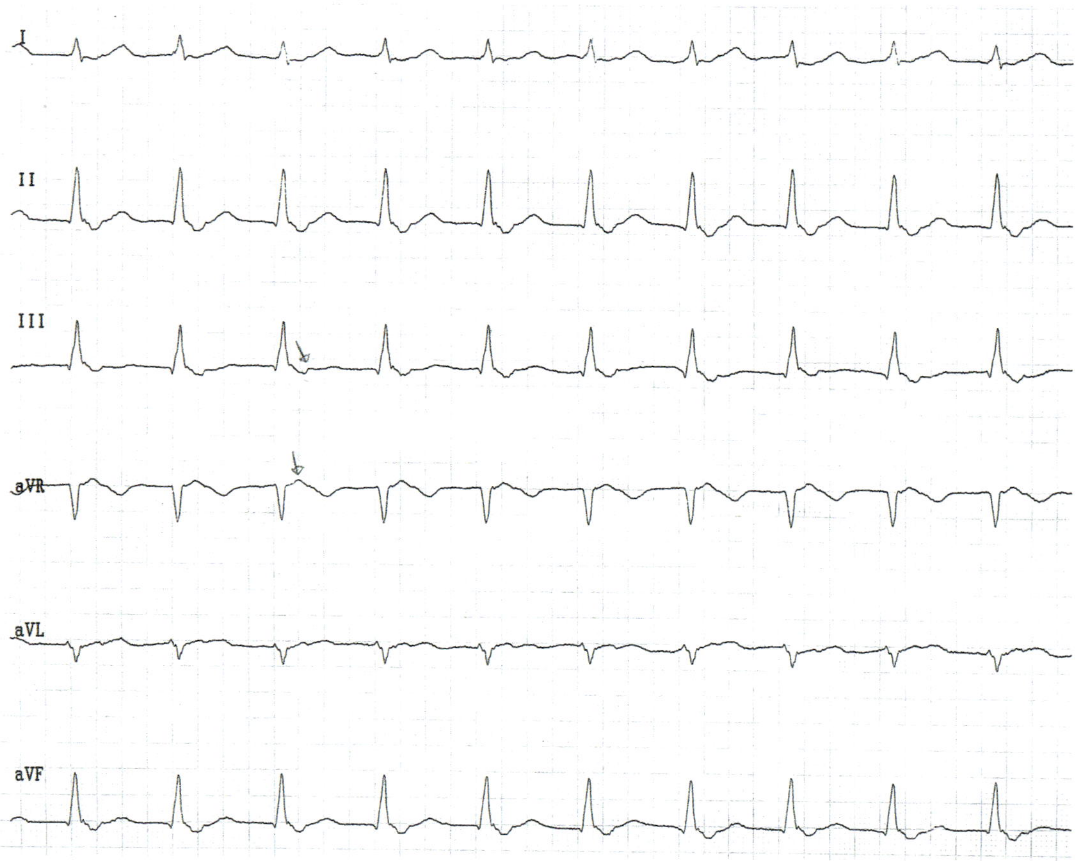

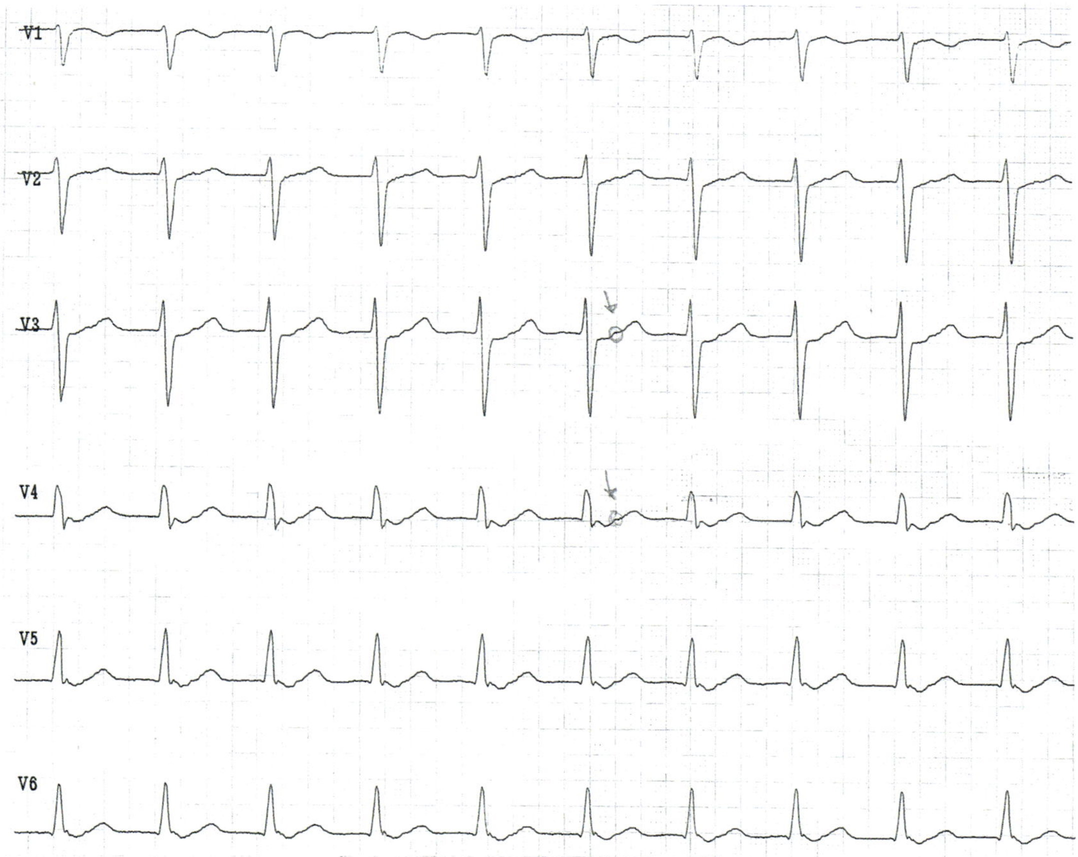
V1
V2
V3
V4
V5
V6

EKG 19

- überdrehter Linkstyp mit LAH (tiefes S in V_6)
    - SI-QIII Muster
- regelmäßige breitkomplexe Tachykardie 197/min, QRS 0,12 s
    - keine Brugada-Zeichen
    - keine Josephson-Zeichen
- supraventrikuläre Tachykardie mit RSB

- Vorhofflattern mit 2:1 Überleitung
- Vorhoffrequenz: 394/min, ungewöhnlich schnell (250–350/min, bei Vorhofrequenzen > 360/min spricht man von Vorhofflimmern)
- in V_5/V_6 P-Wellen erkennbar

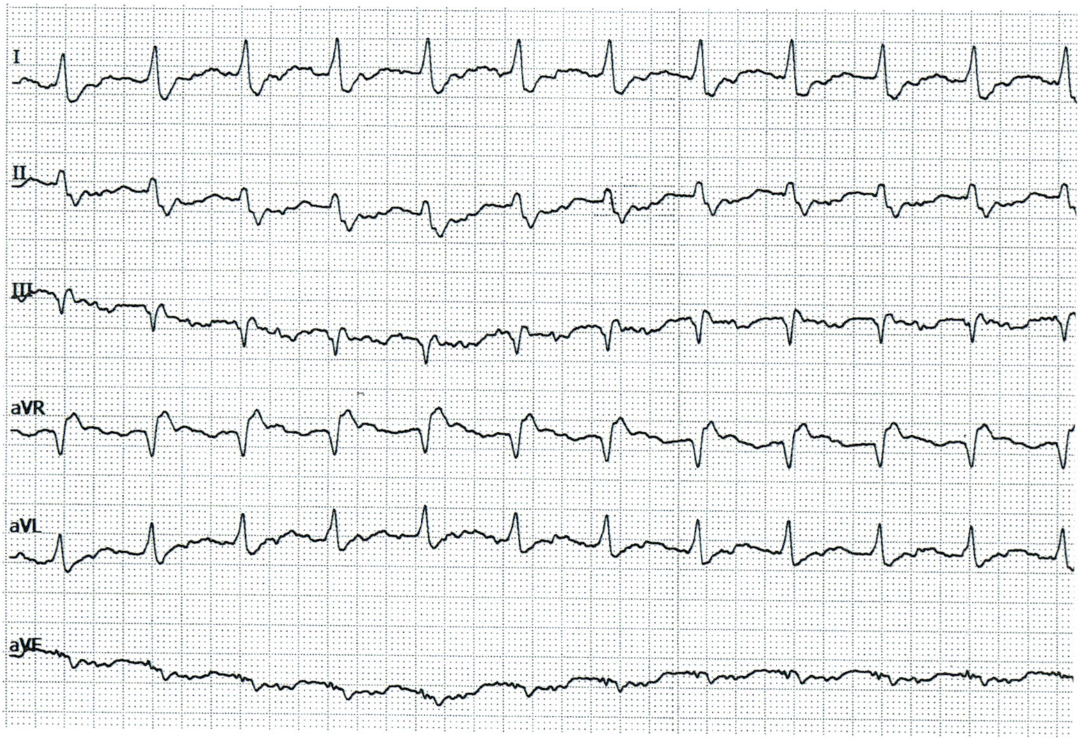

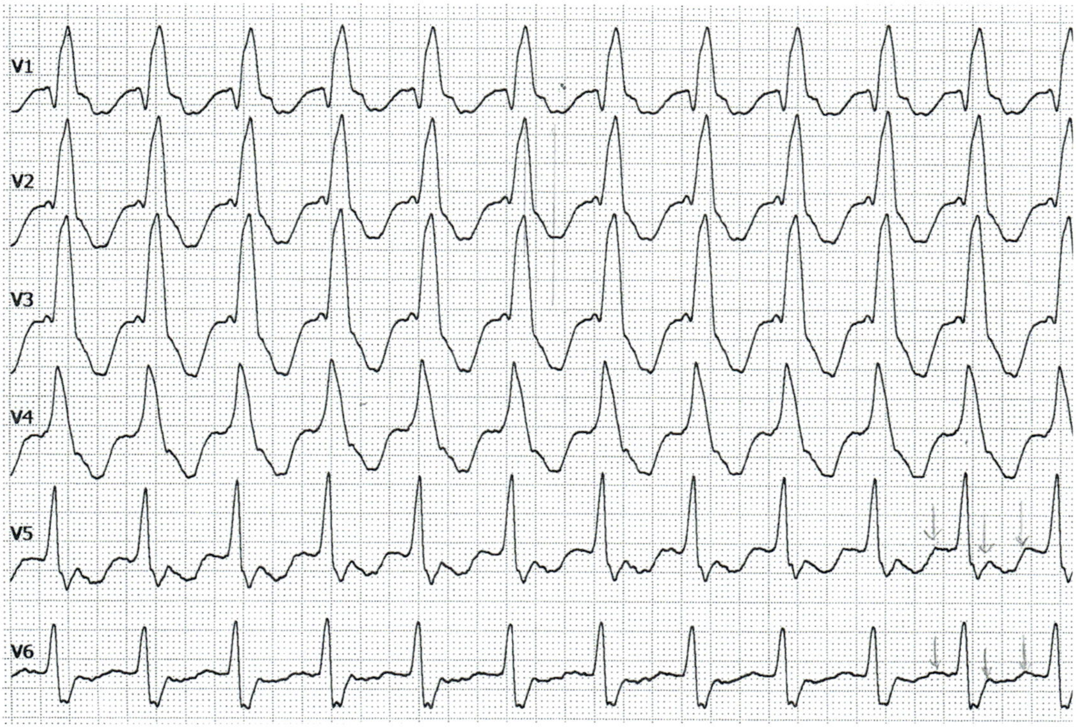
V1
V2
V3
V4
V5
V6

EKG 20

- überdrehter Linkstyp mit LAH
- supraventrikuläre Tachykardie, Frequenz 172/min, QRS 0,10 sec
- P's zu sehen in V_5/V_6, in V_6 P vor und nach QRS
    - VHF mit 2 : 1-Überleitung
- R-Verlust bis V_4 (V_2/V_3 QS-Komplexe) als Hinweis auf einen abgelaufenen Vorderwandinfarkt anteroseptal
- ein SVES in BW-Abl.

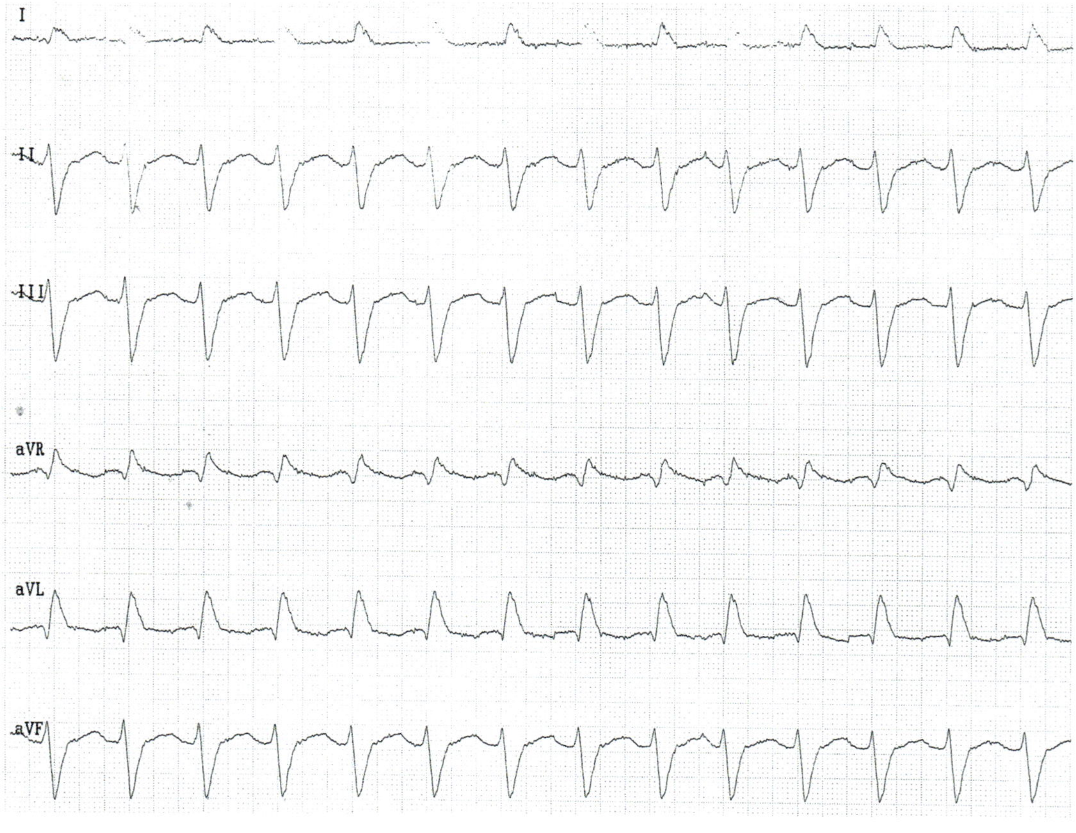

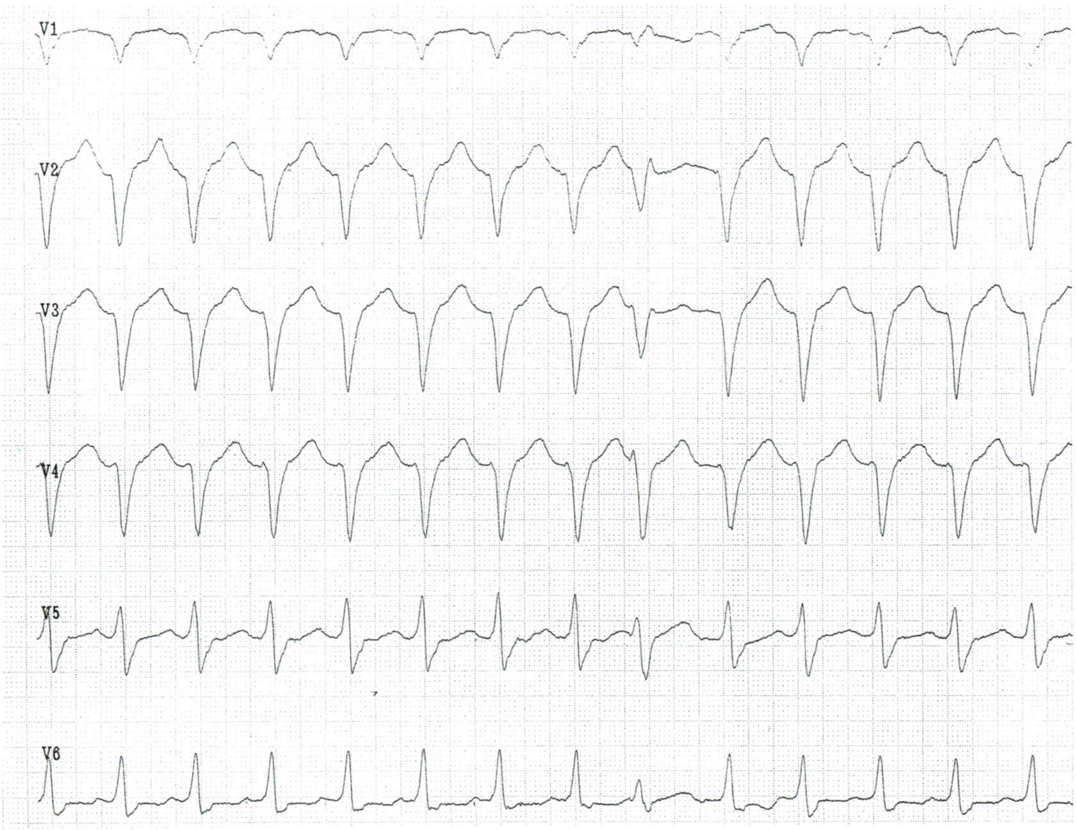
V1
V2
V3
V4
V5
V6

EKG 21

- überdrehter Linkstyp
- RSB mit LAH
    - QRS 0,16 sec, rsR in V_1, tiefes S bis V_6, träger R-Zuwachs
- AV-Block IIIº
    - komplette AV-Dissoziation
      KA: 30/min
      VH: 75/min
- präterminal neg. T's in III, aVF

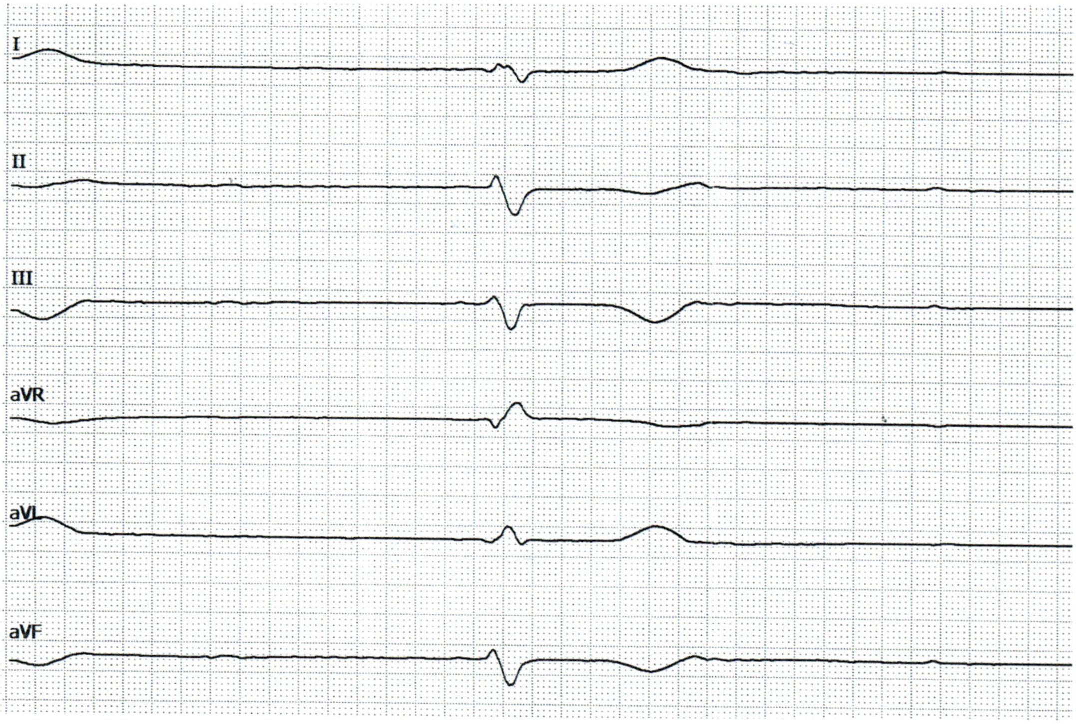

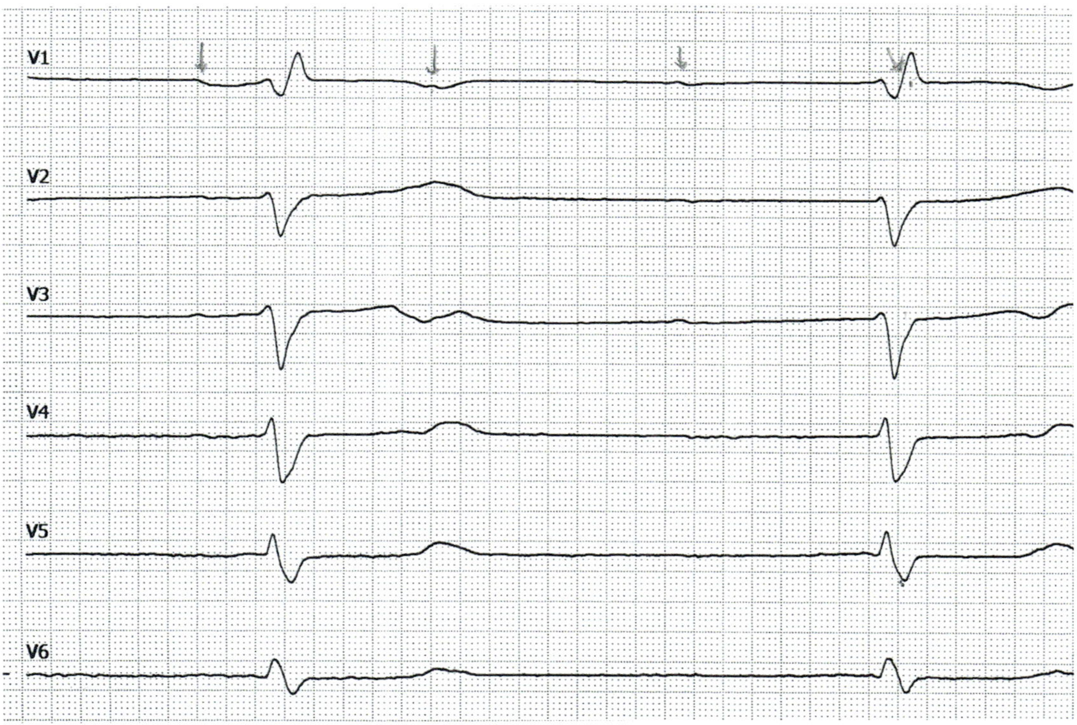
V1
V2
V3
V4
V5
V6

EKG 22

- Steiltyp
- Sinusrhythmus
- inkompletter RSB
- ST-Hebungen in V_1–V_3 aus dem aufsteigenden Ast der S-Zacke

→ Verdacht auf Brugada Syndrom Typ I

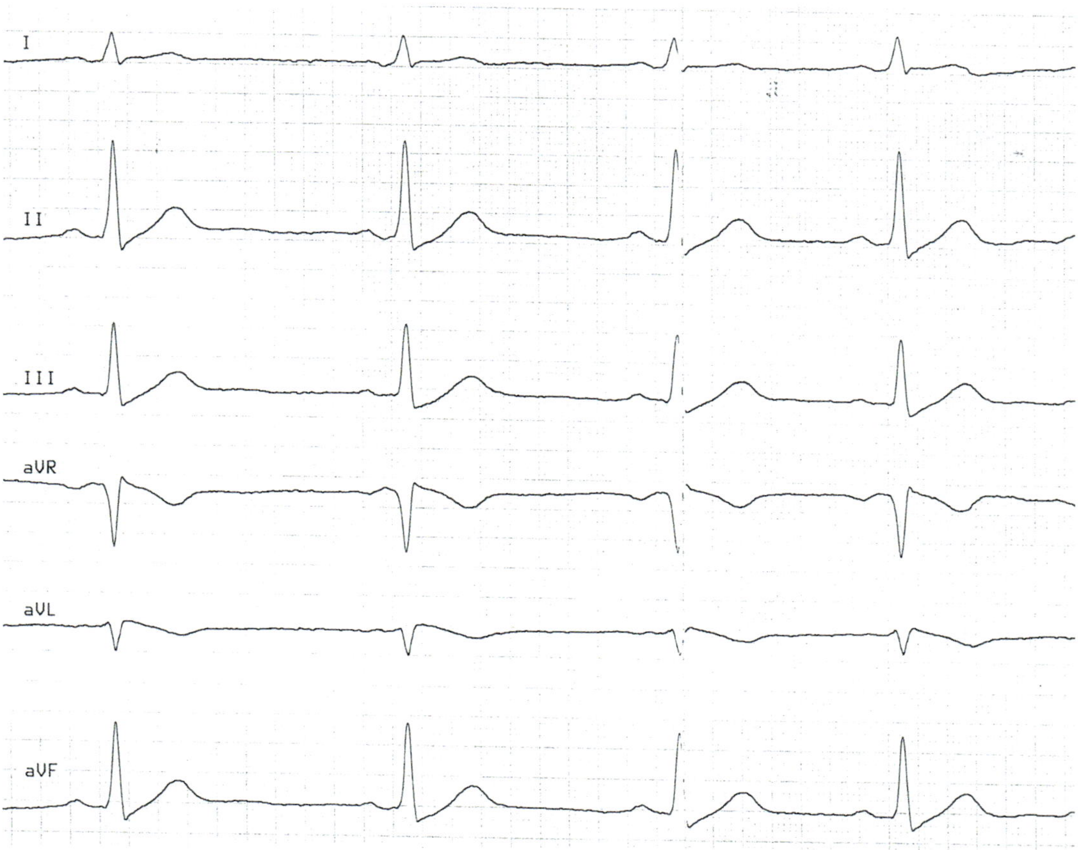

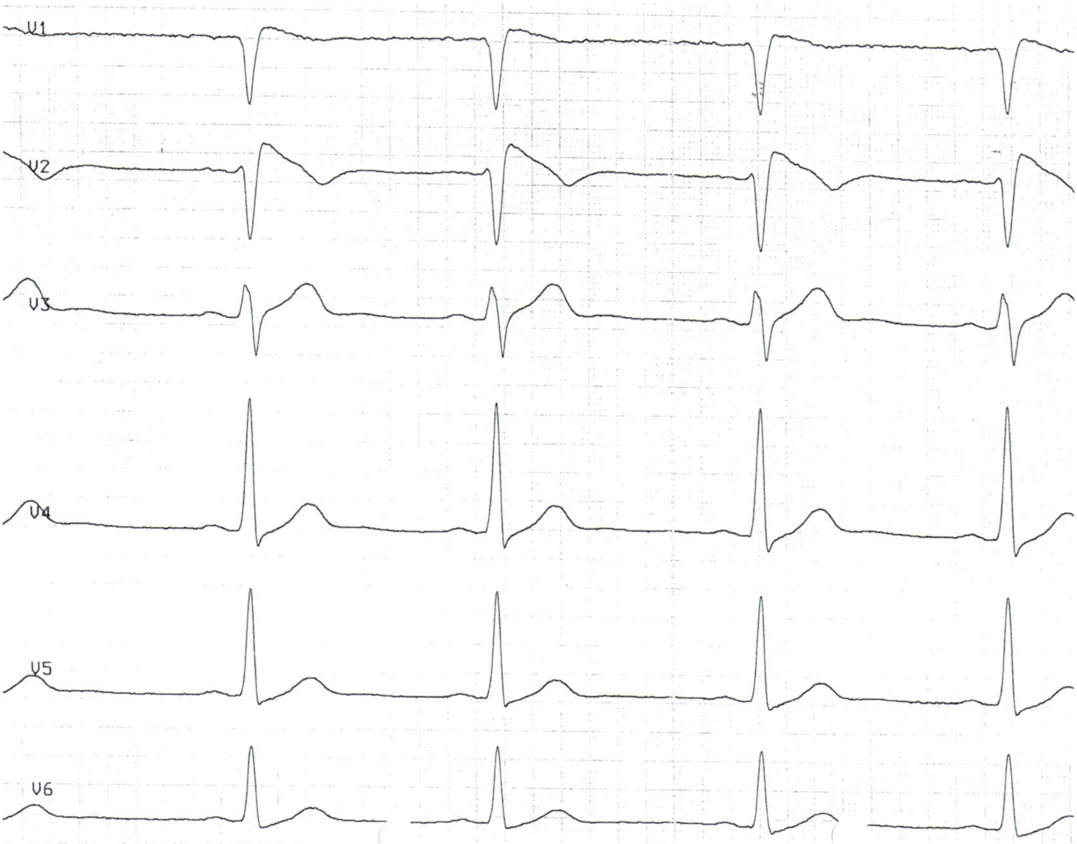
V1
V2
V3
V4
V5
V6

EKG 23

- Rechtstyp
- regelmäßige Breit-QRS-Tachykardie 145/min
- Vektor-Nord-West-Achse („No men's land")
- VT
    - Brugada-Kriterien:
      AV-Dissoziation (siehe ↓ im EKG)
      Gipfel R-Zacke – Tal S-Zacke > 0,10 sec
      außerdem: aVR pos., isoelektrische Linie
      in V_2, aVR

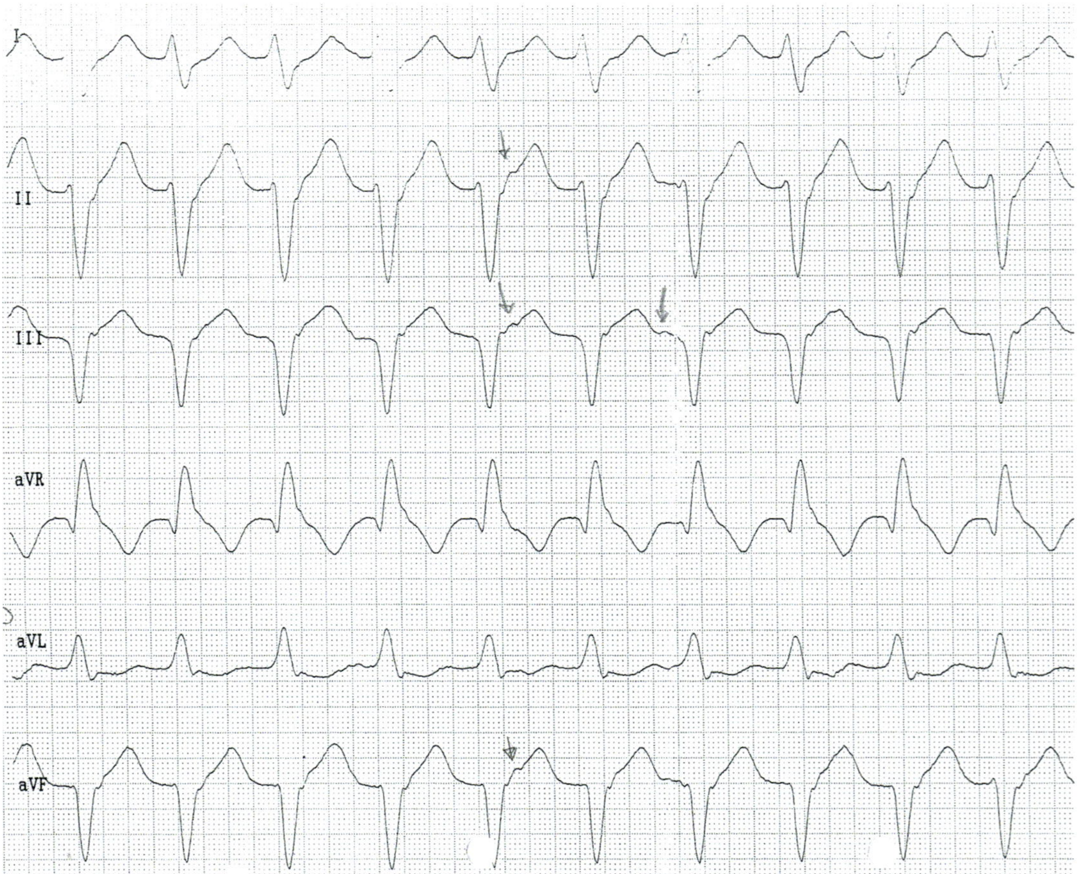

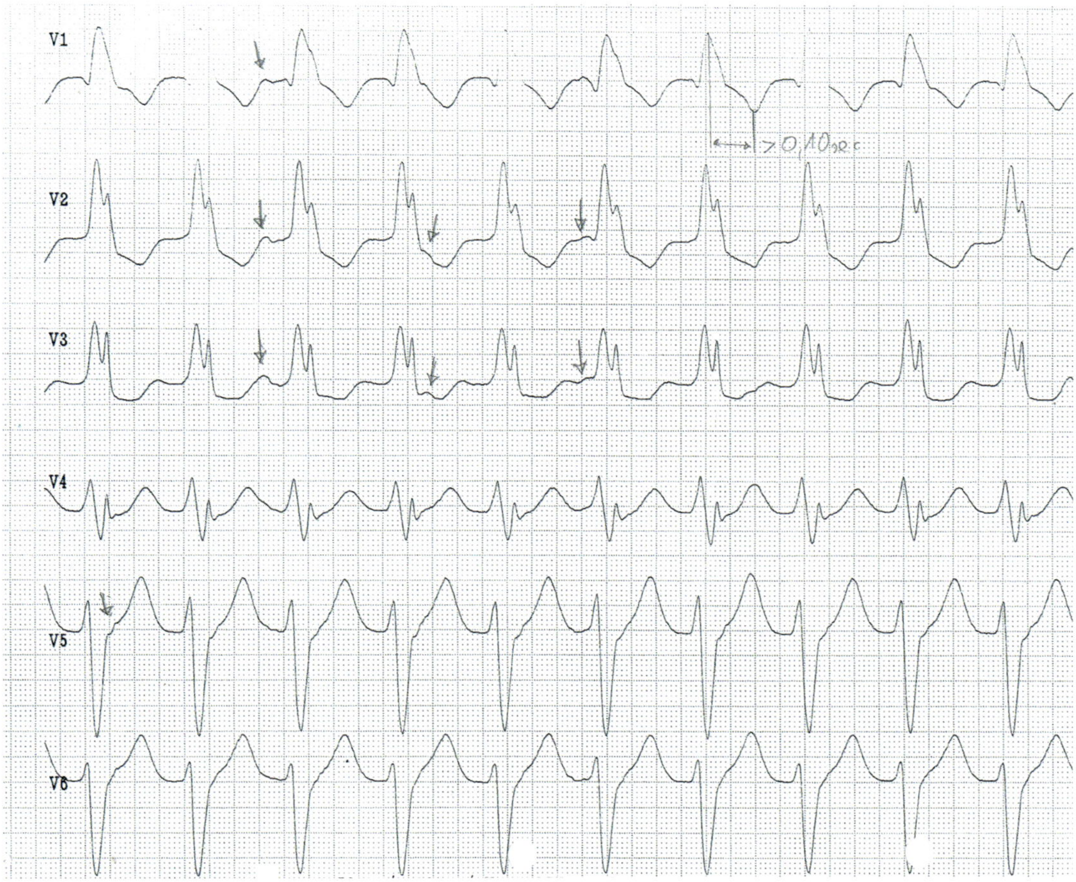
V1
V2
V3
V4
V5
V6
> 0,10 sec

EKG 24

- regelmäßige, breitkomplexe Tachykardie (QRS 0,26 s)
    - Lage schwer bestimmbar
    - QRS -165°: Nord-West-Achse
    - QRS in aVR positiv
    - kein Vorhofflimmern, kein RSB
- Brugada-Zeichen
    - alle Ableitungen in den Brustwandableitungen sind konkordant positiv
- höchster Punkt R-Zacke bis tiefster Punkt S-Zacke > 0,1 s, sonst: Josephson-Zeichen in V_2 leichte Einkerbung in absteigenden Ast der R-Zacke
- Rsr-Morphologie in V_1, wie bei WPW-Syndrom, aber kein Vorhofflimmern

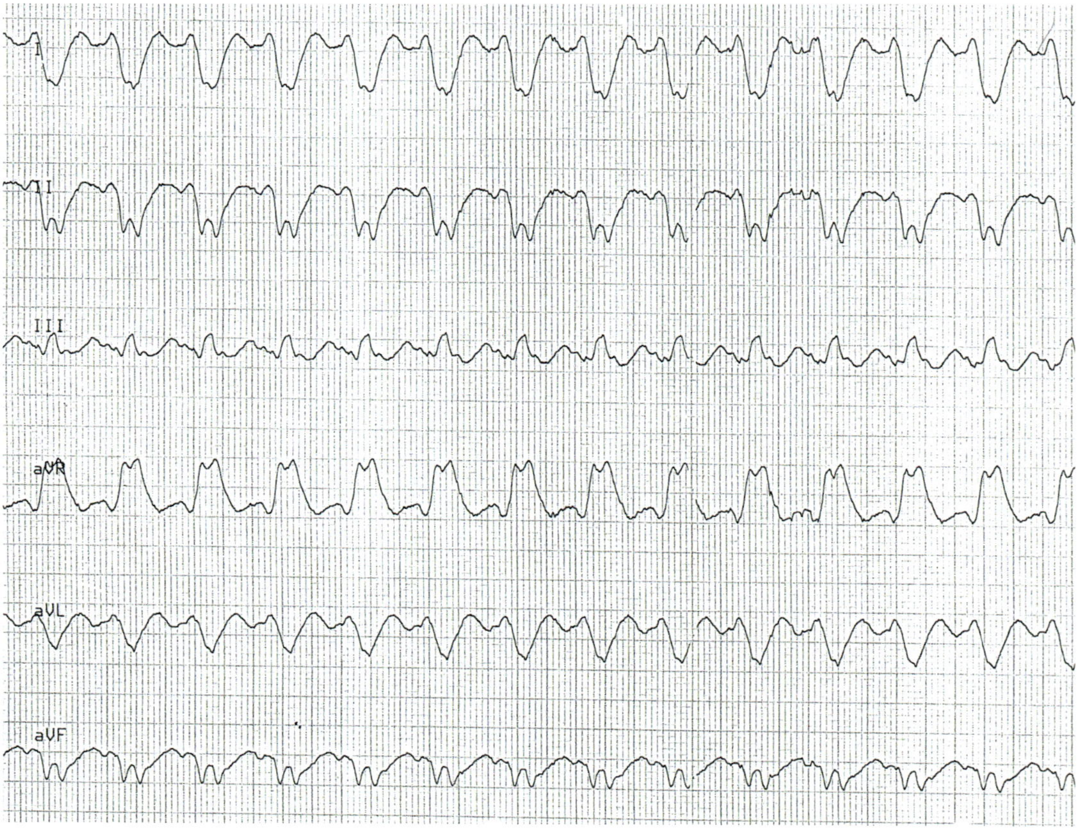

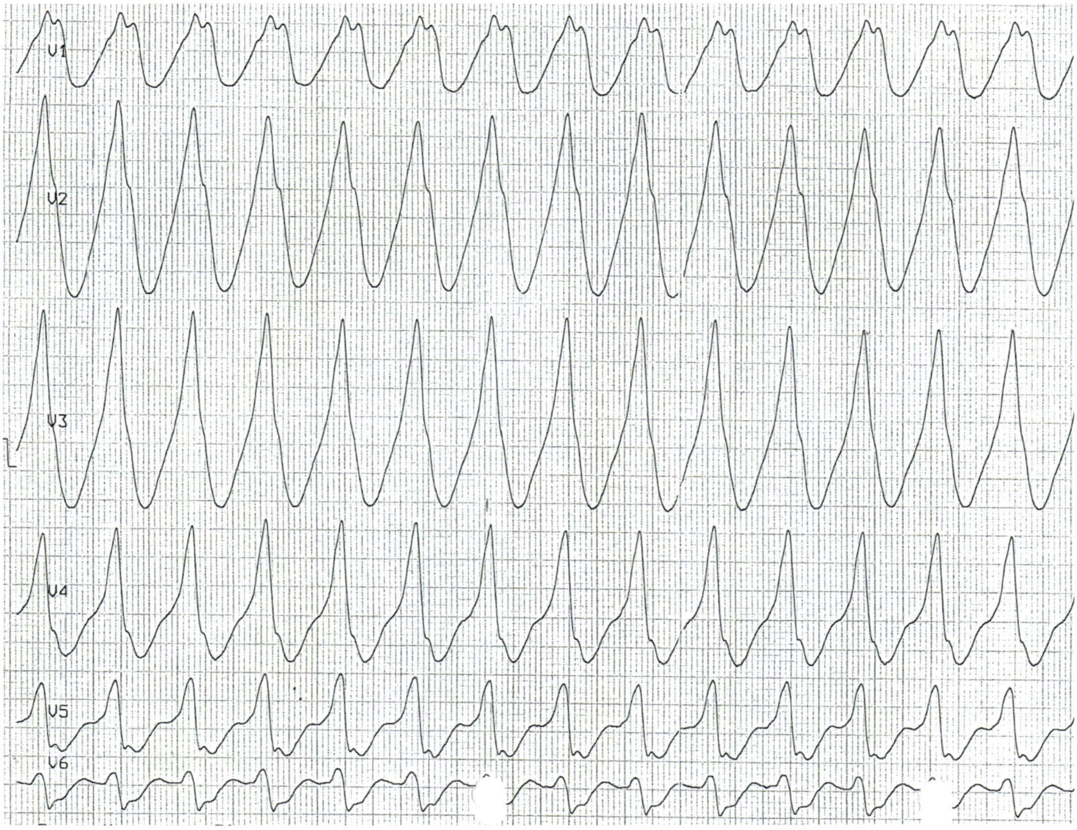
V1
V2
V3
V4
V5
V6

EKG 25

- Linkstyp
- Sinusrhythmus 100/min
- PQ-Zeit 0,18 s → AV-Block I°
- LSB
    - QRS 0,14 s
    - tiefes S in III, aVF, V_1–V_4
    - R in I, aVL, V_5/V_6 positiv und gesplittert
    - tiefe, präterminale T's in I, aVL, V_5/V_6

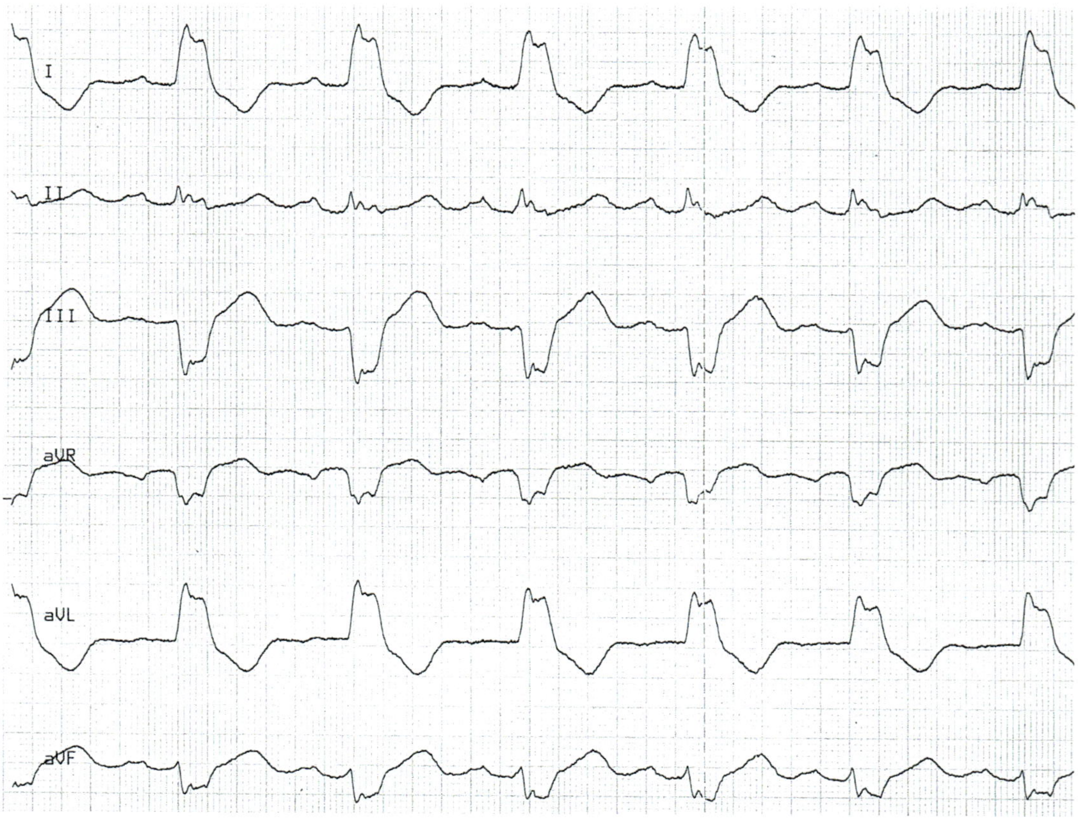

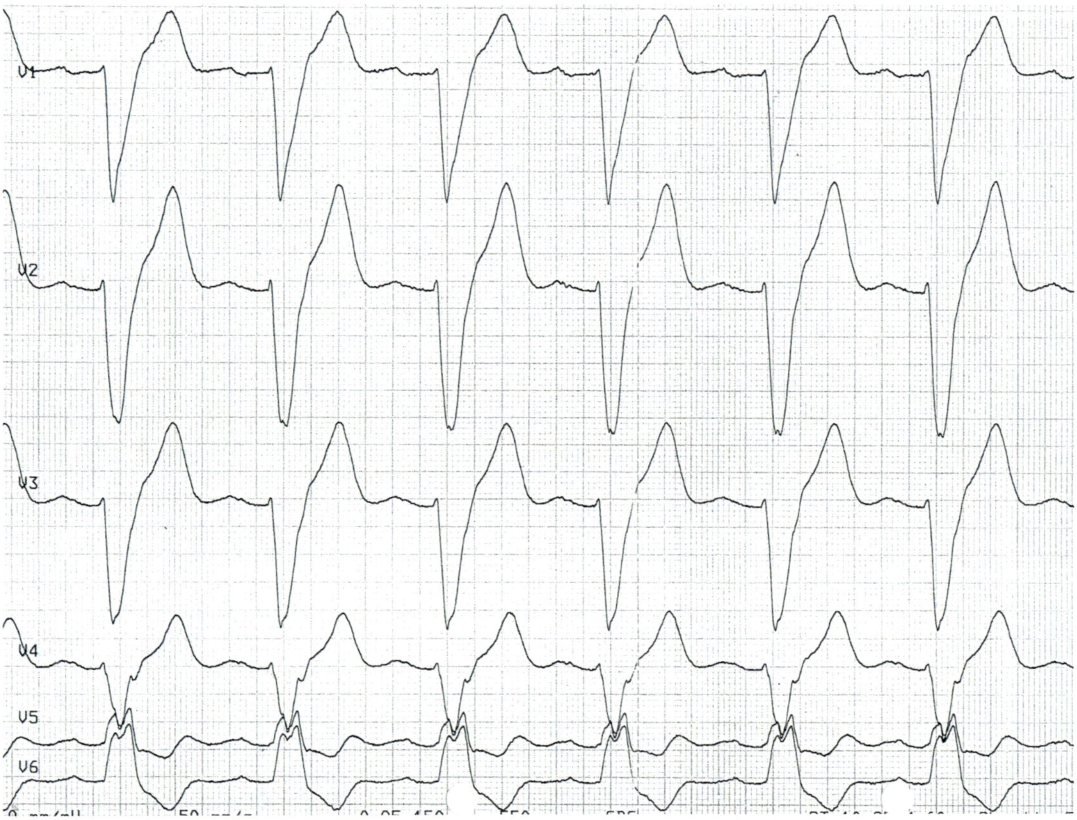
V1
V2
V3
V4
V5
V6

EKG 26

- Steiltyp
- SR
- gehäufte VES
- Blatt 1
  Couplet, normale Aktion, 5er Salve, zwei normale Aktionen
- Blatt 2
  5er Salve, normale Aktion, VES

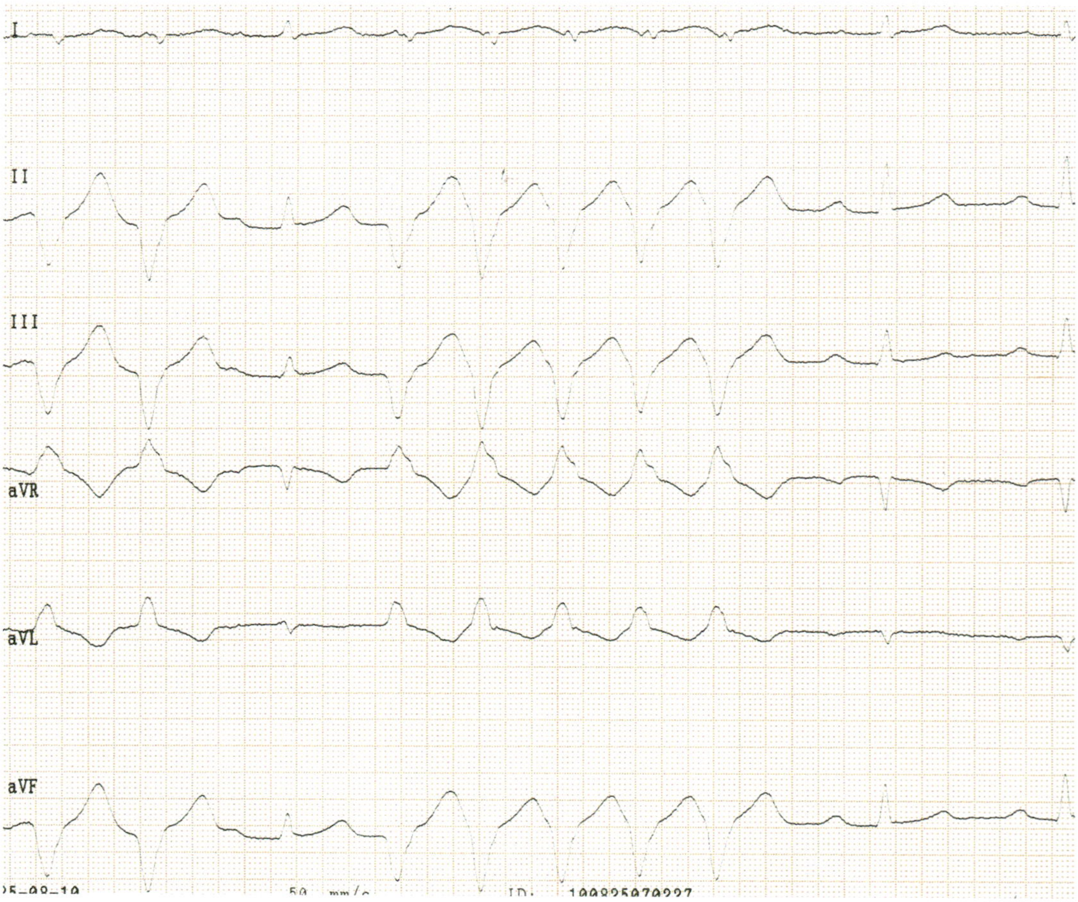

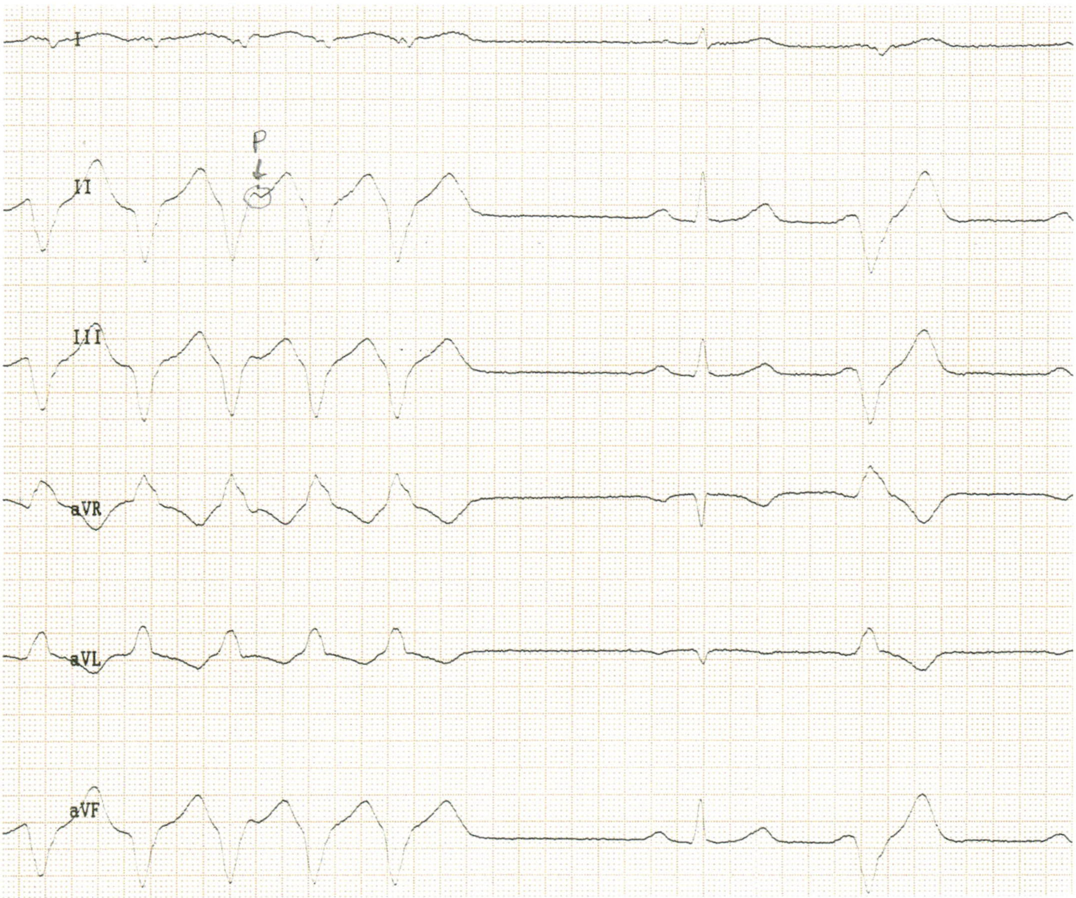
I
II
P
III
aVR
aVL
aVF

EKG 27

- überdrehter Rechtstyp
- RSB mit LPH
  - QRS 0,14 s
  - rSR in V_2/V_3
  - tiefes breites S in I, II, aVL, aVF, V_4–V_6
- breitkomplexe Tachykardie
  - keine VT → QRS-Komplexe unregelmäßig und RSB
  - kein tachykardes VHF: P's in V_1 und V_2 erkennbar, P's regelmäßig
  - Kammerfrequenz: 118/min
- Vorhofflattern mit unregelmäßiger Überleitung, aber Vorhoffrequenz < 250/min
- EAT mit unregelmäßiger Überleitung wahrscheinlicher
  - Vorhoffrequenz 230/min
  - P's zu sehen in V_1/V_2
  - isoelektrische Linie in V_1
  - P's, wenn sichtbar, schmal und spitz

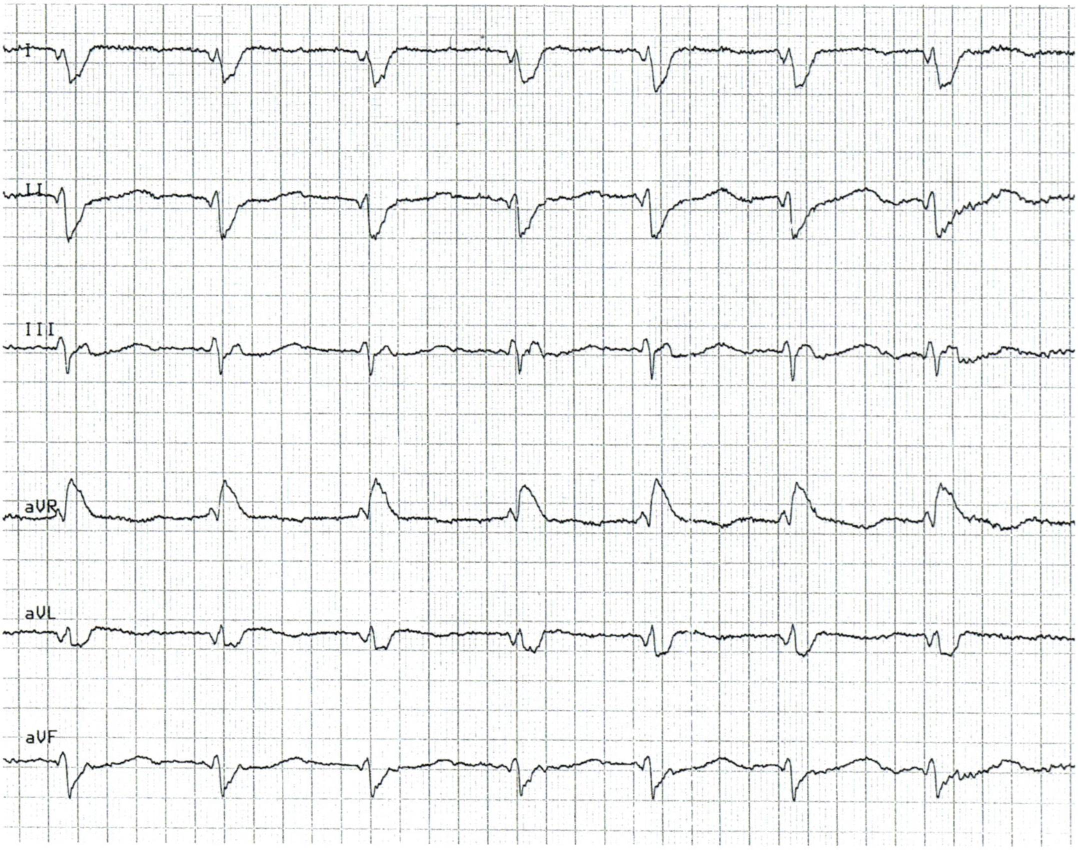

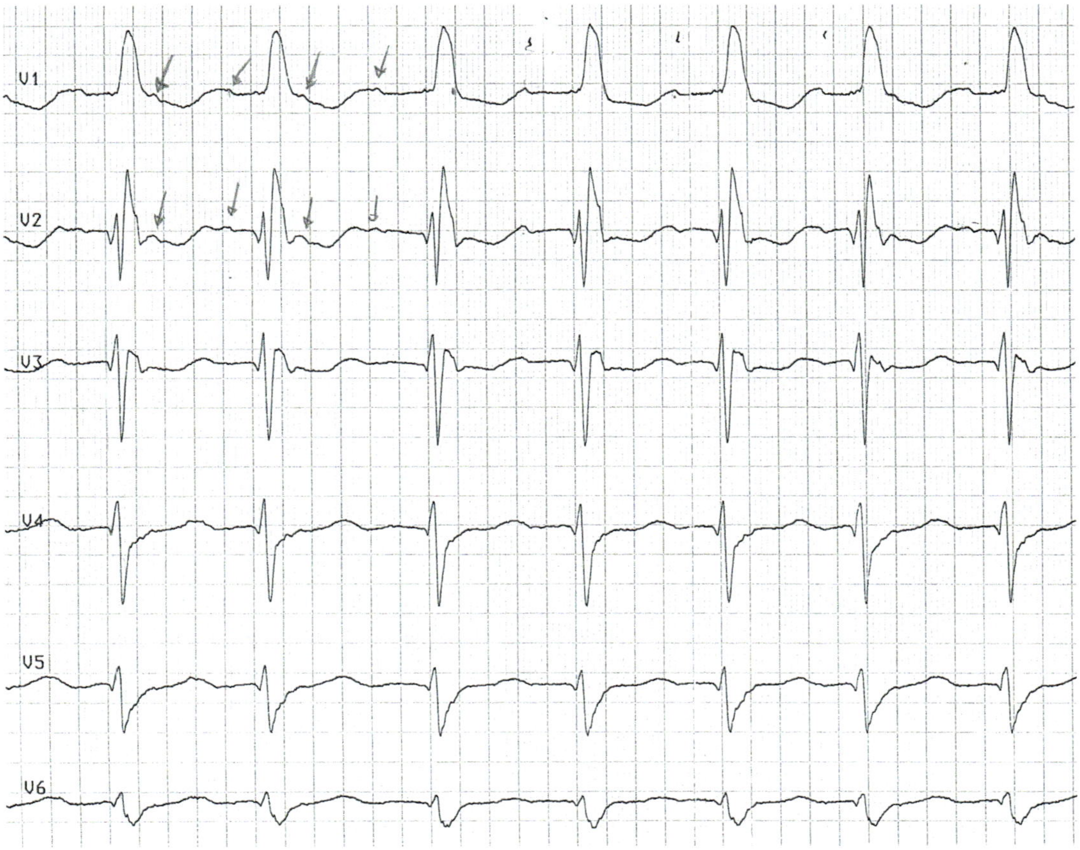
V1
V2
V3
V4
V5
V6

EKG 28

- überdrehter Linkstyp
- AV-Block III°
    - komplette AV-Dissoziation
    - Vorhoffrequenz: 76/min
    - Kammerfrequenz: 30/min
- RSB (QRS 0,13 s) mit LAH

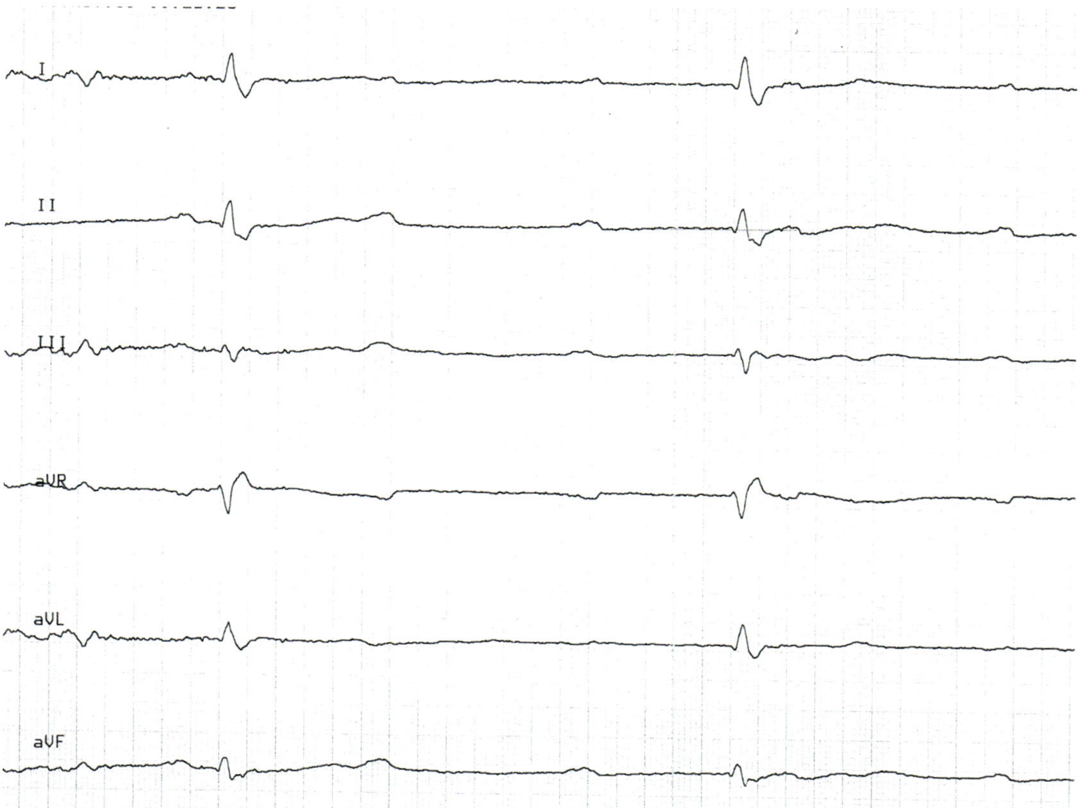

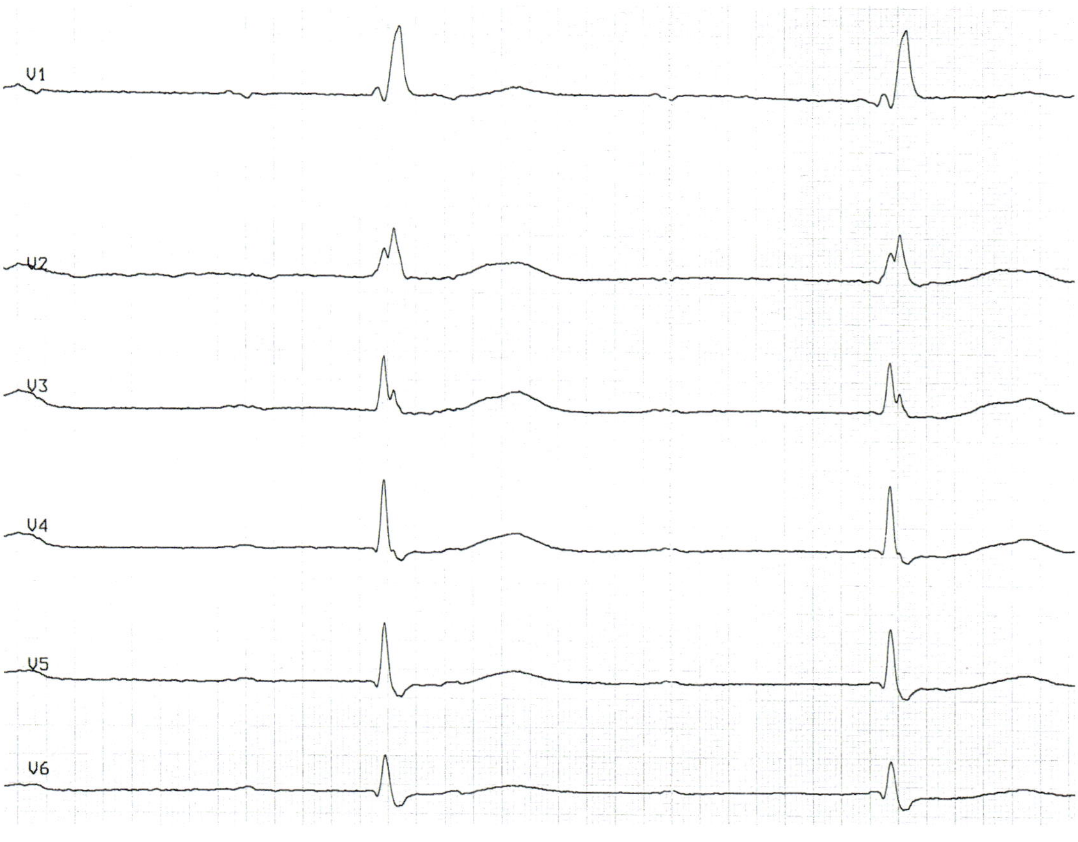
V1
V2
V3
V4
V5
V6

EKG 29

- Linkstyp üLT
- RSB QRS 0,16 s mit LAH
- Sinusarrhythmie
    - in Extremitätenableitungen wie VHF
    - in Brustwandableitungen sind P's gut erkennbar
    - in V_2–V_3 PQ-Zeit 0,14 s

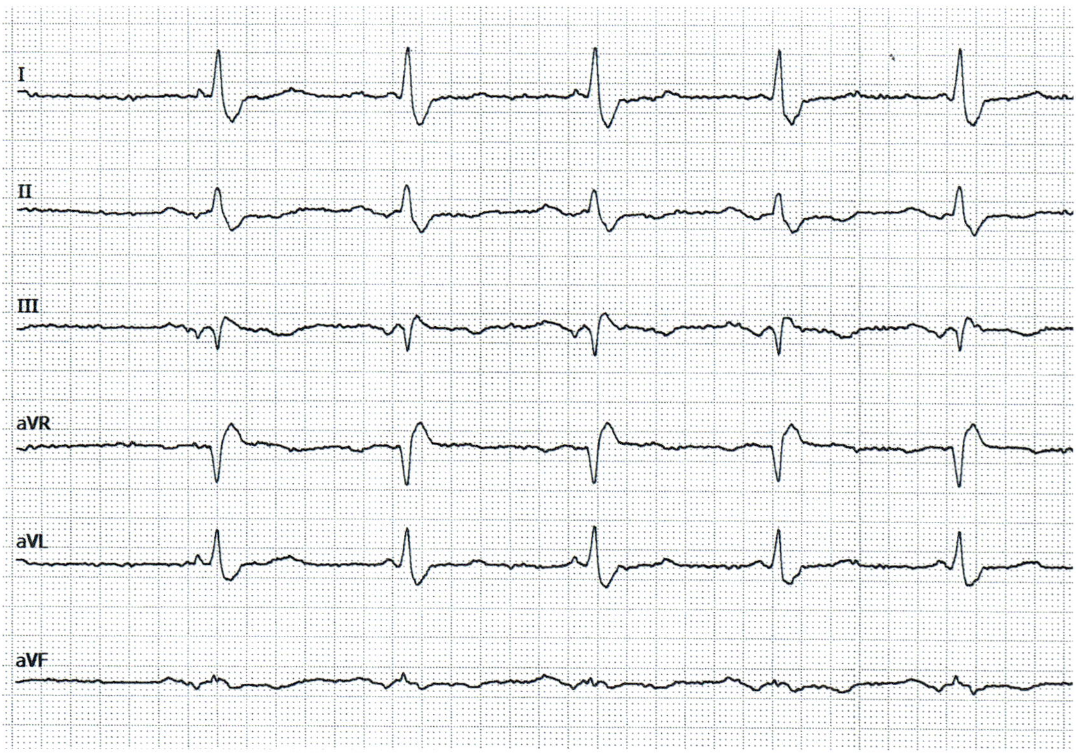

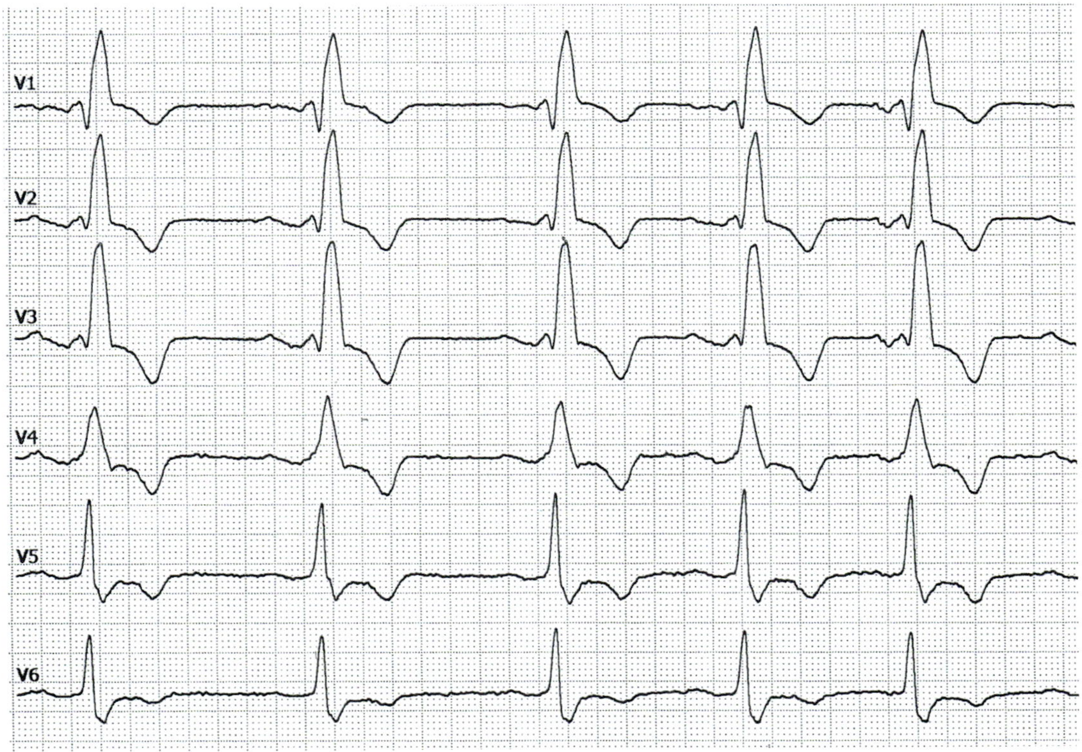
V1
V2
V3
V4
V5
V6

EKG 30

- Indifferenztyp
- Sinusrhythmus
- AV-Block II° mit 2:1 Überleitung
    - PP-Intervall immer gleich
    - PQ-Zeit 0,20 s und immer gleich
- regelmäßiger R-Zuwachs
- keine ERST

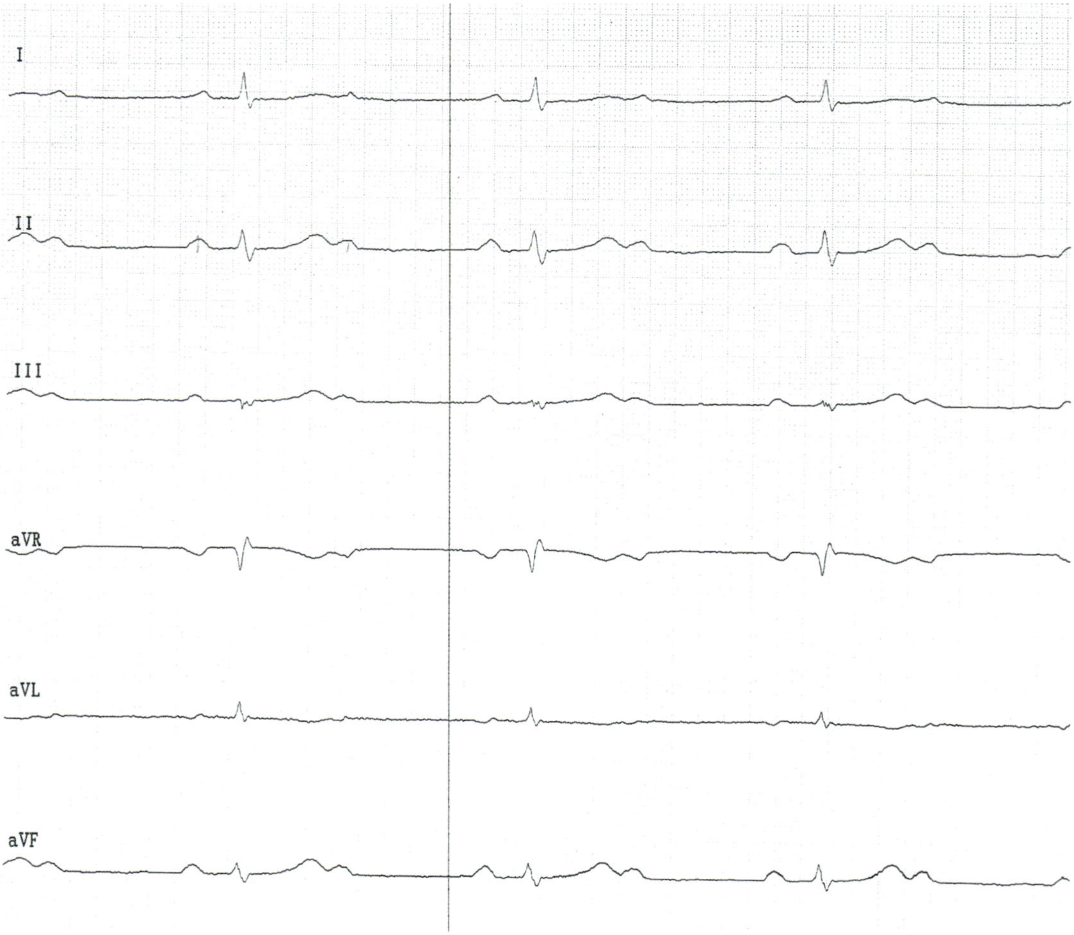

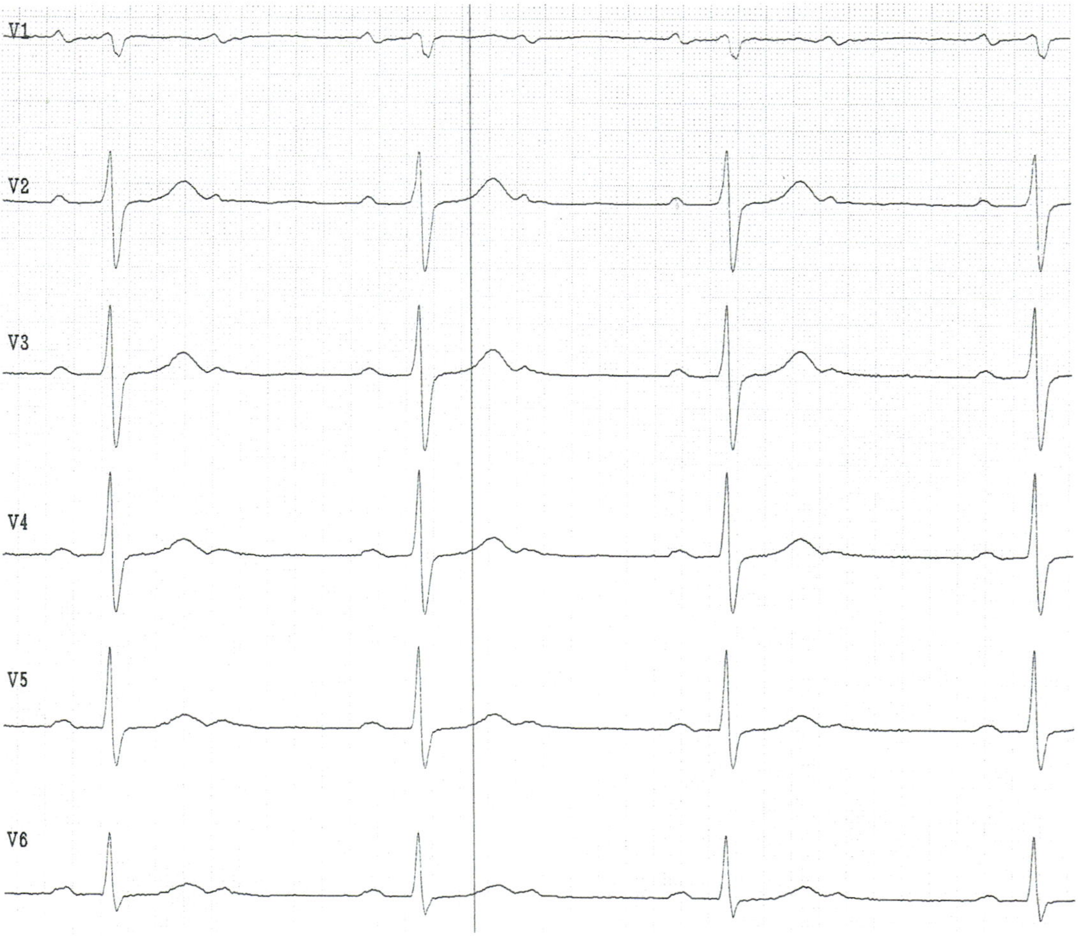
V1
V2
V3
V4
V5
V6

EKG 31

- LT
-SR
 PQ – Zeit: 0,22 sec. (bei Überleitung)
- R/S Umschlag V3/V4
- VES: 1:2 Extrasystole
- AB-Block II° Typ Mobitz II° mit 2:1 Überleitung

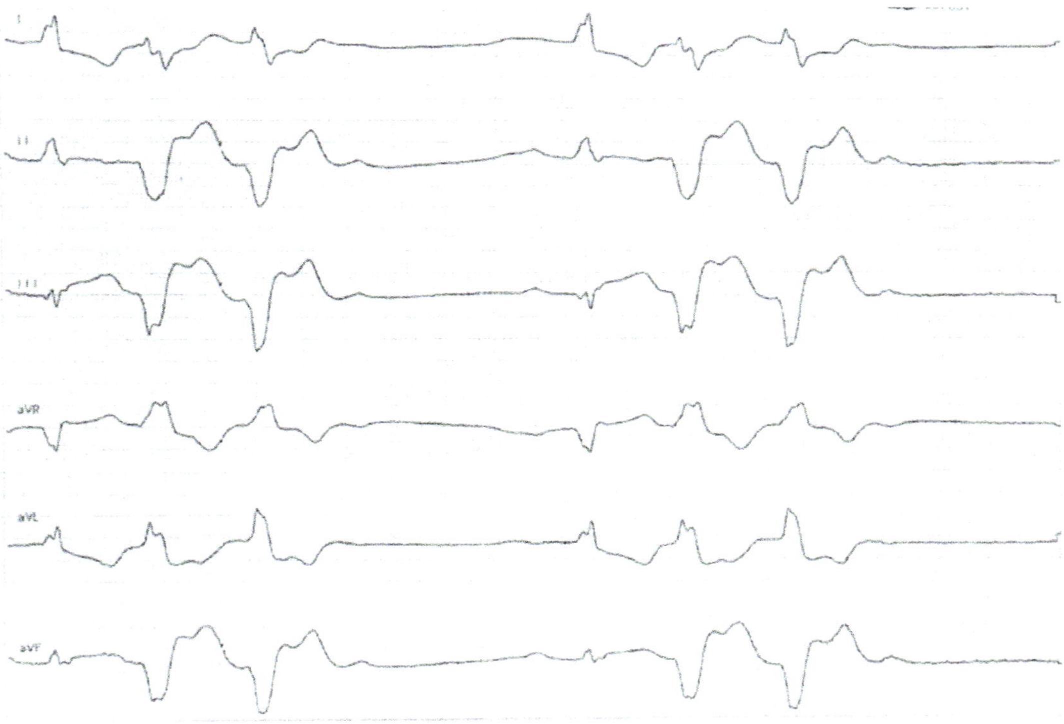

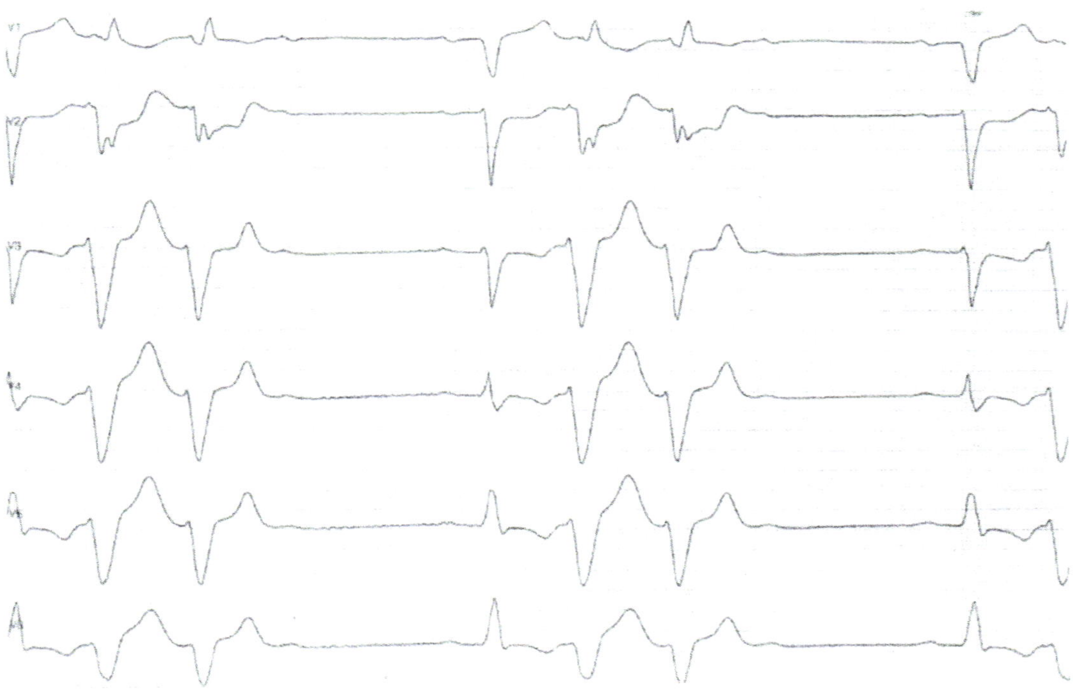

EKG 32

- LT

-SR mit gehäuften SVES: P-Q Zeiten verändern sich

- R/S Umschlag V3/V4

- in den linksgerichteten Abl. I, aVL, V4, V5 deszendierende ST-Strecken mit Übergang im präterminalen T-Wellen

- Sokolow-Index pos:

S in V1: 2,3 mV

= 4,1 mV

R in V6: 1,8 mV

- Linksherzhypertrophie

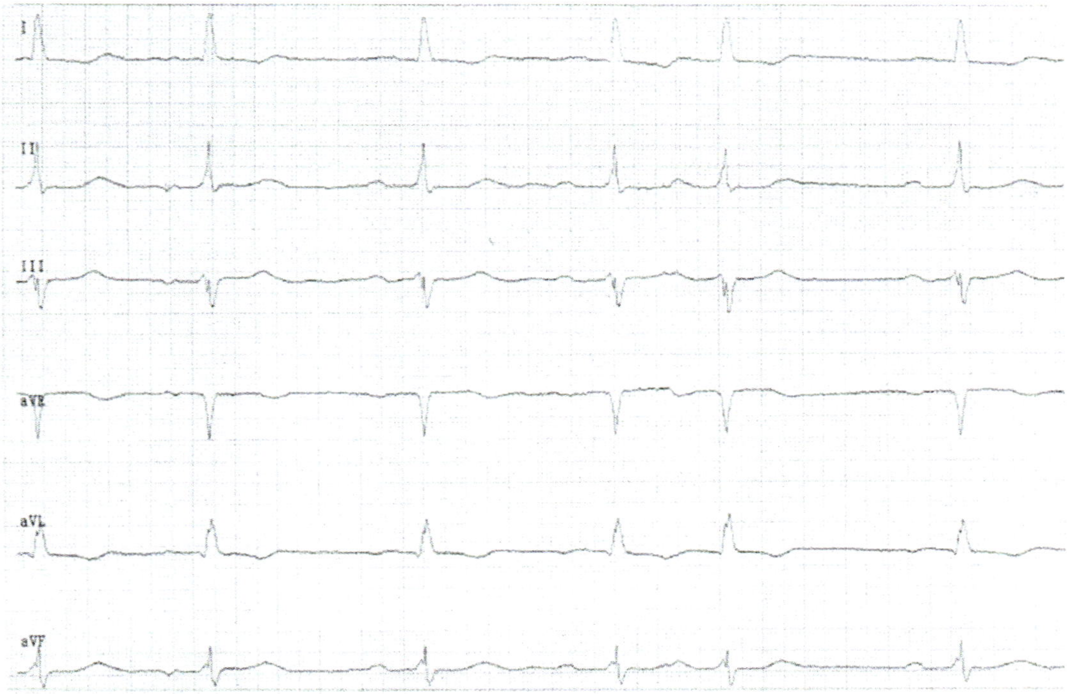

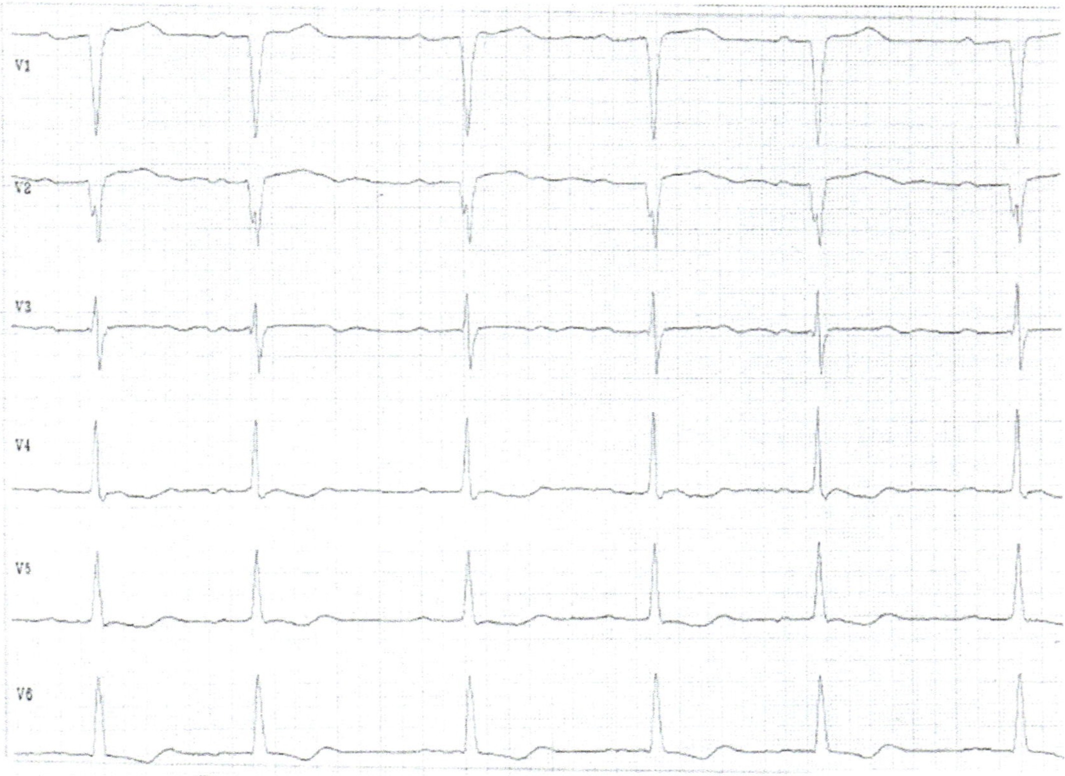
V1
V2
V3
V4
V5
V6

EKG 33

- Überdrehter RT

-in II, III, aVF und V1 – V6 tiefe, präterminale T-Wellen mit deszendierenden ST-Strecken

- positiver Sokolow-Index

R in V2: 1,9 mV

=2,6 mV

S in V5: 0,7 mV

- Rechtsherzhypertrophie

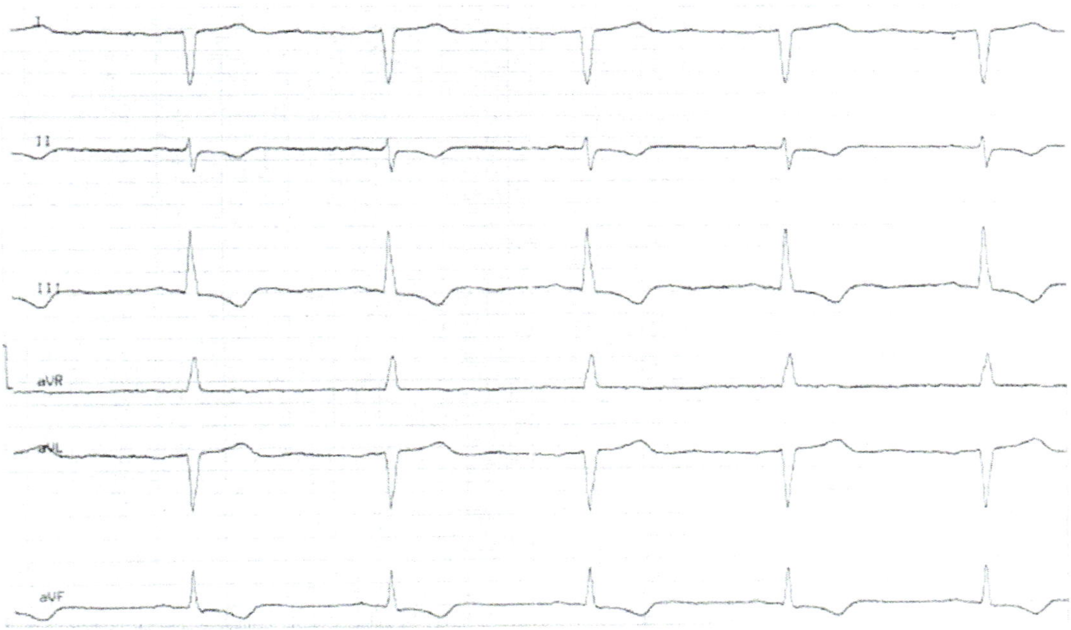

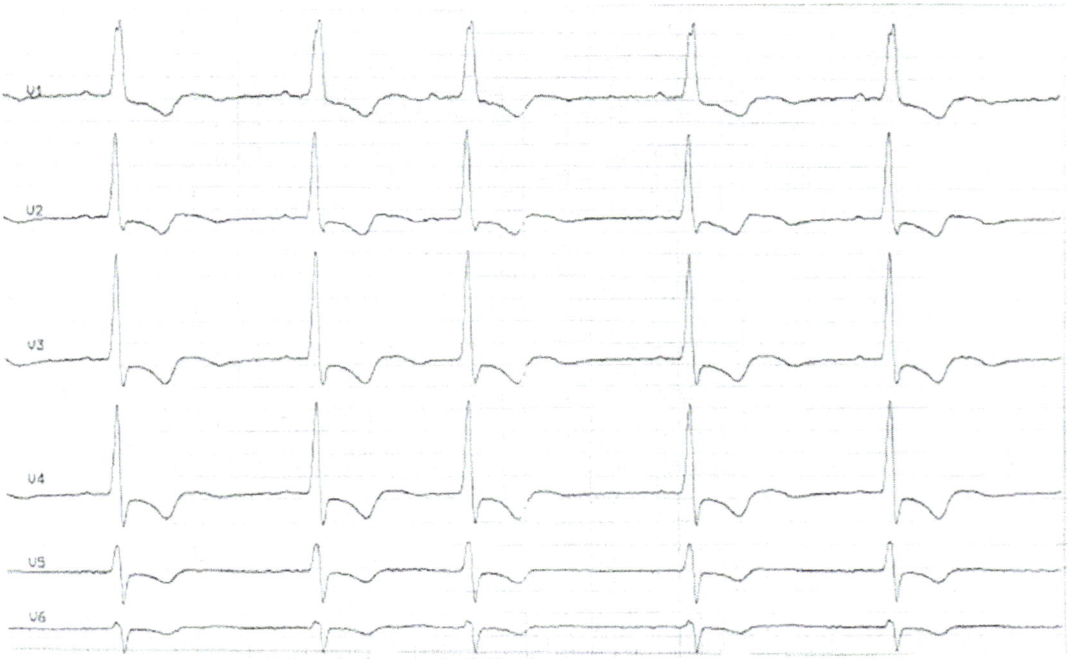
V1
V2
V3
V4
V5
V6

EKG 34

- Steiltyp
- Sinustachykardie 106 / min
- R/S Umschlag V2/V3
-in V2 + V3 gleichschenklige spitz erhöhte T-Wellen
- Erstickungs –T: Kalium: 5,9

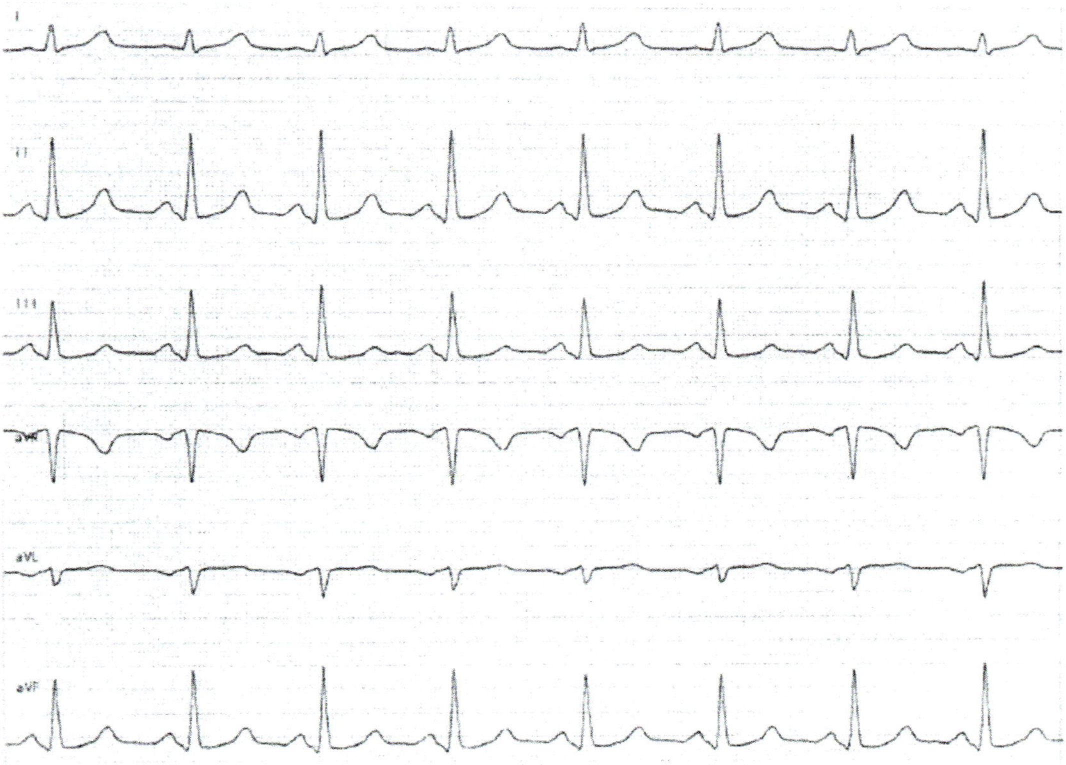

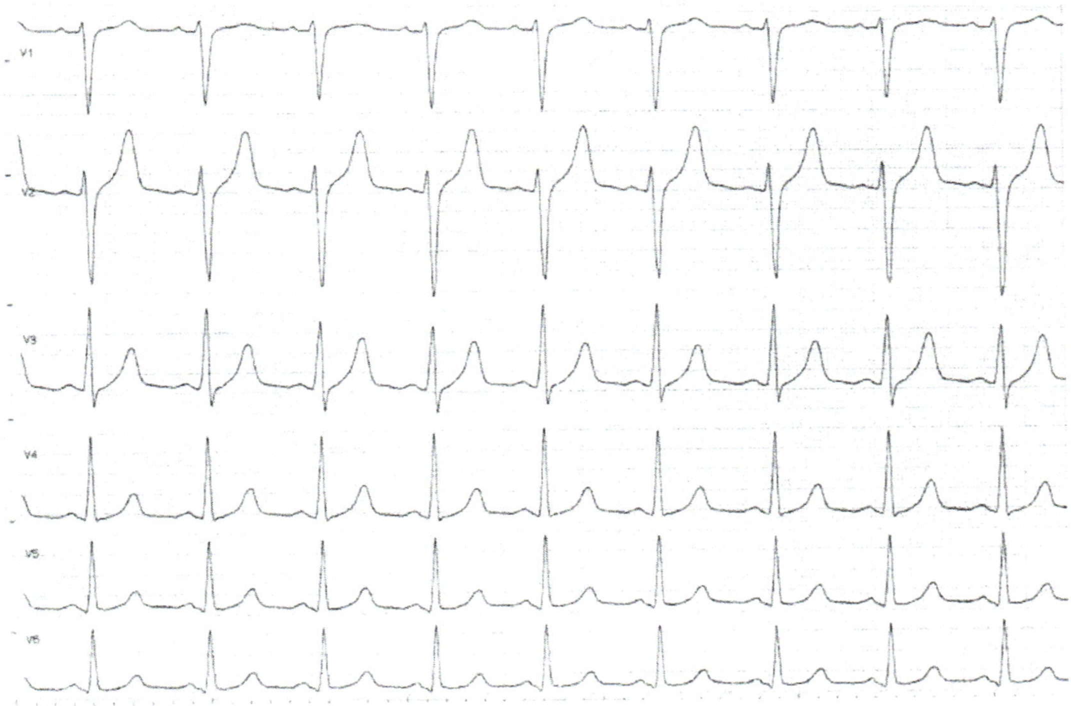

EKG 35

- Steiltyp
- SR: 98 / min
- R/S Umschlag V3/V4
- aVL terminale T- Welle
- in V1 – V4 tiefe, terminale negative T-Wellen im antero-septalen Bereich mit erhöhten TNT-Wert
- Wellens-Zeichen: muss wie ein STEMI behandelt werden

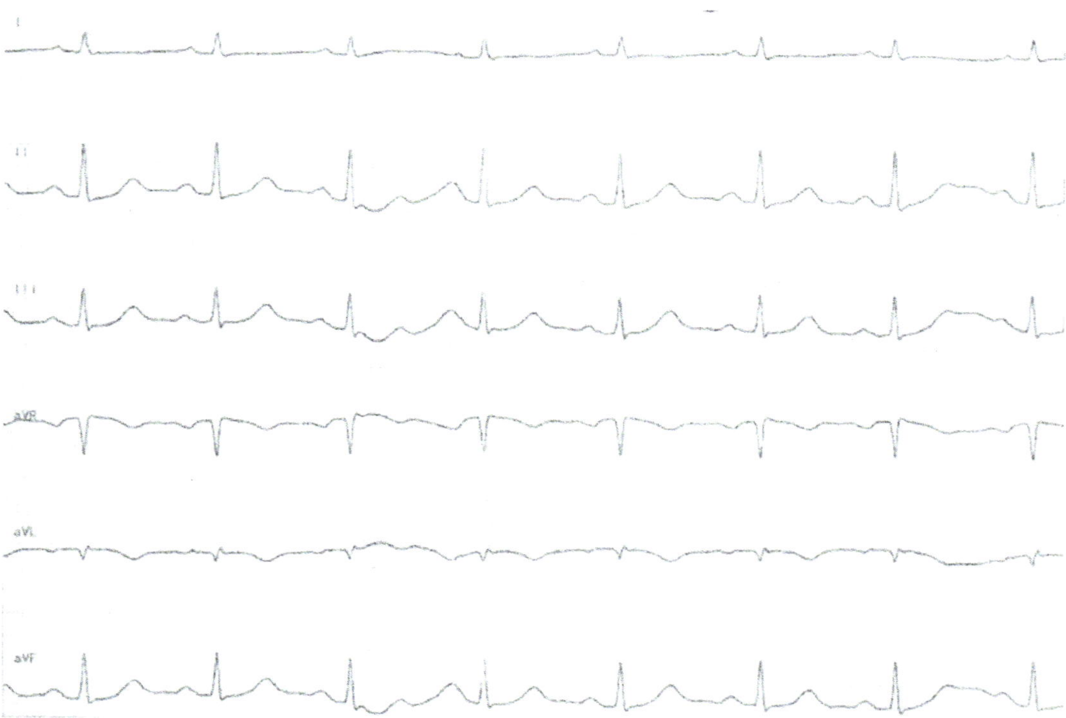

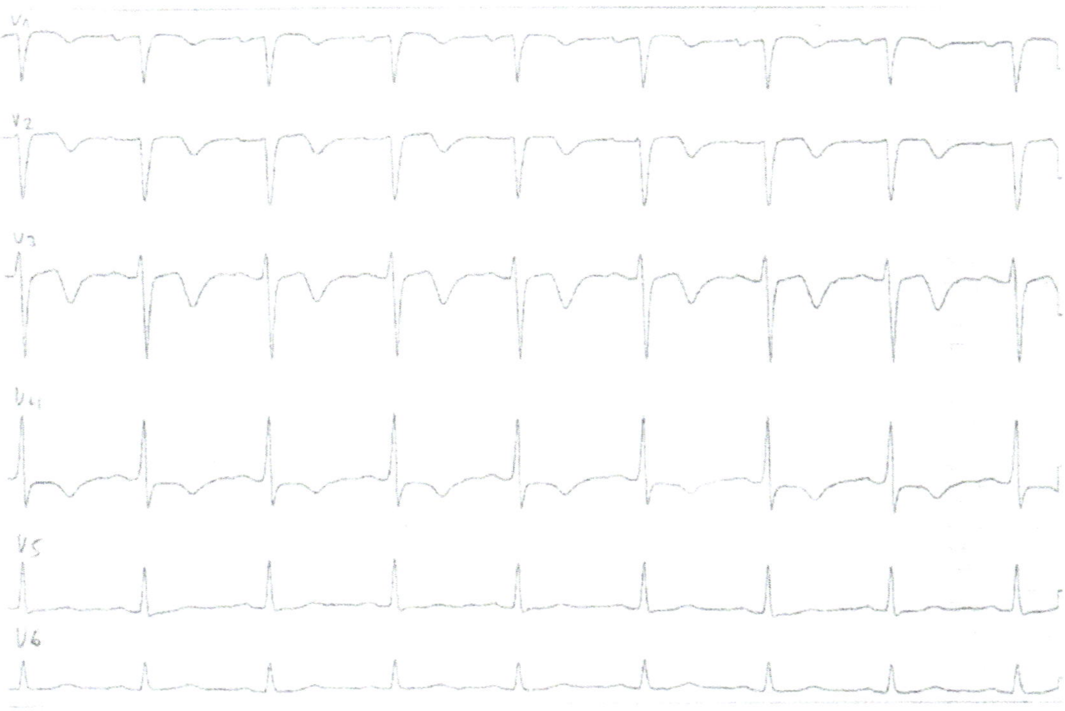
V1
V2
V3
V4
V5
V6

EKG 36

-üLT

- VHFl mit 2:1 Überleitung
  Im BW-Abl. Zwischen vierter und fünfter Aktion
  3:1 Überleitung
- QRS: 0,13 sec + rsR in V1
  RSB mit LAH

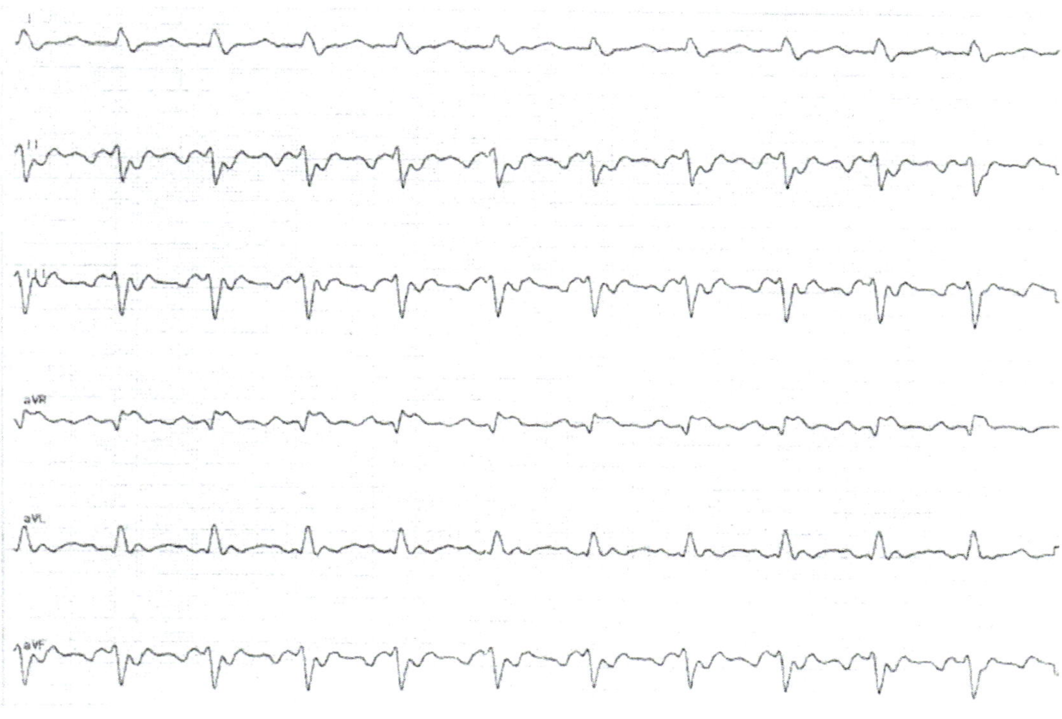

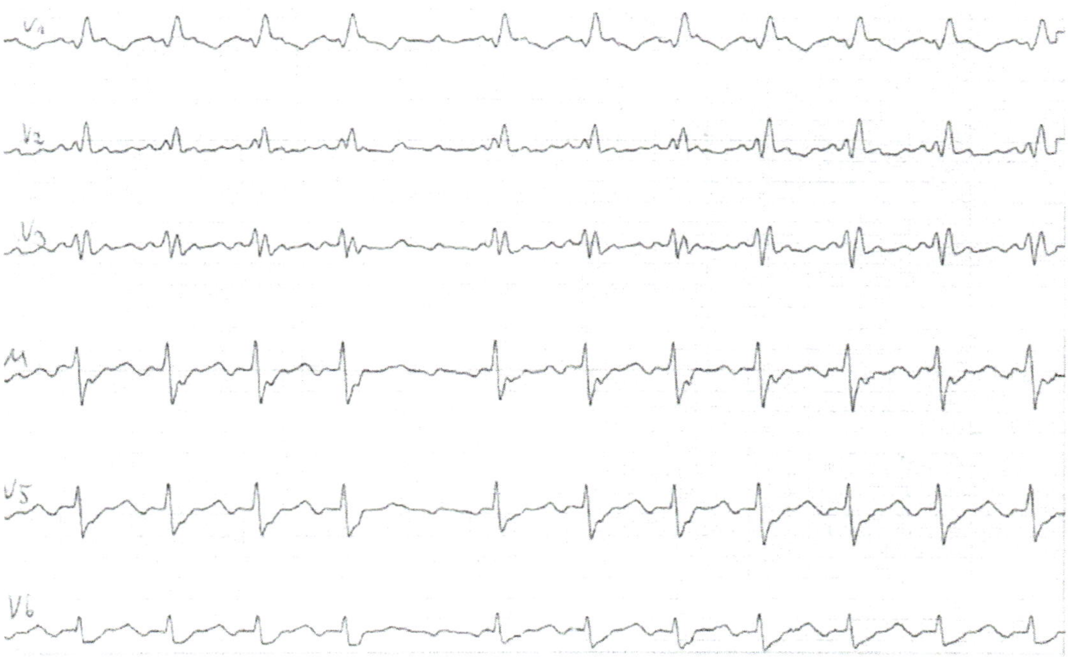
V1
V2
V3
V4
V5
V6

EKG 37

-Indifferenztyp

- SR mit kurzer PQ-Zeit: 0,12 sec.
- QRS: 0,14 sec.
- Diskordanz von QRS und T-Welle
  QRS pos. – T neg.
  T pos. – QRS neg.
- LSB

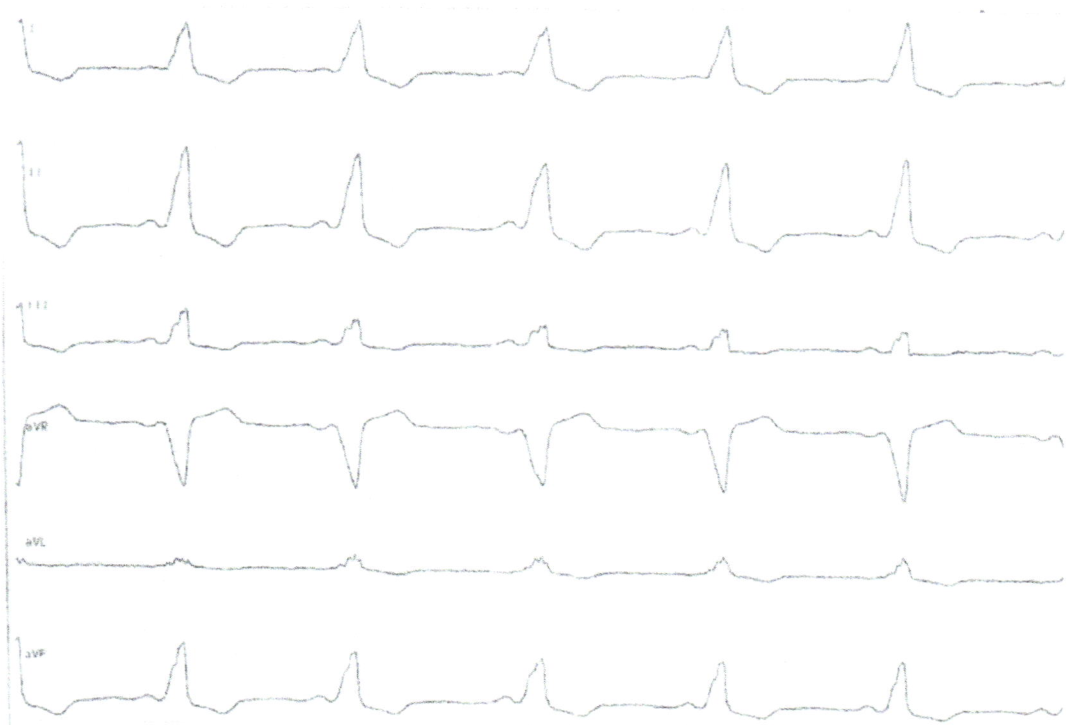

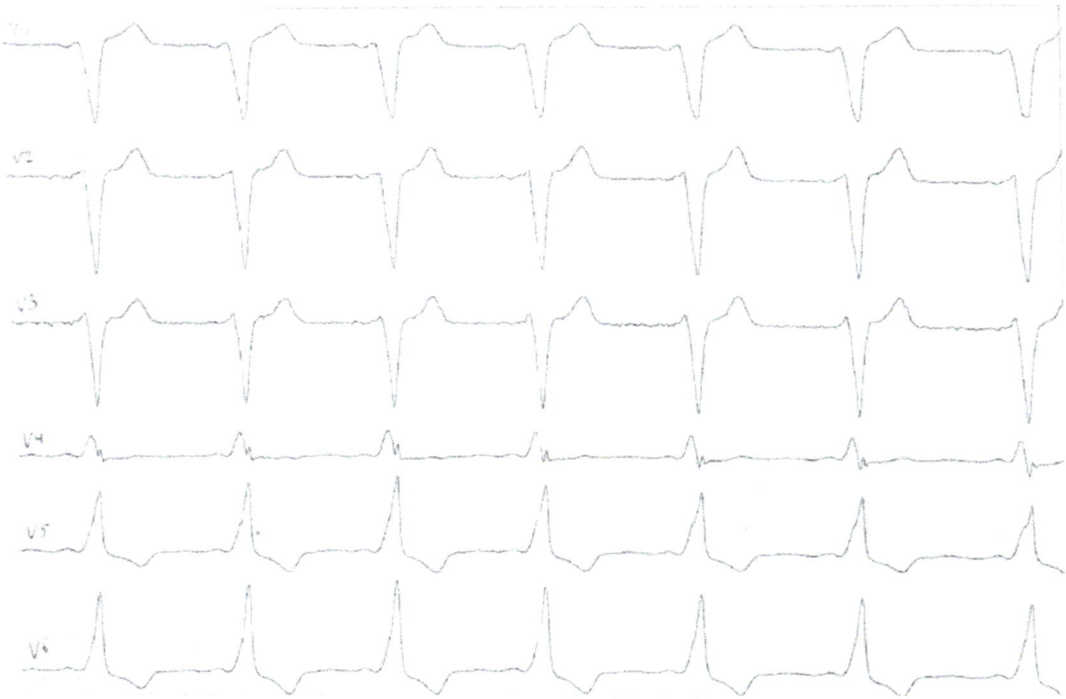

EKG 38

- RT
- SR

-QRS > auf 0,16 sec.
 Tiefes, breites S in I

- RSB + LPH

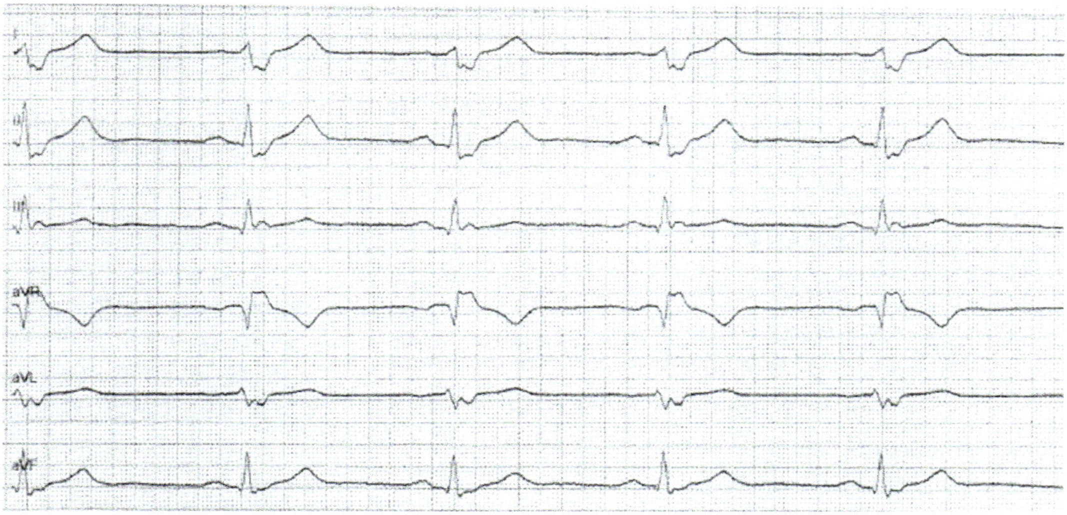

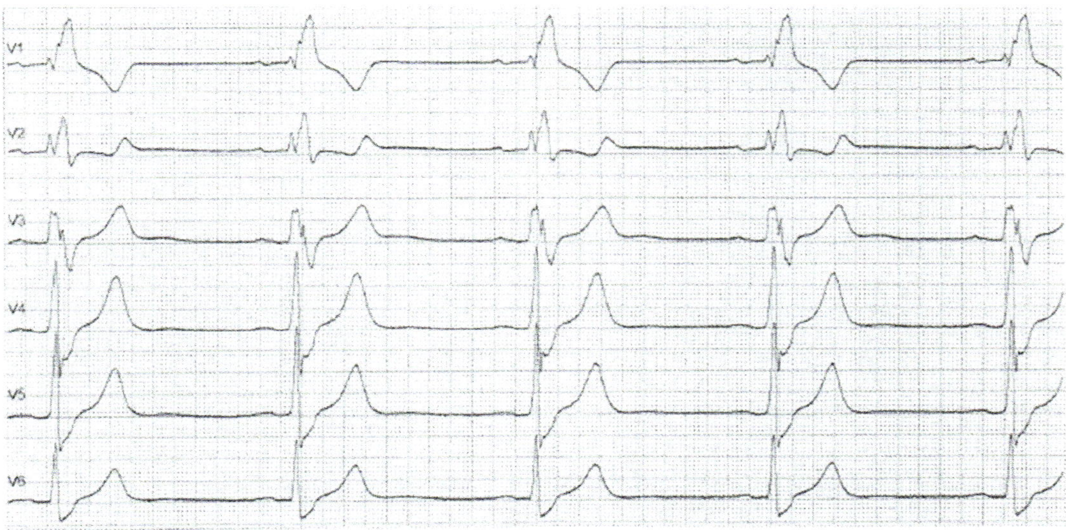
V1
V2
V3
V4
V5
V6

EKG 39

- Indifferenztyp
- ST-Hebung von absteigender R-Zacke in I, aVL, V2 – V6
- STEMI St. 1 im antero-septalen-lateralen Bereich

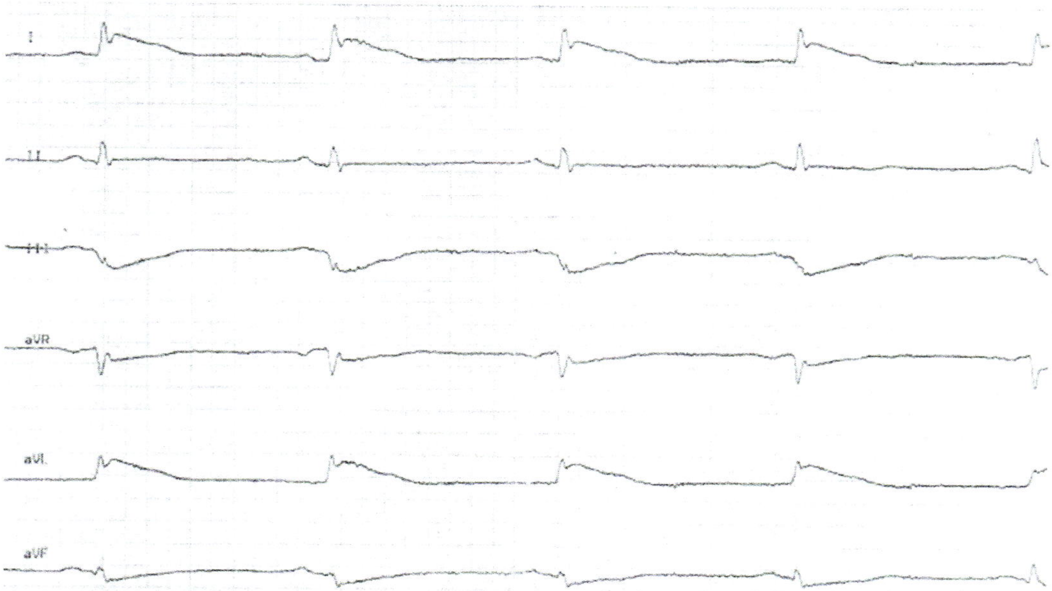

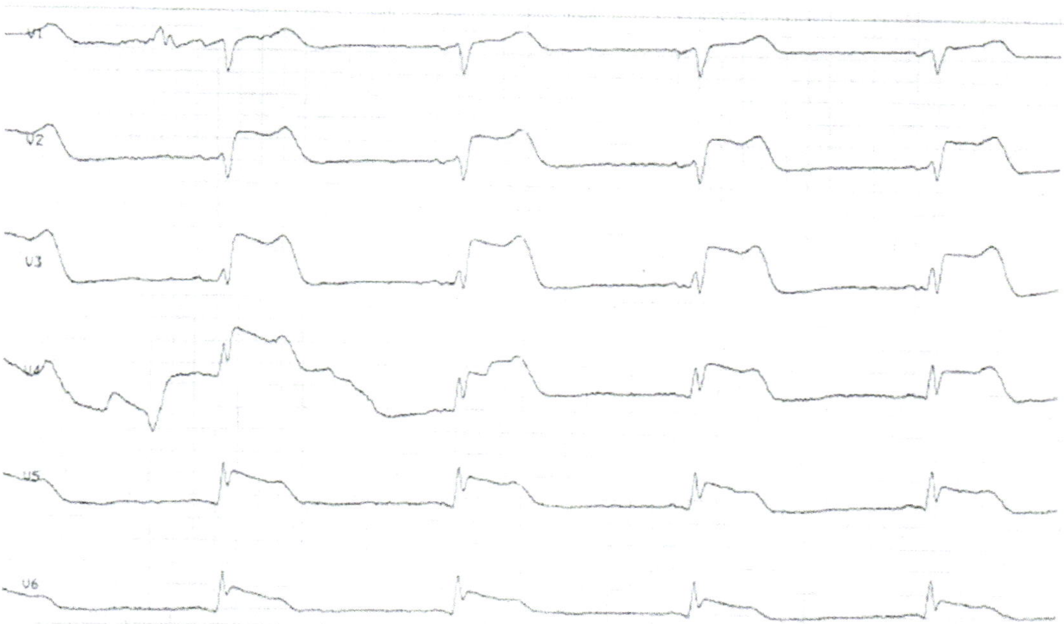
V1
V2
V3
V4
V5
V6

EKG 40

- LT
- SR
- R/S Umschlag in V3/V4
- Terminale T-Wellennegativierung in I, II, aVF und V2 – V6 mit deszendierender ST-Strecke
- NSTEMI mit erhöhtem Trop.
- QT-Zeit Verlängerung

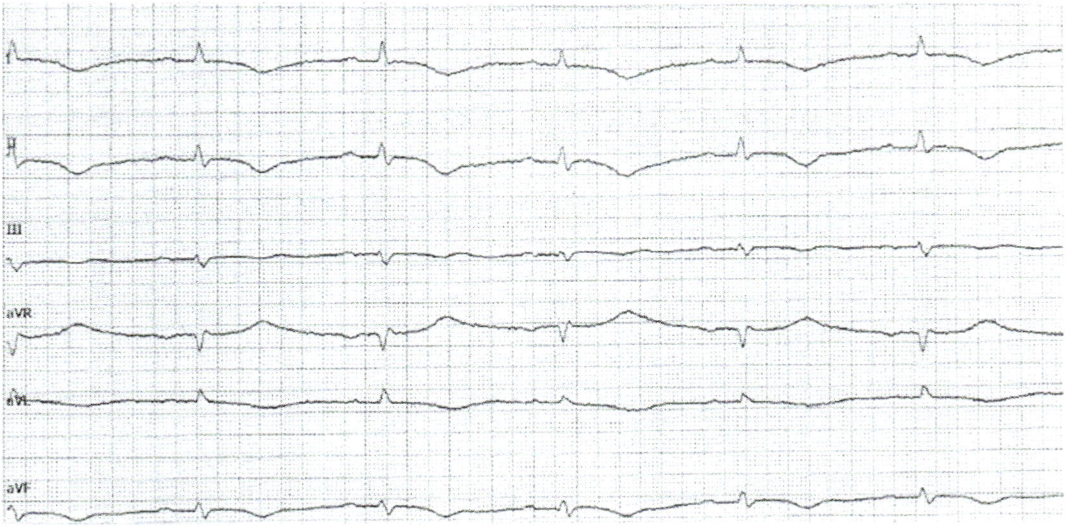

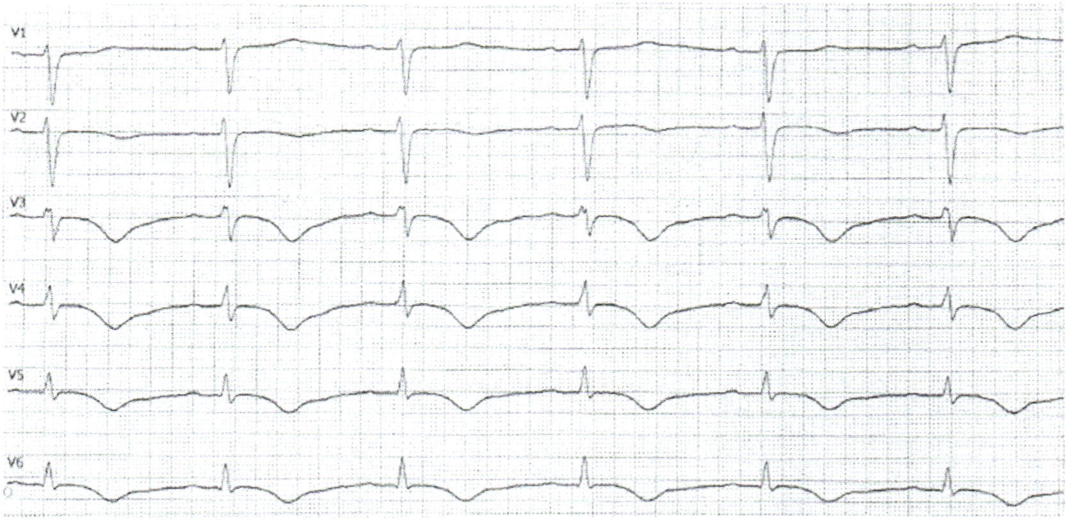
V1
V2
V3
V4
V5
V6

EGK 41

- überdrehter LT
- SR
- regelrechter R-Aufbau
- tiefes S bis V6
- üLT mit LAH

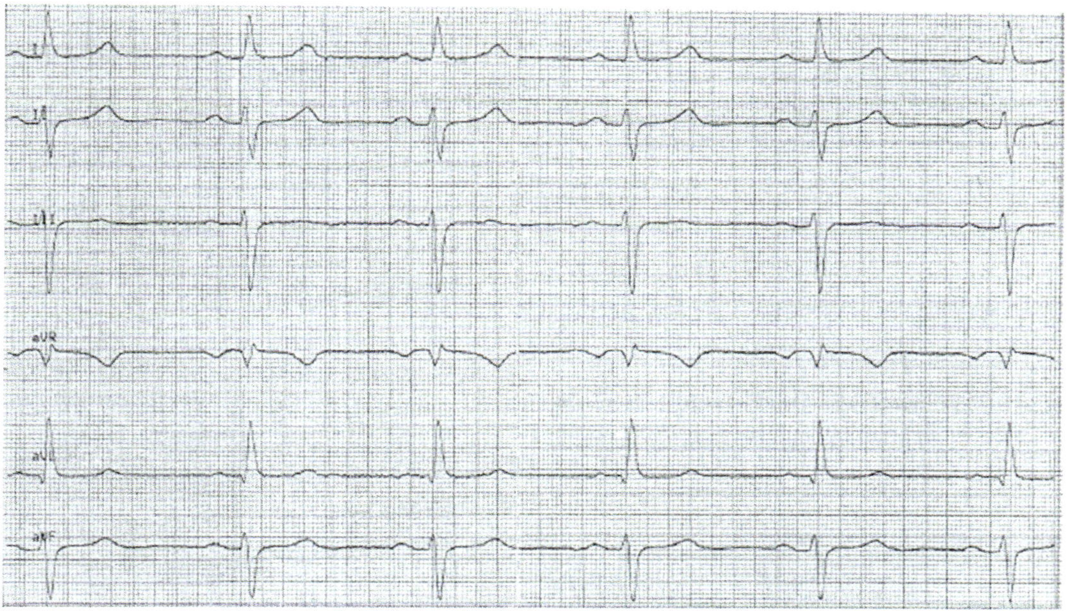

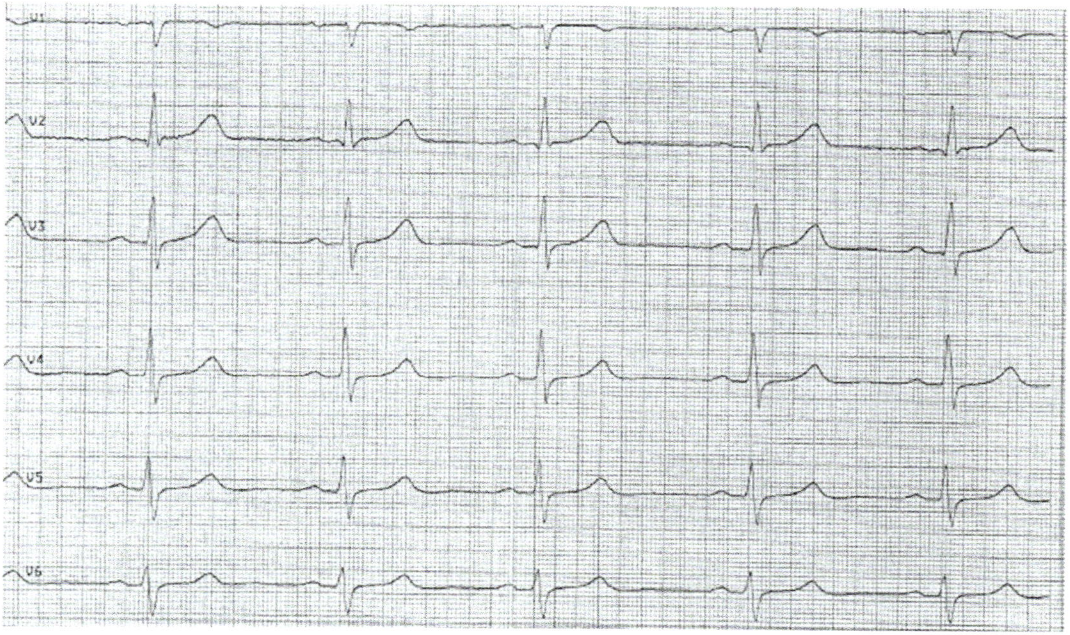
V1
V2
V3
V4
V5
V6

EKG 42

- LT
-Schmal-QRS-Tachykardie 158/min
- starrer Rhythmus
- AVNRT

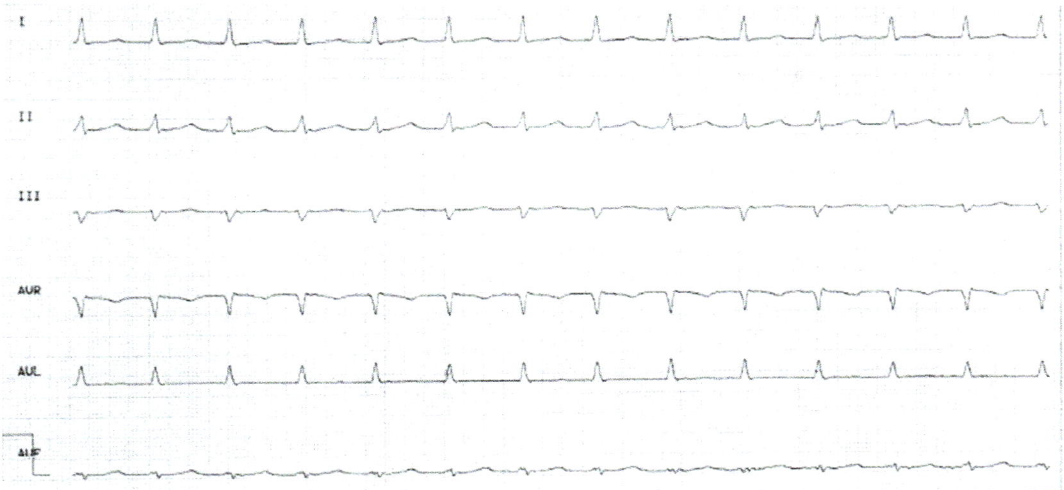

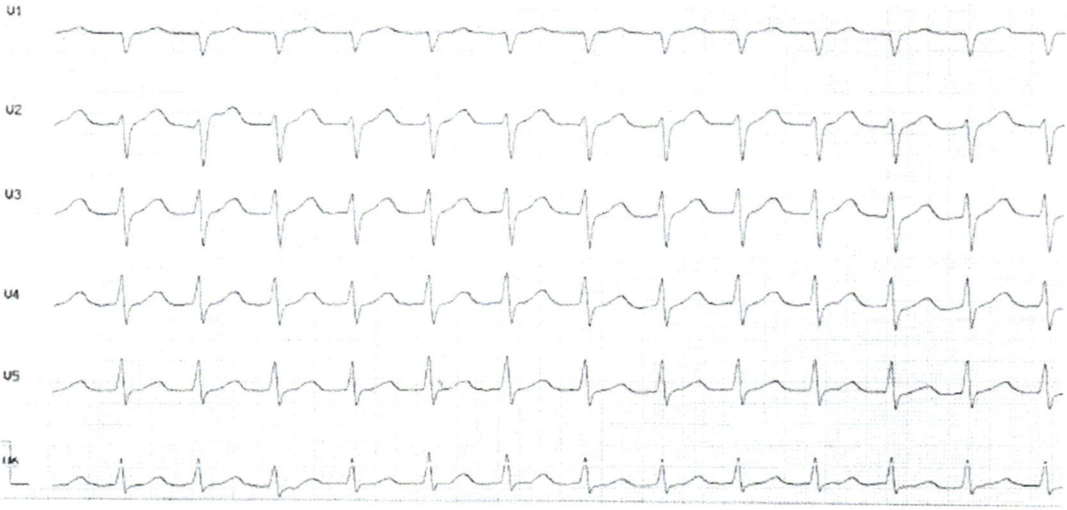
V1
V2
V3
V4
V5

EKG 43

- Indifferenztyp
- SR
- negative P-Wellen in allen Abl. Außer in I und aVR !
- akzelerierter AV-junktionaler Ersatzrhytmus (aus dem oberen AV-junktionalen Bereich)

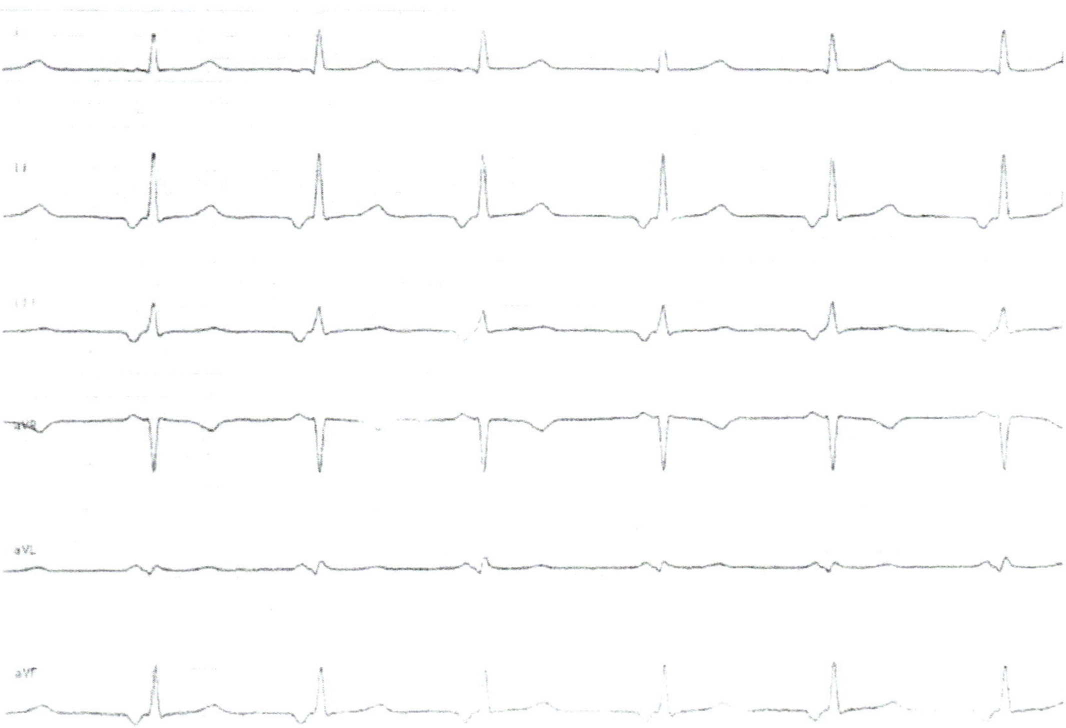

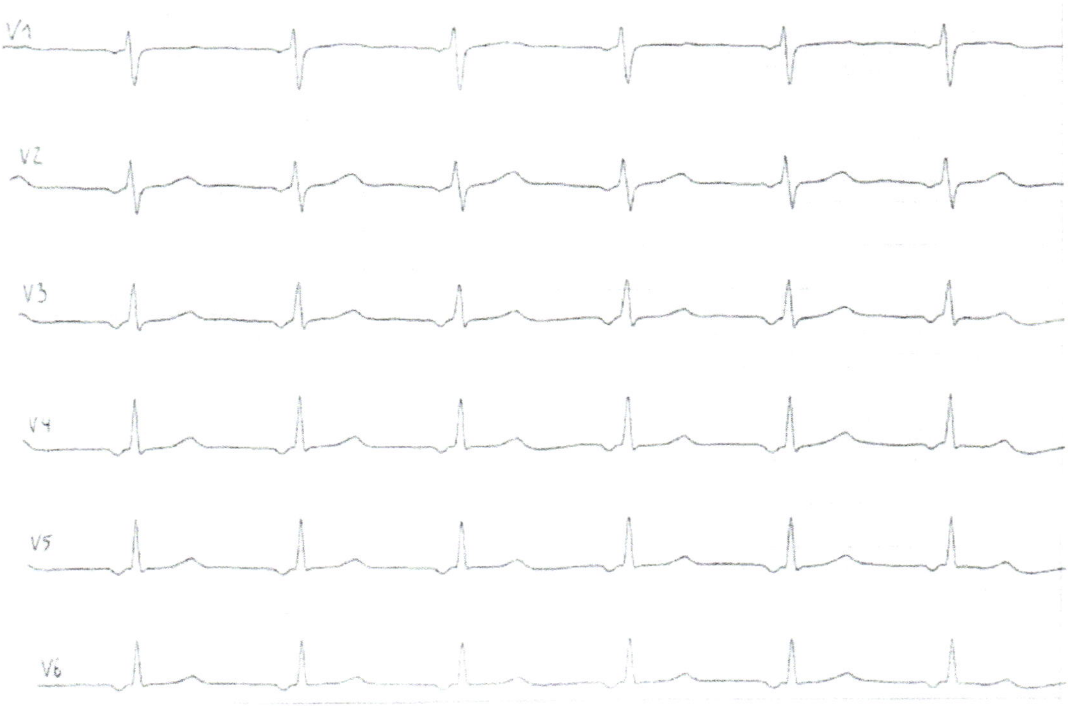
V1
V2
V3
V4
V5
V6

EKG 44

- LT
- grobes, normofrequentes VHF
- in den Ex.Abl. eine VES
- periphere Niedervoltage
- R/S Umschlag abrupt in V4
- R-Reduktion/Verlust bis V4
- alte Narbe von VWI

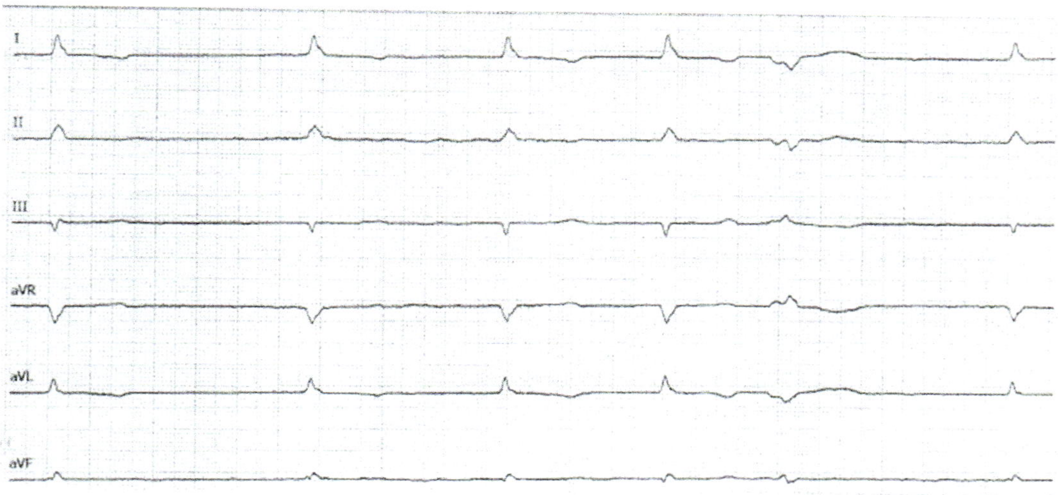

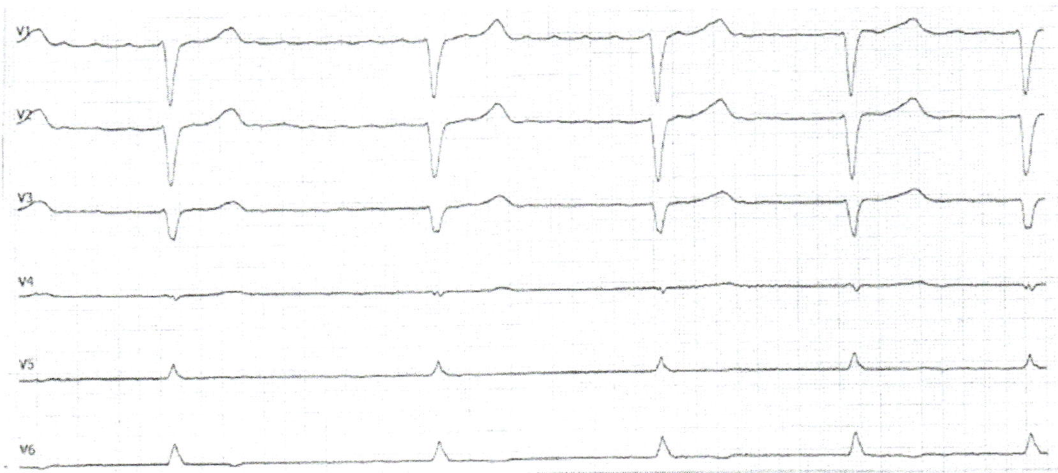
V1
V2
V3
V4
V5
V6

EKG 45

- LT
- R/S Umschlag in V3/V4
- Schmalkomplex-Tachykardie mit 138/min
- in V1 deutliche P-Wellen, regelmäßig mit einer Frequenz von 270/min – zu schnell für eine EAT:
- VHFl mit 2:1 Überleitung

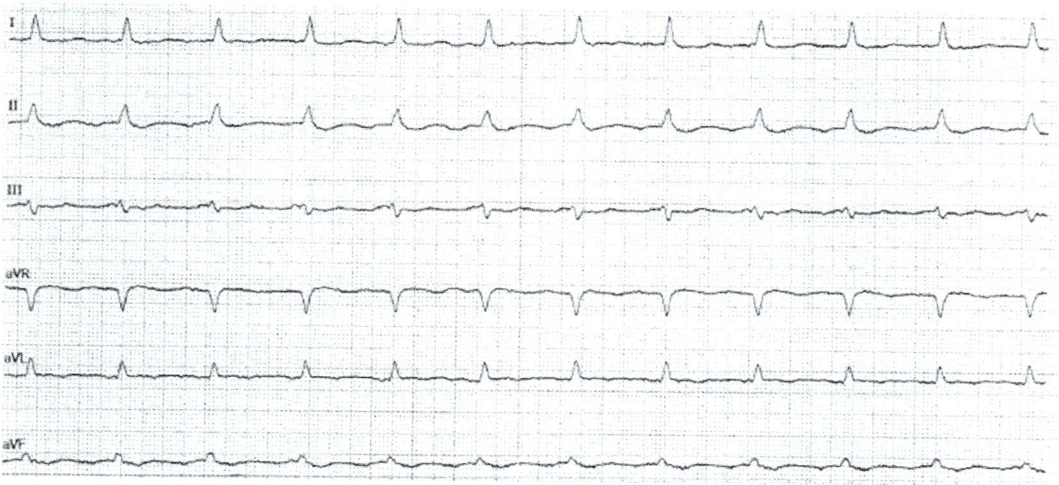

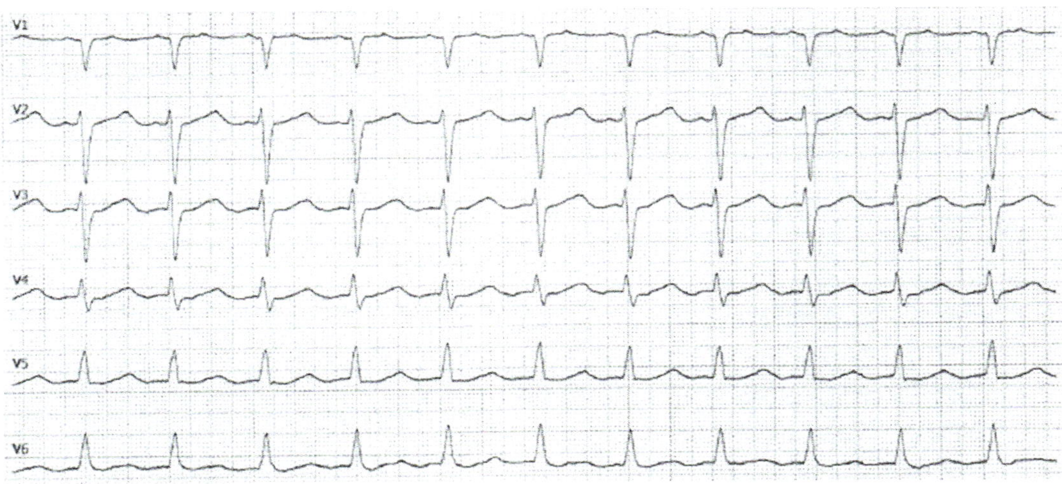
V1
V2
V3
V4
V5
V6

EKG 46

- Indifferenztyp
- Unregelmäßiger, schmalkomplexer Rhythmus
- BW: eindeutig VHFl mit überwiegender 4:1 Überleitung

-inkompletter RSB (Rechtsverspätung)

- Ex: erste Aktion: VVT-SM
- BW: dritte Aktion: Kombinationsschlag
- Präterminale negative T-Wellen in II, III, aVF und V2 - V6

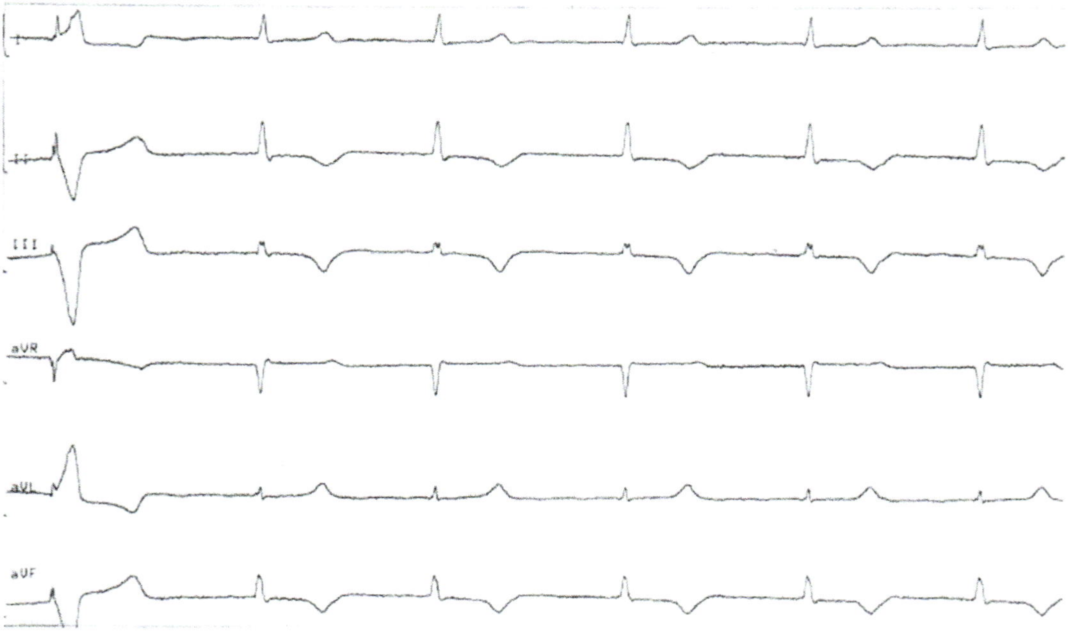

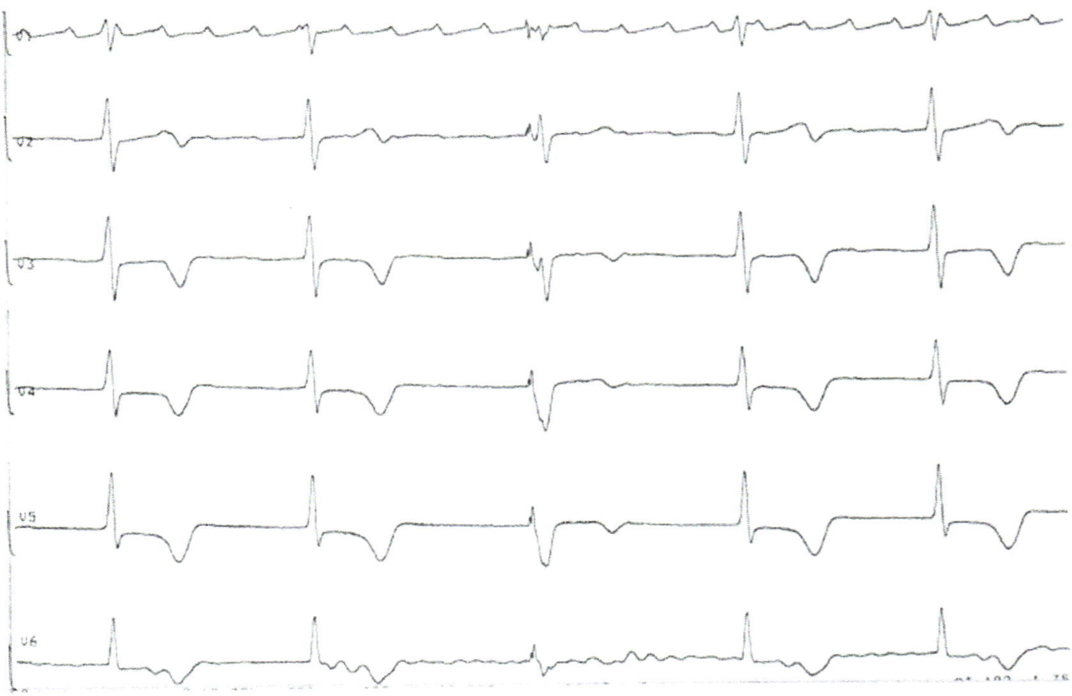

EKG 47

- LT
- VHF
- RSB – QRS: 0,14 sec
- 4. Aktion BW-Abl.: VVI-SM
- 5. Aktion BW-Abl.: Kombinationsschlag

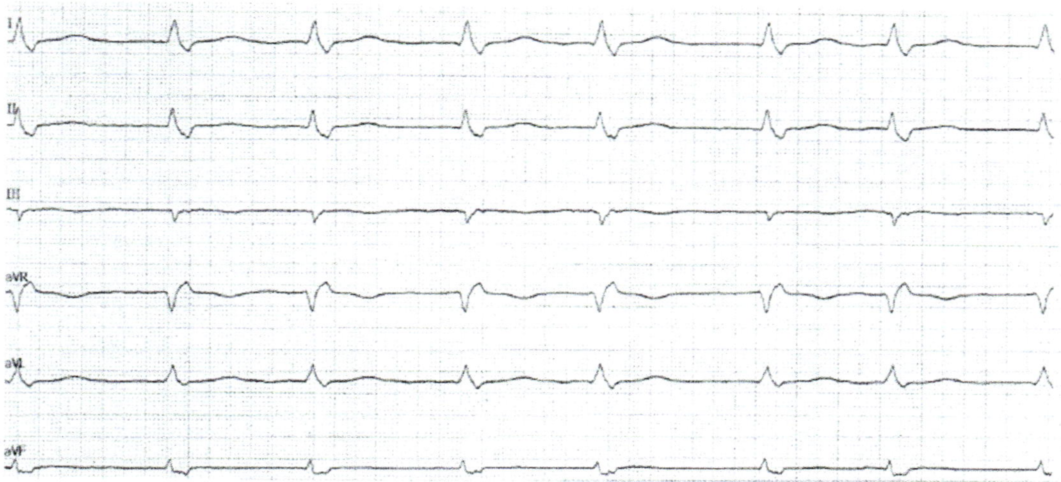

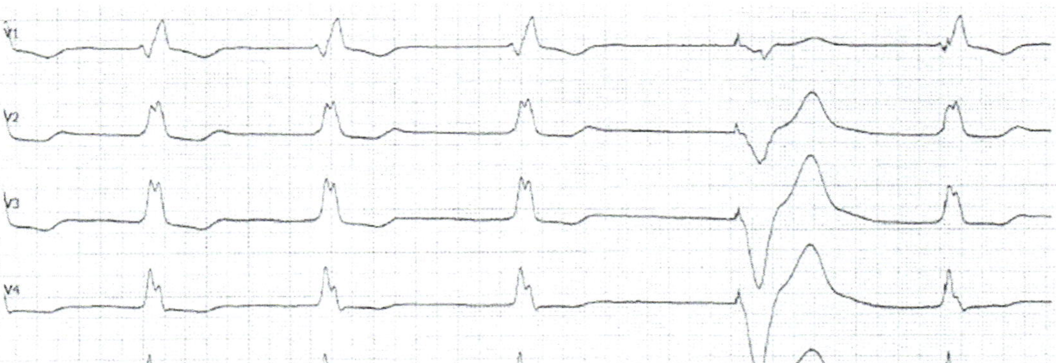
V1
V2
V3
V4
V5
V6

EKG 48

- Ventrikulär stimulierter Rhythmus
- SM-EKG im VVI-Modus
- deutliche Spikes vor jedem QRS-Komplex
- VHF

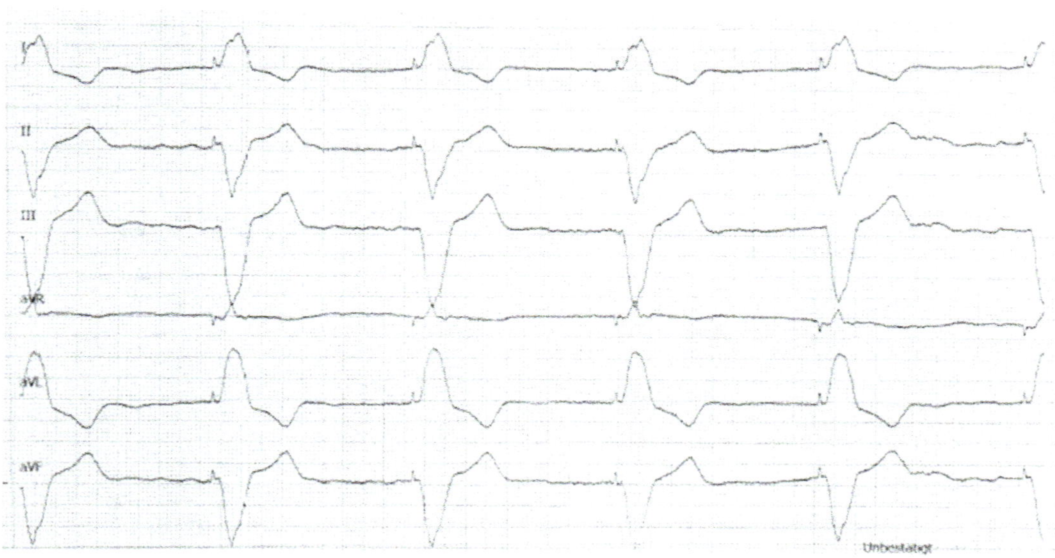

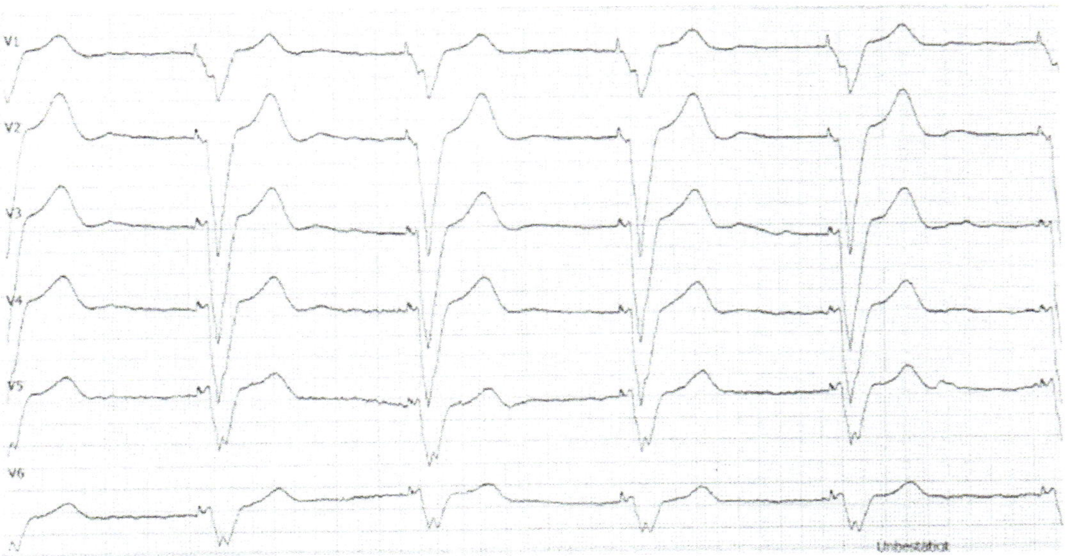
V1
V2
V3
V4
V5
V6
Unbestätigt

EKG 49

- Steiltyp
- SR (in den ex. Abl. leichte Sinusarrthytmie)
- P- Sinistroatriale
- R/S Umschlag in V2/V3
  Konkave ST-Hebung in I, II, III, aVF, V5 – V6
- in V3 + V4 ST-Hebung aus der aufsteigenden S-Zacke
- Perimyocarditis

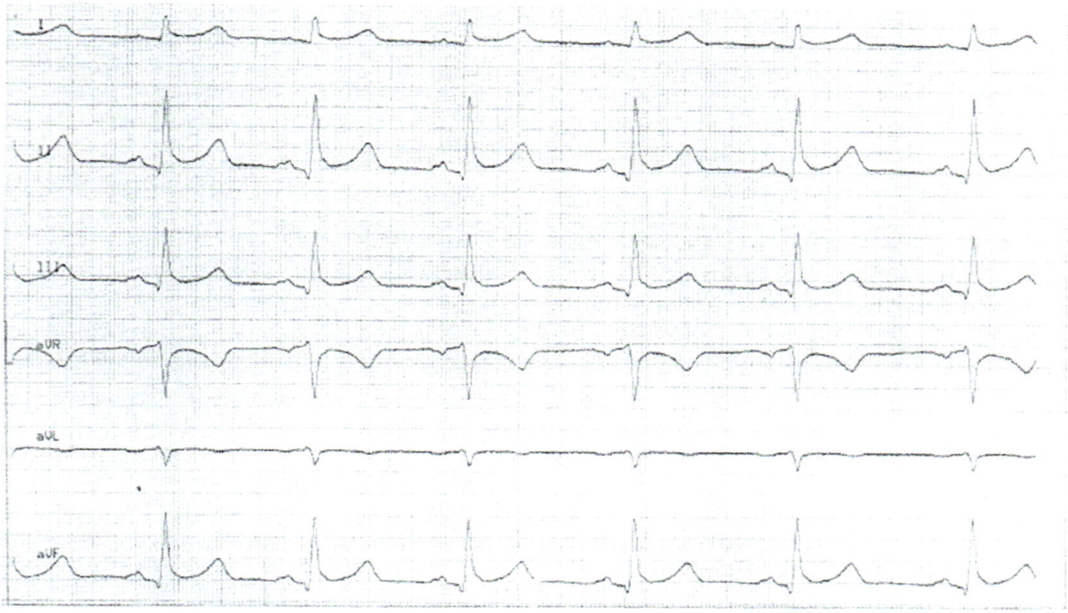

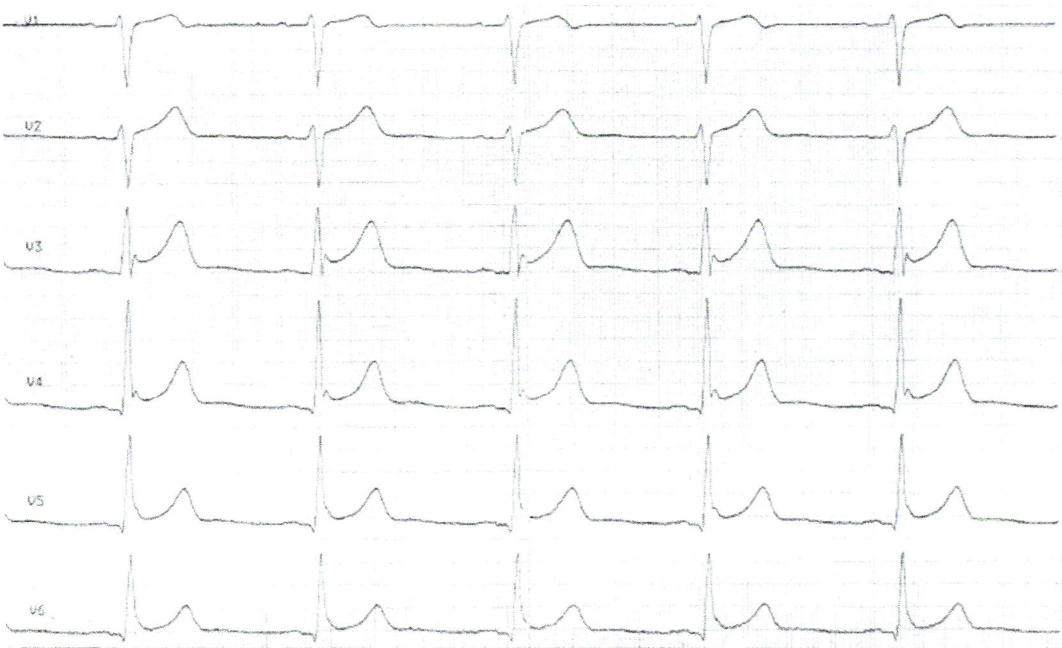
V1
V2
V3
V4
V5
V6

EKG 50

- LT
- SR
- R/S Umschlag in V3/V4
- deszendierende ST-Strecke mit Übergang in präterminale T-Wellen in I, II, aVL, aVF, V5 – V6
- Sokolow- Index pos.

S in V2 = 3,4 mV

= 5,3 mV

R in V5 = 1,9 mV

ERBS bei Linksherzhypertrophie

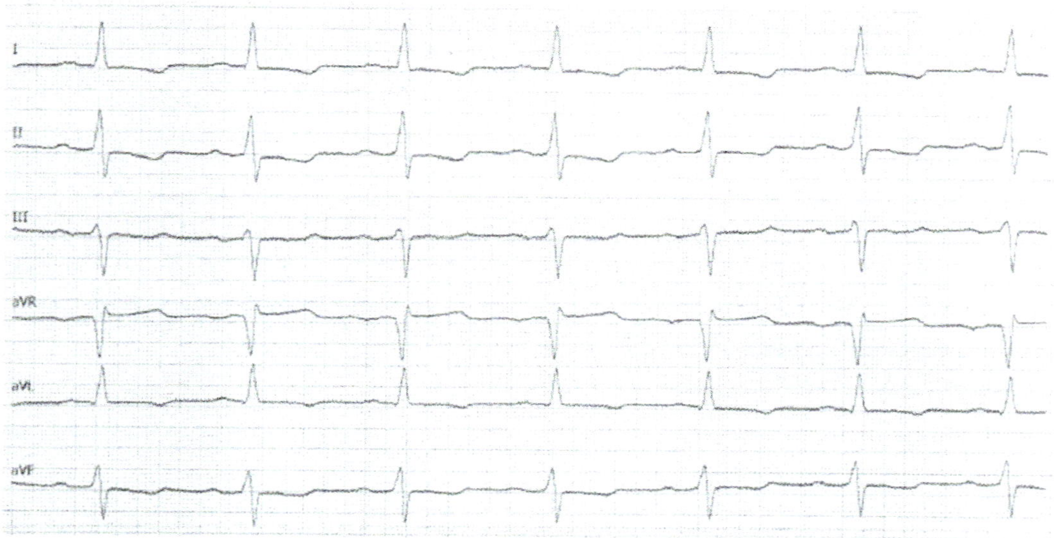

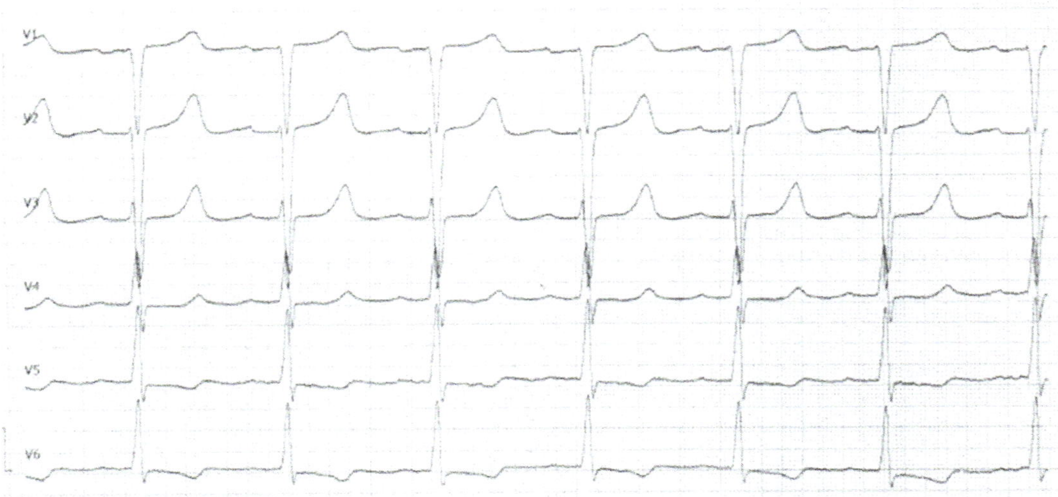
V1
V2
V3
V4
V5
V6

Aberration
Abweichend, entfernend, Überleitung mit deformiertem, breitem QRS-Komplex.
Nach jeder Depolarisation folgt die Refraktärphase, die zwischen beiden Kammern unterschiedlich lang sein kann. Bei einer schnellen Sinusfrequenz oder einer sehr früh einfallenden SVES kann die Erregung auf nur eine Kammer übergeleitet werden, während die andere Kammer verzögert nachfolgt.

Ablation
Abtragung, Ablösen, Entfernung von Körpergewebe, hier: zusätzliche Reizleitungsbahnen

Akzelerierend
Beschleunigend
Ein ektoper Rhythmus übernimmt die Führung mit einer Frequenz < 100/min. Die Impulsgabe kann in den Vorhöfen und den Kammern auftreten. Diese Rhythmen resultieren aus einer konkurrierenden Impulsbildung von Sinusknoten und ektopem Schrittmacher.

Akzessorisch
Zusätzlich, eine zusätzliche Leitungsbahn im Reizleitungssystem, die zur vorzeitigen Erregung führt.

Anterior
weiter vorn gelegen

Anterograd
Nach vorn gerichtet

Apikal
An der Spitze gelegen

Artefakt
Künstlich entstanden, durch technische Störung hervorgerufen

Aszendierend
Aufsteigend

AV-Knoten-Rhythmus
Besser: AV-junktionaler Rhythmus. Der AV-Knoten selbst ist nicht zur Erregungsbildung fähig, sondern die Region über ihm im unteren Vorhofbereich sowie im His-Bündel.

Bifurkation
Gabelung, hier: die Stelle, an der sich das His-Bündel in den rechten und in den linken Tawara-Schenkel teilt.

Caprera-Kreis
Zusammenfassung aller Ableitungen in der Frontalabene (I, II, III, aVR, aVL, aVF).

Cardioversion
Elektroschock zur Unterbrechung von VHF, VT

Defibrillation
Elektroschock zur Unterbrechung von Kammerflimmern

Depolarisation
Erregungsausbreitung

Deszendierend
Absteigend

Diffuser, intraventrikulärer Block
Kein typischer RSB /LSB, QRS-Komplex stark verbreitert, schlechte Prognose. Auch im EKG Sterbender zu sehen.

Distal
Von der Körpermitte entfernt

Dorsal
Am Rücken, zum Rücken hin

Dextrokardie
Angeborene Verlagerung des Herzens auf die rechte Thoraxseite

Ektop
Nicht an typischer Stelle, hier: nicht vom Sinusknoten ausgehend

Elektrischer Alternans
Abwechselnd hohe und niedrige R-Zacken im

Verhältnis 1:1. Schlechte Prognose. Meist nur bei Sinus- und supraventrikulären Rhythmen.

Elektromechanische Entkoppelung
Auch: elektromechanische Dissoziation. Bei normaler elektrischer Aktivität des Herzens erfolgt keine Auswurfsleistung, d.h. die Herzmuskelzellen werden depolarisiert, der Herzmuskel kontrahiert aber nicht. Sofortige kardiopulmonale Reanimation, KEINE Defibrillation!

Elektromechanische Koppelung
Ein elektrischer Impuls wird durch eine Kontraktion mechanisch beantwortet. Hier: ein elektrischer Impuls, z. B. aus dem Sinusknoten, führt zur Kontraktion der Herzmuskelzellen.

EPU
Elektro-physiologische Untersuchung

Erregungsausbreitungsverzögerung
QRS-Verbreiterung durch eine Leitungsverzögerung im Erregungsleitungssystem.

Erregungsüberleitungsstörung
Vom Sinusknoten zu den Vorhöfen: SA-Blockierung.
Von den Vorhöfen zu den Kammern: AV-Blockierung.

Ersatzrhythmus
Ektoper, nicht vom Sinusknoten ausgehender Rhythmus.

ERST
Erregungsrückbildungsstörung, Störung der Repolarisation, führt zur Veränderung der T-Welle.

Erstickungs-T
Überhöhte, gleichschenklige T-Welle bei Hyperkaliämie oder Herzinfarkt Stadium 0.

Fixe Koppelung
Extrasystolen, die wiederholt in einem konstanten Abstand zur vorangegangenen Normalaktion auftreten.

Hypertrophiezeichen im EKG
Bei RSB/LSB nicht zu verwerten, weil keine vermehrte Muskelmasse, sondern ein Defekt der intraventrikulären Leitung verantwortlich ist.

ICD
Implantierbarer kardioverter Defibrillator

Idioventrikulärer Rhythmus
Grundlage ist ein ventrikulärer Fokus. Im Vergleich zur Parasystolie, die VES in einen vorbestehenden Grundrhythmus einstreut, kommt hier eine zusätzliche Sinusbradykardie hinzu. Die ventrikuläre Parasystolie tritt als Ersatzzentrum auf, mit verbreitertem QRS-Komplex und gleichbleibendem Zyklusintervall. Hat keine pathologische Bedeutung. Die Frequenz liegt meist nur gering über der Sinusfrequenz: deshalb konkurrieren beide Rhythmen um die Führung der Ventrikel, wobei Kombinationssystolen häufig sind. Früh einfallende VES fehlen. Der Rhythmus hält in der Regel nur Sekunden, selten bis zu einer Minute an. Der idioventrikuläre Rhythmus ist eine typische Reperfusionsarrhythmie nach Myokardischämie.

Inferior
unten, weiter unten gelegen

Interponierte VES (auch Interpoliert)
Der Grundrhythmus wird durch die VES nicht gestört. Also spät einfallende VES ohne kompensatorische Pause, nur bei langsamerem Grundrhythmus.

Kollateral
Umgehungskreislauf, kleine Blutgefäße, die neben dem Hauptgefäß das gleiche Versorgungsgebiet erreichen, sodass bei der Unterbrechung des Hauptgefäßes die Blutversorgung gewährleistet bleibt.

Kombinationssystole
Gleichzeitige Erregung der Ventrikel von einem supra- und einem ventrikulärem Zentrum aus.

Konfiguration
Form, Gestalt

Konkav
Nach innen gewölbt

Konvex
Nach außen gewölbt

Koronararterien
Herzkranzgefäße, umgeben den Herzmuskel kranzartig und versorgen ihn mit Blut.

Lateral
Seitlich gelegen

Linksverspätung
Zu den linksgerichteten Abl. I, aVL, V_5, V_6 fehlt die kleine Q-Zacke.

Multifokale Vorhoftachykardie
Die Erregung kommt nicht aus einem, sondern von vielen ektopen Herden im Vorhofbereich, mit wechselnder P-Morphologie und sich ständig ändernder P-Q-Zeit.

Palpitation
(lat. palpitare - zucken)
Die bewusste Wahnehmung des eigenen Herzklopfens.

Pararhythmus
Zwei oder mehrere SM agieren nebeneinander.

Parasystolie
Zwei Reizbildungszentren sind unabhängig voneinander tätig, wobei das langsamere Zentrum durch eine Schutzblockierung vor der schnelleren Erregung geschützt wird. Vorhof und Kammern geben unabhängig voneinander Impulse ab. Häufig sieht man Kombinationsschläge, der QRS-Komplex ist durch die zeitgleiche Impulsabgabe geprägt, einer Mischform zwischen normaler und ektoper Erregung.

Paroxysmal
Anfallsartig

Persistierend
Bleibend, andauernd

Posterior
Hinten gelegen

Präexzitation
Vorzeitige elektrische Erregung der Ventrikel

Proximal
Zum Körperzentrum hin

Reentry
Umkehrung, kreisende Erregung, Wiedereintrittsmechanismus. Ein Impuls durchläuft das Reizleitungssystem und kehrt infolge funktionell-anatomischer Bedingungen an seinen Ausgangsort zurück, um erneut eine kreisende Erregung auszulösen. Häufigste Ursache von Herzrhythmusstörungen.

Refraktär
Unerregbar

Repolarisation
Erregungsrückbildung

Retrograd
Zurückliegend

Septal
Zur Scheidewand gehörend

Situs inversus
Umkehrung der Lage innerer Organe

Superponiert
Eingeschoben, zwischengeschaltet, übereinanderstehend

TEE
Transösophageale Echokardiografie („Schluckecho"), Ultraschalluntersuchung, bei der eine Sonde durch die Speiseröhre in die Nähe des Herzens vorgeschoben wird.

Terminal
Am Ende gelegen

Troponin
Herzspezifischer Nekrosefaktor

Ventral
Am Bauch gelegen

Ventrikuläre Reperfusionsarrhythmie
Nach Verschluss einer Koronararterie kommt es öfter zu einer spontanen Reperfusion. Das kann zu VES (monotop/polytop), idioventrikulärem Rhythmus und zu einer VT führen. Hält nur für Sekunden oder wenige Minuten an. Nur bei langer Registrierung zu erkennen.

Verletzungsstrom
Monophasische ST-Streckenhebung

Viszeral
Den Bauch betreffend

Vulnerabel
Verletzbar

Literaturhinweise

Dale B. Dubin, Schnellinterpretation des EKG. 1977 (5. Aufl. 1990), Springer, Berlin

Hans-Joachim Trappe/Hans-Peter Schuster, EKG-Kurs für Isabel. 2004 (6. Aufl. 2013), Thieme, Stuttgart

Albrecht Ohly, EKG endlich verständlich. 2013 (2. Aufl. 2015), Urban & Fischer/Elsevier, München

Thomas Horacek, Der EKG-Trainer. 1998 (3. Aufl. 2013), Thieme, Stuttgart

Uwe Ganschow, EKG-Kurs. 2007 (2. Aufl. 2010), Lehmanns Media/KVM, Berlin

Rainer Klinge/Sabine Klinge, Praxis der EKG-Auswertung. 1995 (10. Aufl. 2015), Thieme, Stuttgart

1. Fällt die Erregung des Sinusknotens in die Strecke vor oder nach der P-Welle?

2. In welcher Ebene zeichnen die Brustwandableitungen die Spannungsveränderungen im Herzen auf?

3. Welche Anteile der Erregungsausbreitung laufen im Cabrerakreis nach rechts unten?

4. Bezeichnet der J-Punkt den Anfang oder das Ende des QRS-Komplexes?

5. Bei einer Geschwindigkeit von 50 mm/sek entsprechen 10mm im EKG:

6. Bei einer Schreibgeschwindigkeit von 25 mm/sek ist der Abstand zwischen 2 Impulsen 54mm lang. Wie lang ist das Intervall in Sekunden?

7. Welche Messwerte sind von der Herzfrequenz abhängig?

8. Woran erkennt man einen Sagittaltyp?

9. Was ist das Zeichen eines AV-Blocks II. Grades Typ I? (Wenckebach-Periodik)

10. Wie bezeichnet man die Situation, in denen Vorhof und Kammer unabhängig voneinander schlagen?

11. Worauf deutet ein R-Verlust in den Brustwandableitungen hin?

12. Was sind die Zeichen eines abgelaufenen Infarkts?

13. In welchen Ableitungen sucht man nach pathologischen Q-Zacken?

14. 1. In welchen Ableitungen werden
   a) *die Hinterwand*
   b) *das Vorderwandseptum* und
   c) *der laterale Vorderwandbereich* abgebildet?

14. 2. In welchen Ableitungen sieht man den strikt posterioren Infarkt?

15. Woran erkennt man einen linksanterioren Hemiblock (LAH)?

16. Wie ist bei einem kompletten Rechtsschenkelblock der QRS-Komplex in V1 konfiguriert?

17. Wann kann der QRS-Komplex außer bei einem Rechts- oder Linksschenkelblock noch verbreitert sein?

18. Sind bei einem AV-Block III. Grades die Aktionen für gewöhnlich regelmäßig oder unregelmäßig?

19. Was ist ein bifaszikulärer Block?

20. Wann ist VHF besonders gefährlich?

21. Was sind 3 Merkmale einer VES?

22. Bei wie vielen hintereinander auftretenden VES spricht man von einer VT?

23. Welche T-Wellen Veränderungen sieht man bei einer Hypertrophie?

24. Was muss bei einem überdrehten Rechtstyp bedacht werden?

25. Bei welchem Infarkt kommt es häufig zu einem AV-Block III. Grades?

26. Welche Störung liegt einer SA-Blockierung zugrunde?

27. Ist es richtig, dass sich die PQ-Zeit bei einem AV-Block I. Grades verkürzt?

28. Welche Ableitungen werden zur Bestimmung des Sokolow-Index bei Rechtshypertrophie herangezogen?

29. Wann ist der Sokolow-Index bei Rechtshypertrophie positiv?

30. Benennen Sie den Unterschied zwischen
    a) *einer Extrasystole* und
    b) *einer Ersatzextrasystole*.

Lösungen

1. vor der P-Welle
2. Horizontalebene
3. aVF, III
4. Ende des QRS-Komplexes
5. 0,20 sec.
6. 54 x 0,04 = 2,16 sec.
7. PQ- und QT-Zeit
8. SI – QIII- oder SI-SII-SIII-Typ
9. stetige Zunahme der PQ-Zeit bis zum Ausfall einer Überleitung
10. AV-Dissoziation (z.B. AV-Block III. Grades)
11. auf einen noch ablaufenden oder bereits abgelaufenen Vorderwandinfarkt
12. R-Reduktion bzw. -verlust, Ausbildung pathologischer Q-Zacken, persistierende ST-Hebung
13. in den inferioren Ableitungen II, III, aVF und in den Brustwandableitungen V2 – V6
14. 1. (a) II, III, aVF, (b) V3, V4, (c) V5, V6, I und aVL
14. 2. V7-V9
15. überdrehter Linkstyp, persistierendes S bis V6, geringe R-Progression
16. rsR
17. VT, Hyperkaliämie (K > 7,0 mmol), WPW (Deltawelle)
18. regelmäßig; die Schrittmacherfunktion wird von einem tiefergelegenen Zentrum übernommen
19. LSB, RSB mit LAH oder LPH
20. beim WPW-Syndrom
21. (a) verfrühter Einfall
    (b) verbreiterter, deformierter QRS-Komplex
    (c) kompensatorische Pause (ohne Pause: interponierte VES)
22. bei mehr als 6 VES (bzw. im angloamerikanischen Sprachraum bei mehr als 3 VES)
23. präterminal negative T-Wellen
24. falsche Anlage der Extremitäten-Elektroden
25. Hinterwandinfarkt
26. die Erregungsübertragung vom S-Knoten auf die VH-Muskulatur
27. Nein. Die PQ-Zeit verlängert sich (frequenzabhängig)
28. Höhe der R-Zacke V1 oder V2, Tiefe der S-Zacke in V5 oder V6
29. wenn Gesamtsumme R + S > 1,05 mV
30. (a) verfrüht in den Grundrhythmus einschlagender Extraschlag
    (b) spät einfallender Ersatzextraschlag